A. Ficklscherer

BASICS Orthopädie und Traumatologie

Andreas Ficklscherer

BASICS
Orthopädie und Traumatologie

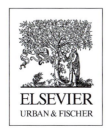

URBAN & FISCHER München

Zuschriften und Kritik bitte an:
Elsevier GmbH, Urban & Fischer Verlag, Lektorat Medizinstudium, Hackerbrücke 6, 80335 München
medizinstudium@elsevier.de

Wichtiger Hinweis für den Benutzer
Die Erkenntnisse in der Medizin unterliegen laufendem Wandel durch Forschung und klinische Erfahrungen. Herausgeber und Autoren dieses Werkes haben große Sorgfalt darauf verwendet, dass die in diesem Werk gemachten therapeutischen Angaben (insbesondere hinsichtlich Indikation, Dosierung und unerwünschter Wirkungen) dem derzeitigen Wissensstand entsprechen. Das entbindet den Nutzer dieses Werkes aber nicht von der Verpflichtung, anhand der Beipackzettel zu verschreibender Präparate zu überprüfen, ob die dort gemachten Angaben von denen in diesem Buch abweichen, und seine Verordnung in eigener Verantwortung zu treffen.

Bibliografische Information der Deutschen Nationalbibliothek
Die Deutsche Nationalbibliothek verzeichnet diese Publikation in der Deutschen Nationalbibliografie; detaillierte bibliografische Daten sind im Internet unter http://dnb.ddb.de abrufbar.

Alle Rechte vorbehalten
2. Auflage 2008
© Elsevier GmbH, München
Der Urban & Fischer Verlag ist ein Imprint der Elsevier GmbH.

11 12 13 14   5 4 3 2

Für Copyright in Bezug auf das verwendete Bildmaterial siehe Abbildungsnachweis.
Der Verlag hat sich bemüht, sämtliche Rechteinhaber von Abbildungen zu ermitteln. Sollte dem Verlag gegenüber dennoch der Nachweis der Rechtsinhaberschaft geführt werden, wird das branchenübliche Honorar gezahlt.

Das Werk einschließlich aller seiner Teile ist urheberrechtlich geschützt. Jede Verwertung außerhalb der engen Grenzen des Urheberrechtsgesetzes ist ohne Zustimmung des Verlages unzulässig und strafbar. Das gilt insbesondere für Vervielfältigungen, Übersetzungen, Mikroverfilmungen und die Einspeicherung und Verarbeitung in elektronischen Systemen.

Programmleitung: Dr. Dorothea Hennessen
Planung: Christina Nussbaum
Lektorat: Inga Dopatka
Redaktion + Register: Dr. Nikola Schmidt, Berlin
Herstellung: Christine Jehl, Rainald Schwarz
Satz: Kösel, Krugzell
Druck und Bindung: L.E.G.O. S.p.A. Lavis, Italien
Umschlaggestaltung: SpieszDesign, Neu-Ulm
Titelfotografie: © DigitalVision/GettyImages, München
Gedruckt auf 100 g Eurobulk 1,1 f. Vol.

ISBN 978-3-437-42207-2

Aktuelle Informationen finden Sie im Internet unter **www.elsevier.de** und **www.elsevier.com**

Vorwort

Wer liest schon das Vorwort? So hatte ich die Erstauflage begonnen und musste feststellen, dass ein bemerkenswert großer Anteil der Leser eben jene Zeilen liest, mit welchen auch diese Auflage beginnt.

Die Erstauflage verkaufte sich unwahrscheinlich gut – zu meiner großen Überraschung, aber auch zum Erstaunen des Verlags. Das Feedback der Studenten war recht groß und fiel überwiegend positiv, selten negativ, aber immer konstruktiv aus. Gerade auch durch meine Lehrtätigkeit konnte ich häufig mit Studenten ins Gespräch kommen, die Gliederung des Buchs diskutieren und so meine Vorstellungen der zweiten Auflage den Anforderungen der Studierenden an das Buch anpassen.

Handwerkszeug, auf welches jeder Arzt früher oder später einmal zugreifen wird – egal ob ihm oder ihr die Orthopädie ans Herz wächst –, die sog. BASICS, wurden in den Vordergrund gestellt. So wurde beispielsweise ein größeres Augenmerk auf die klinische Untersuchung gelegt und jedem großen Gelenk ein eigenes Kapitel gewidmet. In der Hoffnung auf bessere Verständlichkeit bestimmter Untersuchungstechniken wurden komplett neu angefertigte Untersuchungsfotos in das Buch mit aufgenommen. In großem Umfang wurden alte Abbildungen durch neue und anschaulichere ersetzt. Bestimmte Kapitel, welche mir noch 2005 als besonders wichtig erschienen, wurden reduziert oder gänzlich weggelassen. Bereits vorhandene Kapitel wie die orthopädische Onkologie wurden, nicht zuletzt auf Anfrage der Studenten, ausführlicher. Andere Kapitel wie u. a. Endoprothetik und Knorpelchirurgie wurden neu hinzugenommen.

Ein Lehrbuch dieser Art, und ich beanspruche noch immer nicht den Stellenwert eines „dicken" Orthopädielehrbuchs, durchläuft immer einen Entwicklungsprozess. Ich bin zuversichtlich, dass wir mit der 2. Auflage einen deutlichen Schritt in Richtung „ideales Studentenlehrbuch" beschreiten, wünsche mir aber erneut den regen Dialog mit den Studenten zur kontinuierlichen Modifikation.

Mein besonderer Dank gilt diesmal Tessa-Katharina Hartl, die sich freundlicherweise bereit erklärt hat, die Patientin im Untersuchungskapitel zu mimen und die Kapitel aus studentischer Sicht vorab zu kommentieren. Einen besonderen Dank möchte ich auch an Herrn Prof. Dr. Jansson, Herrn Prof. Dr. Müller (Orthopädische Klinik und Poliklinik, LMU München) sowie an Herrn Prof. Dr. Andreß (Klinik München-Perlach) richten, welche mir freundlicherweise einen Teil des Bildmaterials zur Verfügung gestellt haben.

Erneut möchte ich ausdrücklich dem Urban & Fischer Verlag, insbesondere Frau Christina Nußbaum und Frau Dr. Dorothea Hennessen, für ihr Vertrauen und die Zusammenarbeit danken.

München, im Herbst 2008
Andreas Ficklscherer

Inhalt

A Grundlagen der Orthopädie und Traumatologie ... 2–15

Grundlagen ... 2–15

- Die orthopädische Untersuchung ... 2
- Klinische Untersuchung der Schulter ... 4
- Klinische Untersuchung der Wirbelsäule ... 6
- Klinische Untersuchung von Becken und Hüftgelenk ... 8
- Klinische Untersuchung des Kniegelenks ... 10
- Allgemeine Traumatologie I ... 12
- Allgemeine Traumatolgie II ... 14

B Spezieller Teil ... 16–111

Erkrankungen der Wirbelsäule ... 16–27

- Rückenschmerzen I ... 18
- Rückenschmerzen II ... 20
- Kyphose ... 22
- Skoliose ... 24
- Spondylolysis, Sponylolisthesis und Torticollis ... 26

Schultergürtel und obere Extremität ... 28–47

- Klavikulafrakturen ... 28
- Klavikulaluxationen ... 30
- Schulterluxation ... 32
- Rotatorenmanschettenruptur ... 34
- Impingementsyndrom der Schulter ... 36
- Humerusfrakturen ... 38
- Frakturen des Radius- und Ulnaschafts ... 40
- Frakturen des distalen Radius ... 42
- Frakturen und Bandverletzungen der Handwurzelknochen ... 44
- Dupuytren-Erkrankung und Ganglion ... 46

Becken und untere Extremität ... 48–75

- Beckenringfrakturen ... 48
- Hüftgelenkdysplasie, sog. angeborene Hüftluxation ... 50
- Schenkelhalsfrakturen ... 52
- Epiphyseolysis capitis femoris juvenilis ... 54
- Morbus Perthes ... 56
- Idiopathische Hüftkopfnekrose ... 58
- Patellafrakturen und -luxationen ... 60
- Kniebinnenverletzungen I (Kreuzbänder) ... 62
- Kniebinnenverletzungen II (Menisken) ... 64
- Tibiaschaftfrakturen ... 66
- Malleolarfrakturen ... 68
- Verletzungen des Bandapparats am Sprunggelenk und Achillessehnenruptur ... 70
- Angeborene Fußfehlstellungen ... 72
- Fehlstellungen der Zehen ... 74

Spezielle Themen ... 76–111

- Arthrose ... 76
- Koxarthrose ... 78
- Endoprothetik ... 80
- Osteochondrosis dissecans ... 82
- Knorpelchirurgie ... 84
- Knocheninfektionen ... 86
- Orthopädische Onkologie ... 88
- Benigne Knochentumoren ... 90
- Maligne Knochentumoren ... 92
- Osteodystrophia deformans Paget ... 94
- Rheumatoide Arthritis ... 96
- Seronegative Spondyloarthritiden ... 98
- Reaktive Arthritis und juvenile chronische Arthritis ... 100
- Gicht und Pseudogicht ... 102
- Erworbene Osteopathien ... 104
- Störungen des Knochen- und Bindegewebes I ... 106
- Störungen des Knochen- und Bindegewebes II ... 108
- Fibromyalgiesyndrom, myofasziale Schmerzsyndrome und Tendopathien ... 110

C Fallbeispiele ... 112–123

- Fall 1: Rückenschmerzen ... 114
- Fall 2: Knieschmerzen ... 116
- Fall 3: Schmerzen im Hüftgelenk ... 118
- Fall 4: Fahrradunfall ... 120
- Fall 5: Kinderorthopädische Sprechstunde ... 122

D Anhang ... 124–127

E Register ... 128–132

Abkürzungsverzeichnis

A., Aa.	Arteria, Arteriae	ISG	Iliosakralgelenk
Abb.	Abbildung	i.v.	intravenös
AC	Akromioklavikulargelenk		
ACT	autogene Chondrozytentransplantation	jcA	juvenile chronische Arthritis
ad	autosomal-dominant		
ANA	antinukleäre Antikörper	KG	Körpergewicht
ant.	anterior		
AO	Arbeitsgemeinschaft Osteosynthese	lat.	lateinisch
a.p.	anterior-posterior	LCM	Lig. collaterale mediale
AR	Außenrotation	LCL	Lig. collaterale laterale
ar	autosomal-rezessiv	LFTA	Lig. fibulotalare anterius
ARCO	Association de Recherche sur la Circulation Osseuse	LTC	Lig. talocalcaneare
Art.	Articulatio	Lig., Ligg.	Ligamentum, Ligamenta
ATP	Adenosintriphosphat	LWK	Lendenwirbelkörper
		LWS	Lendenwirbelsäule
BMI	Body mass index		
BSG	Blutkörperchensenkungsgeschwindigkeit	M.	Morbus
Bsp.	Beispiel	M., Mm.	Musculus, Musculi
BWS	Brustwirbelsäule	MCP-Gelenk	Metakarpophalangealgelenk
		min	Minute/n
ca.	zirka	MRT	Magnetresonanztomographie
CRP	C-reaktives Protein	MTP-Gelenk	Metatarsophalangealgelenk
CT	Computertomographie		
		N., Nn.	Nervus, Nervi
D	Digitus, Digiti	NLG	Nervenleitgeschwindigkeit
d	Tag (lat. dies)	NNS	Neutral-Null-Stellung
DD	Differentialdiagnose/n	NSAR	nichtsteroidale Antirheumatika
d.h.	das heißt		
DHS	dynamische Hüftschraube	o.Ä.	oder Ähnliches
dist.	distal	OATS	Osteochondral autograph transfer system
DIP-Gelenk	distales Interphalangealgelenk	OD	Osteochondrosis dissecans
DMARD	Disease-modifying antirheumatic drugs	o.g.	oben genannt
DMS	Durchblutung, Motorik, Sensibilität	OP	Operation
D(E)XA	Dual (energy) X-ray absorptiometry	OSG	oberes Sprunggelenk
ELISA	Enzyme-linked immunosorbent assay	p.a.	posterior-anterior
EMG	Elektromyographie	pbm	Peak bone mass
ESIN	elastische stabile intramedulläre Nagelung	PIP-Gelenk	proximales Interphalangealgelenk
etc.	et cetera	pQCT	peripheral Quantitative Computed Tomography
Ev.	Eversion	Pro.	Pronation
evtl.	eventuell	Proc.	Processus
Ext.	Extension	prox.	proximal
FBA	Finger-Boden-Abstand	qCT	quantitative Computertomographie
FLASH	Fast low-angle shot		
Flex.	Flexion	RA	rheumatoide Arthritis
FMS	Fibromyalgiesyndrom	RF	Rheumafaktor
		RM	Rotatorenmanschette
ggf.	gegebenenfalls	Rö	Röntgen
GI	gastrointestinal	ROM	Range of motion
h	Stunde	S.	*Staphylococcus*
HKB	hinteres Kreuzband	sc	sternoklavikular
HLA	Human leukocyte antigen	SHF	Schenkelhalsfraktur
HWK	Halswirbelkörper	s.o.	siehe oben
HWS	Halswirbelsäule	sog.	sogenannte
		Spp.	Subspezies
i.a.	intraarteriell	s.u.	siehe unten
IE	internationale Einheiten	Sup.	Supination
i.m.	intramuskulär	SWK	Sakralwirbelkörper
inf.	inferior		
inkl.	inklusive	Tab.	Tabelle
Inv.	Inversion	Tbc	Tuberkulose
IR	Innenrotation	TNF	Tumor-Nekrose-Faktor

u. a.	und andere, unter anderem	v. a.	vor allem
US	Unterschenkel	VKB	vorderes Kreuzband
USG	unteres Sprunggelenk		
UTN	unaufgebohrter Tibiamarknagel	WHO	World Health Organisation
u. U.	unter Umständen		
		z. B.	zum Beispiel
V., Vv.	Vena, Venae	Z. n.	Zustand nach
V. a.	Verdacht auf		

Grundlagen

- 2 Die orthopädische Untersuchung
- 4 Klinische Untersuchung der Schulter
- 6 Klinische Untersuchung der Wirbelsäule
- 8 Klinische Untersuchung von Becken und Hüftgelenk
- 10 Klinische Untersuchung des Kniegelenks
- 12 Allgemeine Traumatologie I
- 14 Allgemeine Traumatologie II

A Grundlagen der Orthopädie und Traumatologie

Die orthopädische Untersuchung

Das systematische Vorgehen bei der allgemeinen körperlichen Untersuchung muss hier vorausgesetzt werden. Die Erhebung der medizinischen Vorgeschichte, also der Familienanamnese, der Eigenanamnese sowie der derzeitigen Erkrankungen darf hierbei natürlich nicht vergessen werden. Erfahrungsgemäß erlernt man die orthopädischen Untersuchungstechniken am leichtesten, trainiert man sich von Anfang an ein strukturiertes Vorgehen an und wendet dieses in gleicher Weise bei jedem Patienten an. So läuft man nicht Gefahr, ggf. wichtige Details zu vergessen, und gewinnt zugleich Routine für den Notfall.

Die orthopädische Untersuchung, gleich welchen Gelenks, gliedert sich grundsätzlich immer in **Inspektion, Palpation** und Ausmessen des Bewegungsausmaßes, gefolgt von den entsprechenden **Funktionstests**. Prinzipiell wird im Seitenvergleich untersucht und mit der gesunden Seite begonnen. Dieses Basisprogramm kann anschließend z. B. durch bildgebende Diagnostik vervollständigt werden. Eine ausführliche Dokumentation sollte als selbstverständlich angesehen werden. Die Kapitel Seite 4–11 stellen die Untersuchungstechniken der großen Gelenke im Einzelnen vor.

Neutral-Null-Methode

Die Funktionsanalyse von Gelenken spielt in der orthopädischen Untersuchung eine große Rolle. Hierzu zählt die genaue Bestimmung des Bewegungsumfangs, auch Range of motion (ROM) genannt. Die zu diesem Zweck etablierte Neutral-Null-Methode basiert auf der anatomischen Neutral-Null-Stellung (NNS). Diese ist definiert durch den aufrechten Stand mit Knöchelschluss der Füße, herabhängenden Armen und nach vorn zeigenden Handflächen (Daumen zeigt nach lateral). In der anatomischen NNS finden folgende Bewegungen in den Hauptebenen des Körpers statt:

▶ Flexion, Extension (Beugung, Streckung); Bewegung in der Sagittalebene
▶ Abduktion, Adduktion (Abspreizen, Heranführen); Bewegung in der Frontalebene
▶ Innen- und Außenrotation (Einwärts-, Auswärtsdrehung); Rotation um eine vertikale Achse, welche in der Neutralstellung der Längsachse der Extremitäten entspricht
▶ Lateralflexion (Seitwärtsbeugung von Rumpf und Kopf); Bewegung in der Frontalebene

Der Bewegungsumfang (aktiv und passiv) wird in einem Beweglichkeitsprotokoll dokumentiert. Zunächst wird das untersuchte Gelenk angegeben, anschließend die Bewegungsrichtung (z. B. Flexion/Extension), dann die Messwerte für die rechte und die linke Seite. Die Null kommt immer dann in die Mitte, wenn die Extremität die Nullstellung erreicht (die Bewegung aus dieser heraus beginnt). Wird die NNS nicht erreicht, weil beispielsweise eine Gelenkkontraktur vorliegt, darf die Null nicht in der Mitte stehen.

Beispiel 1: Kniegelenk
Flex./Ext.   rechts 140°/0°/0°   links 100°/10°/0°
Das rechte Kniegelenk weist einen Normalbefund mit regelrechtem Bewegungsausmaß auf. Das linke Knie kommt nicht in die volle Streckung – hier liegt ein Streckdefizit von 10° vor. Zusätzlich wird auch nicht die volle Beugung erreicht.

Beispiel 2: Hüftgelenk
Flex./Ext.   rechts 80/0°/10°   links 130°/0°/10°
Abd./Add.   10°/0°/15°   30°/0°/20°
IR/AR   0°/0°/10°   0°/0°/50°
Das rechte Hüftgelenk zeigt ein Beuge- und Streckdefizit, eine verminderte Ab- und Adduktionsfähigkeit sowie eine eingeschränkte Außenrotation. Die Innenrotation ist aufgehoben. Links Normalbefund. Normwerte Bewegungsumfang der einzelnen Gelenke (s. S. 126/127).

Bildgebung

An die bildgebende Diagnostik in der Orthopädie werden vielerlei Ansprüche gestellt. Zum einen sollte sich natürlich die klinisch erarbeitete Verdachtsdiagnose mit der Bildgebung decken. Andererseits sollte sie auch Fragen der Therapieplanung (technische Ausführbarkeit/Machbarkeit) klären und eine prognostische Beurteilung erlauben. Als Beispiel soll hier die Skoliose angeführt werden. Die Diagnose wird klinisch gestellt. Das Röntgenbild hingegen muss Auskunft über Cobb-Winkel, Ausdehnung und Lokalisation der Krümmung, Therapieoptionen und deren Verlaufskontrolle geben.
An dieser Stelle sollen kurz die wichtigsten in der Orthopädie angewandten radiologischen Verfahren dargestellt werden. Falls sinnvoll, werden in den entsprechenden Kapiteln weitere Informationen gegeben.

Summations- oder Nativaufnahmen

Als Summe aller sich überlagernden, schattenwerfenden Objekte stellt das Nativröntgenbild Strukturen zweidimensional dar. Um einen dreidimensionalen Eindruck zu erhalten, ist eine zweite, senkrecht zum ersten Strahlengang stehende Aufnahme zwingend erforderlich (▌Abb. 1).

> „Eine Ebene ist keine Ebene."

Zusätzlich zu den Standardaufnahmen in a. p. und lateral können weitere Strahlengänge erforderlich sein (Bsp. Patella tangential, Lauenstein u. a.). Des Weiteren ist es gerade bei tragenden Skelettabschnitten von Bedeutung, ob die Aufnahmen im Stehen oder Liegen angefertigt wurden (Aufnahmen im Stehen zeigen Gelenkspaltverschmälerungen deutlicher).

Ultraschalldiagnostik

Die Ultraschalldiagnostik ist aus der modernen Orthopädie nicht mehr wegzudenken und besticht vor allem in der Dia-

Grundlagen

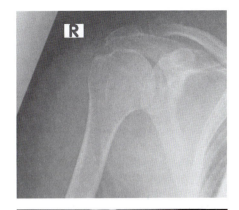

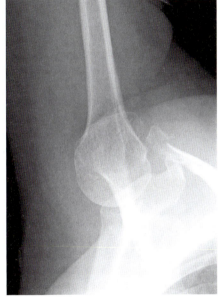

Abb. 1: Laterale Klavikulafraktur. [1]

gnostik von Sehnen-, Kapsel-/Band- und Muskelverletzungen. Darüber hinaus ist sie kostengünstig, schnell verfügbar, leicht reproduzierbar und aufgrund der fehlenden Strahlenbelastung ideal zur Kontrolle des Therapieverlaufs. Im Rahmen der U3-Untersuchung findet sie in Deutschland zudem Anwendung zur Bestimmung der Hüftreife (s. S. 50/51).

Magnetresonanztomographie

Gerade in der Sportorthopädie hat die Magnetresonanztomographie (MRT, engl. MRI = Magnetic resonance imaging), die eine exzellente Darstellung von Weichteilen ermöglicht, einen sehr hohen Stellenwert erlangt. Natürlich wird jeder MRT-Untersuchung ein konventionelles Röntgen vorausgehen (Ausschluss knöcherne Mitbeteiligung, z. B. knöcherner VKB-Ausriss). Bestehen jedoch nach der klinischen Untersuchung noch Ungereimtheiten oder sollen unterschiedliche operative Optionen geplant werden (s. S. 84/85), ist das MRT das diagnostische Mittel der Wahl. Auch ossäre Veränderungen können mithilfe des MRT diagnostiziert und im Verlauf ohne Strahlenbelastung, kontrolliert werden (Abb. 2). Bei bestimmten Fragestellungen ist die Applikation von Kontrastmittel, vorzugsweise Gadolinium, sinnvoll und sowohl i. v. als auch intraartikulär möglich.

Computertomographie

Mit der Computertomographie (CT) ist eine mehrdimensionale, projektionsfreie Darstellung von Geweben möglich. Vorrangige Einsatzgebiete sind die Onkologie und Traumatologie. Bei polytraumatisierten Patienten kann so in relativ kurzer Zeit eine Beurteilung der Situation erfolgen. Aufwendige und zeitraubende Röntgenübersichtsaufnahmen fallen dadurch weg. Jedoch auch bei Fragestellungen aus der „klassischen" Orthopädie wird immer häufiger das CT zu Rate gezogen.

Knochendichtemessung

Circa 25–30% aller Frauen über 60 Jahren zeigen osteoporotische Veränderungen. Häufig führt erst eine Fraktur zur Diagnosestellung (s. S. 104/105). Mit Hilfe der Knochendichtemessung kann die Diagnose schon frühzeitig gestellt bzw. der Therapieverlauf kon-

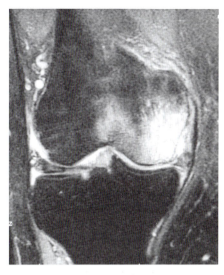

Abb. 2: M. Ahlbäck, eine aseptische Knochennekrose, an der medialen Femurkondyle. Man beachte das stark ausgeprägte Knochenödem. [1]

trolliert werden. Vereinfacht gesagt wird in allen Verfahren eine Abweichung von der Peak bone mass (pbm) gemessen und in einem t-score angegeben. Die entspricht hierbei der maximalen Knochenmasse, welche beim Heranwachsenden aufgebaut und nach Abschluss der Wachstumsphase erreicht wurde. Der t-score gibt die Standardabweichung des altersabhängigen Mittelwertes von der pbm an (Normwert $t \geq -1{,}0$). Zu den etablierten Verfahren zählen die Dual energy X-ray absorptiometry (DXA, DEXA) und die quantitative Computertomographie (qCT). Ein mögliches Untersuchungsergebnis kann so aussehen, wie in Abbildung 3 dargestellt.

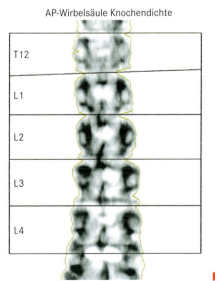

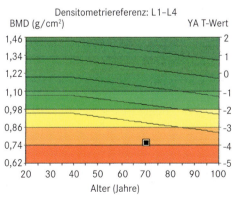

Abb. 3: Knochendichteuntersuchung. [1]

Klinische Untersuchung der Schulter

Schulterschmerzen können unterschiedlicher Genese sein. Daher ist eine Untersuchung der HWS ebenso obligat wie die des Schultergürtels und des Glenohumeralgelenks. Gegebenenfalls müssen weitere Differentialdiagnosen geklärt werden (z. B. Myokardinfarkt). Die Untersuchung sollte immer in einer standardisierten Sequenz erfolgen. Etabliert hat sich hierbei Inspektion – Palpation – Beschreibung des Bewegungsausmaßes – Funktionstests.

Inspektion

Die Inspektion beginnt bereits, wenn der Patient das Untersuchungszimmer betritt bzw. sich entkleidet. Am entkleideten Patienten achtet man auf Rötung, Schwellung, evtl. vorhandene Prellmarken, Hämatome und Narben. Vorhandene Muskelatrophien können bereits erste Hinweise auf die Diagnose geben. Ein tief stehender Bauch des M. biceps brachii ist typisch für eine Ruptur der langen Bizepssehne. Zur Inspektion zählt auch die Beschreibung des Schulterreliefs und des Schulterstands (seitengleich, Tiefstand), der Schulterblätter, des Sternoklavikular- (SC) und Akromioklavikulargelenks (AC) (Schwellungen, Stufenbildung).

Palpation

Durch die Palpation erfolgt die erste „Kontaktaufnahme" mit dem Patienten. Sie dient nicht nur der Diagnosefindung, sondern vielmehr auch dem Aufbau einer Arzt-Patienten-Beziehung. Eine erste Aussage über das Gelenk lässt seine Wärme im Seitenvergleich zu (überwärmt? Infektion?). Des Weiteren sollen eine Schmerzprovokation sowie deren anatomische Zuordnung erfolgen. An knöchernen Strukturen können palpiert werden: SC-Gelenk, Klavikula und AC-Gelenk, Akromion, Spina scapulae, Processus coracoideus, Tuberculum majus et minus sowie der Sulcus intertubercularis (hier kann auch die lange Bizepssehne getastet werden). Neben dem M. deltoideus kann der geübte Untersucher auch die Supraspinatus-, Infraspinatus- und Subskapularissehne tasten.

Bewegungsumfang

Einen ersten Überblick über das Bewegungsausmaß der Schulter erhält man, indem man den Patienten den **Nacken- und Schürzengriff** ausfüllen lässt. Hierbei werden die Abduktion und Außenrotation (Nackengriff) bzw. Adduktion und Innenrotation (Schürzengriff) geprüft. Die Beschreibung des Bewegungsausmaßes erfolgt nach der Neutral-Null-Methode. Wichtig ist, sowohl die **aktive als auch die passive Beweglichkeit** zu prüfen.

> Ein häufiges Krankheitsbild an der Schulter ist die sog. **Frozen shoulder** oder schmerzhafte Schultersteife. Hierbei kommt es zu einer progredienten, schmerzhaften Einsteifung der Schulter mit einer Bewegungseinschränkung im Glenohumeralgelenk. Die Erkrankung verläuft in drei Phasen über einen Zeitraum von 9 – 36 Monaten und endet in 80% der Fälle mit einer Restitutio ad integrum. Die Ätiologie ist noch ungeklärt, prädisponierende Faktoren sind Immobilisation, vorausgegangene OP an der Schulter, Trauma, Diabetes mellitus. Typisch für diese Erkrankung ist sowohl ein aktiv als auch ein passiv vermindertes Bewegungsausmaß mit typischem Kapselmuster (d. h. Außenrotation stärker eingeschränkt als Abduktion und Abduktion stärker eingeschränkt als Innenrotation).

Funktionstests

Impingement
Painful arc
Bei aktiver Abduktion in der Frontalebene gibt der Patient Schmerzen zwischen 60° und 130° an. Darüber hinaus werden klassischerweise keine Schmerzen empfunden. Ausnahme: Akromioklavikulargelenkarthrose, hier kommt es erst ab 120° zu einer Kompression des AC-Gelenks.

Hawkins-Zeichen
Mit dem innenrotierten und flektierten Arm des Patienten wird eine kraftvolle Kraulbewegung ausgeführt (Abb. 1).

Rotatorenmanschette
Drop arm sign
Der Patient kann, bei einer Rotatorenmanschettenmassenruptur, den um 90° passiv abduzierten Arm nicht in der Waagrechten halten (Pseudoparalyse).

Supraspinatussehne
Jobe-Test
Der Patient hält beide Arme 90° abduziert, im Ellenbogengelenk um 30° flektiert und die Hand innenrotiert. Der Untersucher drückt nun beide

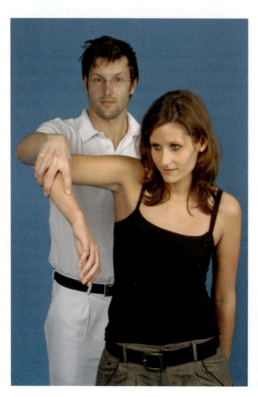

Abb. 1: Hawkins-Test: Der Untersucher führt mit dem innenrotierten und im Ellenbogengelenk flektierten Arm des Patienten eine schwungvolle Kraulbewegung aus. Schmerzen bei diesem Test sprechen für ein Impingement. [1]

Grundlagen

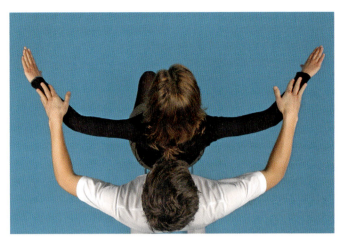

Abb. 2: Jobe-Test. Dieser Test ist als positiv zu bewerten, wenn der Patient Schmerzen angibt oder im Seitenvergleich ein Kraftdefizit vorliegt. [1]

Arme leicht nach unten. Der Test ist positiv bei Seitendifferenz und/oder Schmerzen (Abb. 2).

0°-Abduktionstest (Starter-Test)
Aus der Neutral-Null-Stellung versucht der Patient, gegen Widerstand des Untersuchers den Arm zu abduzieren. Schmerzen und/oder Kraftminderung deuten auf eine Läsion der Supraspinatussehne (Abb. 3) hin.

Infraspinatussehne/M. teres minor
Die Außenrotatoren werden überprüft, indem man den Patienten seinen um 90° im Ellenbogengelenk gebeugten Arm gegen Widerstand außenrotieren lässt. Ist eine aktive Außenrotation nicht oder nur eingeschränkt möglich, kann der Arm auch passiv außenrotiert werden und soll dann vom Patienten in dieser Position gehalten werden. Kommt es zu einer spontanen Innenrotation, spricht man vom **ARO-Lag-Zeichen** (ARO = Außenrotation) (s. a. S. 34/35).

Subskapularissehne
Analog zur Außenrotation kann für die Subskapularissehne die Innenrotation überprüft werden.

Lift-off-Test
Der innenrotierte und dem Rücken anliegende Arm soll vom Patienten nach hinten abgehoben werden.

Instabilitätstest
Apprehension-Test
Der Untersucher führt den Arm in 90° Abduktion und Außenrotation und drückt gleichzeitig mit seinem Daumen gegen den Humeruskopf nach ventral. Kommt es hierbei zu einer plötzlichen muskulären Anspannung, ist der Test positiv und spricht für eine vordere Instabilität (Abb. 4).

Sulcus sign
Beim stehenden Patienten zieht der Untersucher am Ellenbogengelenk den Arm nach kaudal. Im positiven Fall kommt es zu einer Rinnenbildung am Akromion (Hinweis für inferiore Instabilität (s. S. 34, Abb. 2).

Lange Bizepssehne
Palm-up-Test
Der Untersucher drückt gegen die Handfläche des Patienten, der seinen Arm 90° abduziert, 30° flektiert und supiniert hält. Schmerzen werden typischerweise über dem Sulcus intertubercularis angegeben. Der häufig erwähnte Yergason-Test enttäuscht oft im klinischen Alltag.

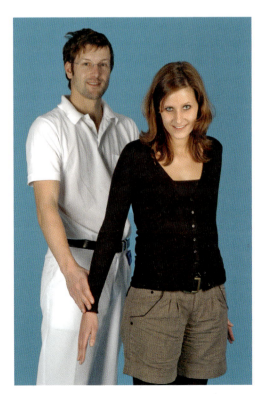

Abb. 3: Starter-Test. Fällt dieser Test positiv aus, gibt der Patient also Schmerzen an oder besteht eine Unfähigkeit, den Arm aus dieser Stellung heraus zu abduzieren, deutet dies auf eine Supraspinatusläsion hin. [1]

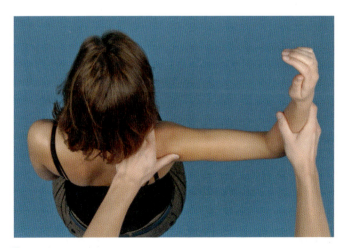

Abb. 4: Apprehension-Test. Zeichen der vorderen Instabilität. [1]

Klinische Untersuchung der Wirbelsäule

Die Wirbelsäule bildet das Achsenskelett des Körpers und trägt die Last des Kopfs, des Rumpfs sowie der oberen Extremität und ist mit dem Os sacrum beckenbildend. Zugleich beherbergt und schützt sie das Rückenmark. Die Untersuchung der Wirbelsäule erfolgt wieder am entkleideten Patienten im Gehen, Stehen und Sitzen und sollte grundsätzlich den gesamten Haltungs- und Bewegungsapparat einschließen.

Zur Untersuchung der Wirbelsäule gehört auch immer die Erhebung eines neurologischen Status. Neben der Überprüfung der Reflexe und der Zuordnung einer evtl. vorhandenen Schmerzausstrahlung zu den jeweiligen Dermatomen (Abb. 1), sind besonders Informationen über Art und Dauer der Symptomatik (Wie lange besteht die Parästhesie/Parese bereits?) und über eine evtl. vorliegende Blasen-/Mastdarmstörung bzw. eine Reithosenanästhesie wichtig.

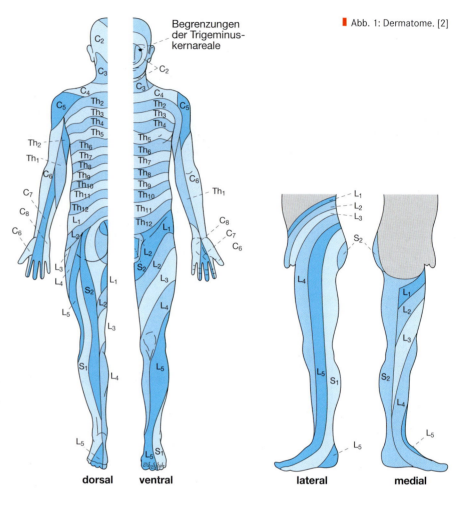

Abb. 1: Dermatome. [2]

Inspektion

Bei der Betrachtung des Patienten von vorn wird auf die Haltung des Kopfs, die Stellung des Schultergürtels sowie auf die Form des Thorax (Kiel-, Trichterbrust) und dessen Atemexkursionen geachtet. Das Abdomen (straff, vorgewölbt) kann ebenso untersucht werden wie die Stellung des Beckens. Inspiziert man die Wirbelsäule von der Seite, sollten die **physiologische Kyphose** (BWS) und **Lordose** (HWS und LWS) vorhanden sein. Weitere **Haltungsformen** sind der hohlrunde Rücken (verstärkte Lordose und Kyphose), der Rundrücken (lang gezogene Brustkyphose) und der Flachrücken (abgeflachte physiologische Krümmung). Eine Stufenbildung zwischen zwei Dornfortsätzen kann auf eine Spondylolisthesis hinweisen. Die Inspektion von hinten muss die Frage klären, ob die Wirbelsäule vom Lot abweicht, d. h., eine Schnur oder eine fiktive Linie von C7 sollte durch die Rima ani verlaufen. Beim aufrecht stehenden Patienten sollten die **Taillendreiecke,** d. h. die Fläche zwischen dem herabhängenden Arm und der Taille, seitengleich sein. Betrachtet man den Patienten von hinten, während er sich nach vorn beugt, so kommt bei vorhandener Skoliose ein Rippenbuckel zum Vorschein **(Vorbeugetest).** Liegt lediglich eine funktionelle Skoliose vor, so gleicht sich diese im Sitzen aus (die strukturelle Skoliose gleicht sich nicht aus, s. S. 24/25).

Palpation

Die Palpation beginnt in der Regel mit dem Abklopfen der Wirbelsäule, wobei auch ein leichter Schlag in beide Nierenlager erfolgen kann (Ausschluss Pyelonephritis). Danach können einzelne knöcherne Strukturen (Dornfortsätze, Querfortsätze, Kostotransversalgelenke, Iliosakralgelenk) auf Druckschmerzhaftigkeit überprüft werden. Die paravertebrale Muskulatur muss auf Tonus, Druckschmerzhaftigkeit und Hartspann untersucht werden. Entlang des N. ischiadicus können bei Irritation desselben (z. B. Bandscheibenprolaps) die sog. **Valleix-Druckpunkte** schmerzhaft getastet werden (Abb. 2).

Bewegungsumfang

Der Bewegungsumfang der HWS wird nach der Neutral-Null-Methode gemessen. Wichtig sind hierbei Flexion/Extension, Seitneigung und Rotation. Dies gilt auch für die BWS und LWS. Folgende weitere Tests haben sich etabliert:

Finger-Boden-Abstand

Der Finger-Boden-Abstand (FBA) beschreibt die Gesamtbeweglichkeit der LWS und des Hüftgelenks. Trotz eingeschränkter Beweglichkeit der LWS kann durch eine vermehrte Hüftbeugung ein unauffälliger FBA erzielt werden. Normwert 0–10 cm.

Ott-Zeichen

Das Ott-Zeichen misst die Entfaltbarkeit der BWS („**O**tt ist **o**ben"). Hierzu werden am stehenden Patienten der Dornfortsatz C7 sowie ein Punkt A 30 cm kaudal davon markiert. Dann wird der Patient gebeten, sich nach vorn zu beu-

Grundlagen

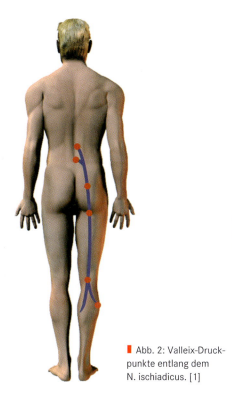

Abb. 2: Valleix-Druckpunkte entlang dem N. ischiadicus. [1]

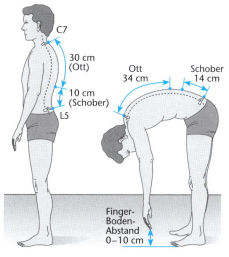

Abb. 3: Ott- und Schober-Test. [3]

gen. Legt man nun erneut das Maßband an C7 und misst 30 cm nach kaudal, so sollte zwischen dem Punkt A und dem Maßbandende eine Strecke von 2–5 cm liegen (Abb. 3).

Schober-Zeichen

Analog zum Ott-Zeichen beschreibt das Schober-Zeichen die Beweglichkeit der LWS. Ausgehend von Dornfortsatz S1 wird ein Punkt A 10 cm kranial markiert und der Patient gebeten, sich nach vorn zu neigen. Das Maßband wird abermals angelegt und 10 cm kranial von S1 ein Punkt B markiert. Die Strecke zwischen Punkt A und B sollte 3–5 cm betragen (Abb. 3).

> Da die Beweglichkeit der BWS in der Sagittalebene gering ist, wird eine große Messstrecke benötigt, um eine Differenz zu messen. Hingegen reichen aufgrund der hohen Beweglichkeit der LWS hier 10 cm aus.

Funktionstests

Psoas-Zeichen

Der auf dem Rücken liegende Patient hebt das gestreckte Bein aktiv von der Untersuchungsliege ab. Der Untersucher drückt ruckartig auf den distalen Oberschenkel, woraufhin eine reflektorische Anspannung des M. iliopsoas mit Zug an den Querfortsätzen der LWS erfolgt. Schmerzen werden bei LWS- oder ISG-Affektion sowie bei anderen Pathologien im Verlauf des M. iliopsas (z. B. Abszess) angegeben.

Vorlaufphänomen

Der Untersucher legt seine Daumen auf beide Spinae iliacae posteriores superiores des vor ihm stehenden Patienten und bittet diesen, sich nach vorn zu beugen. Im Normalfall sollten beide Daumen auf gleicher Höhe bleiben, steht jedoch ein Daumen etwas höher, so spricht dies für eine Hypomobilität des betreffenden ISG.

3-Stufen-Hyperextensionstest

Siehe Seite 8/9.

Lasègue-Zeichen

Durch Anheben des gestreckten Beins kommt es zur Dehnung des N. ischiadicus. Der Patient verspürt einen einschießenden, scharfen Schmerz, wenn im Nervenverlauf eine Pathologie vorliegt. Dokumentiert wird dann Lasègue positiv ab z. B. 40° (Abb. 4a).

Bragard-Zeichen

Bei einem positiven Lasègue-Zeichen senkt man das Bein wieder auf ein schmerzfreies Niveau und führt dann eine Dorsalflexion im Fuß durch. Durch eine erneute Nervendehnung tritt der Schmerz erneut auf, Bragard ist positiv (Abb. 4b).

Abb. 4: Lasègue- (a) und Bragard-Test (b). [4]

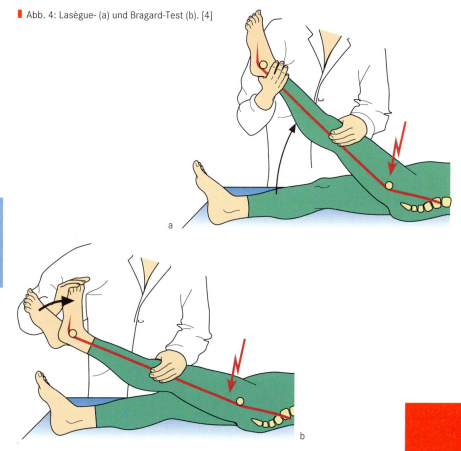

Klinische Untersuchung von Becken und Hüftgelenk

Das menschliche Becken ist eine komplexe Ringstruktur mit sechs knöchernen Anteilen sowie einer Vielzahl an Bandstrukturen. Hieraus ergeben sich viele Möglichkeiten einer Schmerzgenese. Grundsätzlich gehört zur Untersuchung des Beckens und des Hüftgelenks auch die Begutachtung des übrigen Bewegungsapparats. Der Ablauf der Untersuchung sollte wieder dem Schema Inspektion – Palpation – Beschreibung des Bewegungsausmaßes – Funktionstests folgen.

Inspektion

Am entkleideten Patienten hat es sich bewährt, zunächst das Gangbild zu untersuchen. Hierzu lässt man den Patienten ein paar Schritte im Untersuchungszimmer auf und ab gehen. So erhält man einen ersten Eindruck, ob evtl. ein Hinken (z. B. Insuffizienz-, Schon-, Schmerz-, Verkürzungs- oder Lähmungshinken), eine Ataxie oder andere Gangasymmetrien vorliegen. Dann inspiziert man die Haut auf vorhandene Narben, Effloreszenzen oder Rötungen und die Beckenmuskulatur auf etwaige Atrophien (einseitig oder seitengleich?). Weiterhin ist auf den Beckenstand (in der Frontal- und Sagittalebene) und auf die Position der Spinae iliacae superiores zu achten (ungleicher Beckenstand, Seitverkrümmung, Beinlängendifferenz, Beinachse?). Die Beinlänge wird normalerweise von der Spina iliaca superior bis zum Malleolus medialis gemessen. Beim Kleinkind achtet man auch auf evtl. vorhandene Faltenasymmetrien, welche einen Hinweis auf Hüftfehlbildungen geben können.

Palpation

In Rückenlage können die beiden Beckenkämme und die Spinae iliacae anteriores superiores und inferiores getastet werden. Den Trochanter major sowie die darüber liegende Bursa trochanterica und die Ansätze der Mm. glutei medius et minimus palpiert man in Neutral-Null-Stellung. Der Trochanter minor mit dem Ansatz des M. iliopsoas tastet sich in der Lauenstein-Stellung (Abduktion und Außenrotation). Neben der Symphyse und dem Os pubis (mit den Ursprüngen der Mm. pectineus, adductores longus, brevis et magnus und gracilis) können die Tubera ischiadica (mit Bursa und Ursprünge der Mm. semitendinosus, semimembranosus und biceps femoris) palpiert werden. Bei einer aktivierten Arthrose ist häufig eine Druckschmerzhaftigkeit über dem Leistenband zu provozieren. In Bauchlage kann das Iliosakralgelenk auf Druckschmerzhaftigkeit untersucht werden.

Bewegungsumfang

Die Messung des Bewegungsumfangs erfolgt nach der **Neutral-Null-Methode** sowohl aktiv als auch passiv und immer im Seitenvergleich. Die Flexion kann in Rückenlage, die Extension am leichtesten in Seitenlage überprüft werden, wobei das zu untersuchende Hüftgelenk oben liegt und das kontralaterale Bein in Knie und Hüfte gebeugt ist (Stabilisierung). Abduktion und Adduktion werden in Rückenlage gemessen, ebenso die Innen- und Außenrotationsfähigkeit (Knie- und Hüftgelenk sind hierbei um 90° gebeugt). Eine Einschränkung der Innenrotation gilt als erstes Zeichen einer Koxarthrose.

Funktionstests

3-Stufen-Hyperextensionstest

Dieser Test (█ Abb. 1) ermöglicht eine Differenzierung der Schmerzlokalisation, indem in drei Stufen das Hüftgelenk, das Iliosakralgelenk (ISG) und der lumbosakrale Übergang überprüft werden. Der Patient liegt hierbei auf dem Bauch.

▶ **Stufe 1:** Mit der einen Hand fixiert der Untersucher das Ilium und führt mit der anderen das ipsilaterale Bein in eine Hyperextension. Da eine Bewegung nur im Hüftgelenk möglich ist, deuten Schmerzen auf eine Hüftgelenkaffektion hin.
▶ **Stufe 2:** Nun wird anstelle des Iliums das Sakrum fixiert und erneut extendiert. Jetzt auftretende Schmerzen deuten auf eine ISG-Symptomatik.
▶ **Stufe 3:** Die Hand des Untersuchers liegt nun dem lumbosakralen Übergang auf. Treten bei Hyperextension Schmerzen auf, ist eine LWS-Affektion wahrscheinlich.

Thomas-Handgriff

Dieser Test dient dem Aufdecken einer **Hüftbeugekontraktur**, die häufig bei einer **Koxarthrose** vorkommt (█ Abb. 2). Der Patient liegt hierzu auf dem Rücken, während der Untersucher das im Kniegelenk gebeugte, kontra-

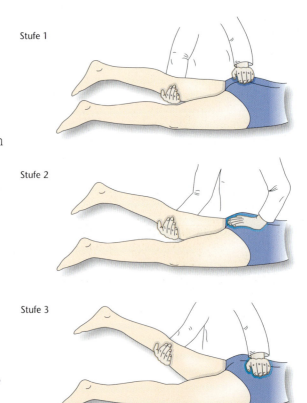

█ Abb. 1: 3-Stufen-Hyperextensionstest. [1]

Grundlagen

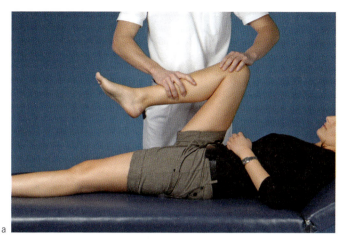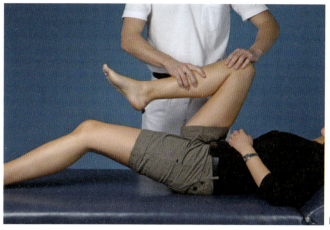

Abb. 2: Der Untersucher führt das kontralaterale Bein in maximale Hüftbeugung. Bleibt der Oberschenkel der erkrankten Seite auf dem Untersuchungstisch liegen, entspricht dies dem Normalbefund (a). Hebt der Oberschenkel sich ab (b), liegt eine Hüftbeugekontraktur vor. [1]

laterale Bein im Hüftgelenk maximal flektiert. In dieser Stellung wird die physiologische Beckenkippung um 12° nach ventral ausgeglichen. Kann das zu untersuchende Bein nicht auf der Untersuchungsliege gehalten werden, liegt eine Hüftbeugekontraktur vor. Diese kann in Winkelgraden angegeben werden.

Drehmann-Zeichen

Das Drehmann-Zeichen ist positiv bei allen Prozessen im Hüftgelenk, welche zu einer **Einschränkung der Innenrotationsfähigkeit** führen (z. B. Epiphyseolysis capitis femoris, Koxarthrose). Der Test ist positiv, wenn das Hüftgelenk während der Beugung in die Außenrotation abweicht (Abb. 3).

Trendelenburg-Zeichen

Bei einer Lähmung oder **Schwäche der Hüftabduktoren** kommt es zu einem Absinken der gegenseitigen (gesunden) Beckenhälfte im Einbeinstand, das Trendelenburg-Zeichen ist positiv (Abb. 4).

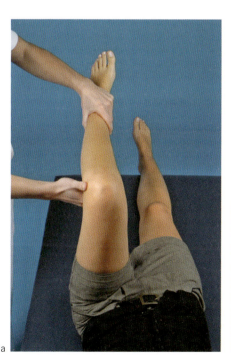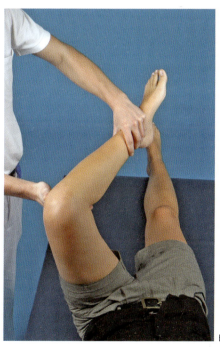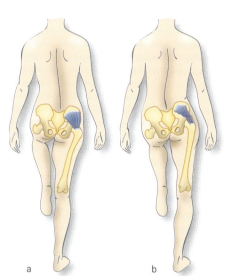

Abb. 4: Negatives (a) und positives (b) Trendelenburg-Zeichen. [1]

Abb. 3: Normalbefund (a). Weicht der Oberschenkel während der Beugung in die Außenrotation ab (b), ist das Drehmann-Zeichen positiv. [1]

Klinische Untersuchung des Kniegelenks

Knieschmerzen sind ein häufiges Übel und betreffen sowohl junge (Sportunfälle) als auch ältere (degenerative Prozesse) Patienten. Eine vernünftige klinische Untersuchung führt meist zur Diagnose, sodass teilweise auf weiterführende Bildgebung verzichtet werden kann.

Inspektion

Auch die Inspektion des Kniegelenks erfolgt im Gehen, Stehen und im Liegen. Zu achten ist auf die **Beinachse** (Genu varum = O-Bein, Genu valgum = X-Bein, Genu recurvatum = Kniegelenk > 10° extendierbar), die Hautbeschaffenheit (Prellmarken, Rötung, Schwellung, Narben), die **muskuläre Beschaffenheit** des Beins (eine Muskelatrophie wäre zuerst am M. vastus medialis zu erwarten) sowie die **Stellung der Patella** (lateralisiert, Hoch-/Tiefstand).

Palpation

Mit einer Hand wird der obere Recessus ausgestrichen. Mit dem Zeigefinger der anderen Hand wird die Patella getastet und auf die Trochlea femoris gepresst. Wenn ein intraartikulärer Erguss vorhanden ist, federt die Kniescheibe weich zurück, sie „tanzt" (**tanzende Patella,** Abb. 1). Unter Umständen kann dann auch in der Kniekehle eine **Baker-Zyste** getastet werden. Diese entspricht einer Aussackung der Gelenkkapsel bei intraartikulärer Druckerhöhung. Um eine retropatellare Pathologie auszuschließen, kann das **Zohlen-Zeichen** herangezogen werden. Hierbei wird mit der einen Hand die Patella distalisiert und fixiert. Man bittet den Patienten, den M. quadriceps vorsichtig anzuspannen, wobei sich die Patella unter der Hand des Untersuchers nach proximal bewegt. Durch Erhöhung des Patellaanpressdrucks können Schmerzen provoziert werden. Eine Druckschmerzhaftigkeit über dem medialen oder lateralen Gelenkspalt kann für eine Meniskusläsion sprechen. Gerade bei jungen Mädchen ist das **Patellaspiel,** also die Mobilität der Kniescheibe nach medial und lateral, zu überprüfen. Ähnlich wie bei der Schulter gibt es auch am Kniegelenk einen **Apprehension-Test.** Hierzu werden die Patella lateralisiert und ggf. das Knie gebeugt. Bei Zustand nach Patellaluxation wird es zu einer Abwehrbewegung kommen.

Bewegungsausmaß

Die Bestimmung des Bewegungsausmaßes erfolgt nach der Neutral-Null-Methode. Dokumentiert werden sollen die Flexion/Extension sowie die Innen-/Außenrotation (bei 90° Beugung im Kniegelenk).

Funktionstests

Stabilitätsprüfung des Kapsel-Band-Apparats
Innenband
Abduktionsstresstest (**Valgusstresstest**) bei Kniestreckung und 25° Kniebeugung.

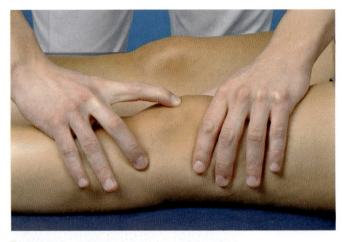

Abb. 1: Tanzende Patella. Mit der einen Hand streicht der Untersucher den Recessus suprapatellaris aus, mit dem Zeigefinger der anderen Hand drückt er die Patella nach unten. Tritt hierbei ein federnder Widerstand auf, so spricht man von einer tanzenden Patella als Ausdruck eines intraartikulären Ergusses. [1]

Außenband
Adduktionsstresstest (**Varusstresstest,** Abb. 2) bei Kniestreckung und 25° Kniebeugung. Dokumentiert werden eine leichte (Aufklappbarkeit 3–5 mm), mittlere (5–10 mm) und große (> 10 mm) Instabilität.

Vorderes Kreuzband
Beim **Lachman-Test** (Abb. 3a) liegt der Patient mit leicht angewinkeltem Kniegelenk (ca. 25°) auf dem Rücken. Der Untersucher zieht den Unterschenkel gegen den mit der anderen Hand fixierten Oberschenkel nach vorn und prüft den vorderen Anschlag. Fehlt dieser, so ist der Lachman-Test positiv und somit Zeichen einer vollständigen vorderen Kreuzbandruptur (sensitivster Test für eine akute VKB-Ruptur). Das **Schubladen-Phänomen** ist dem Lachman-Test ähnlich. Es entspricht einer abnorm weiten Verschieblichkeit des Unterschenkels gegen den Oberschenkel in 90° Beugung (Seitenvergleich!, Abb. 3b)

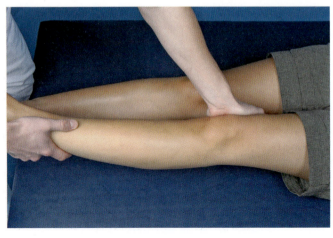

Abb. 2: Varusstresstest. Die linke Hand des Untersuchers dient als Widerlager, die rechte Hand führt den Unterschenkel nach medial. [1]

Der **Pivot-Shift** dient zum Nachweis einer alten vorderen Kreuzbandläsion. Hierzu wird das gestreckte Kniegelenk innenrotiert und einem Valgusstress ausgesetzt. Das in dieser Position subluxierte Gelenk reponiert bei Beugung, was der Untersucher deutlich spürt (Pivot-Shift ist positiv).

Hinteres Kreuzband
Analog dem vorderen Schubladen-Phänomen lässt sich in rechtwinkliger Stellung des Kniegelenks auch das hintere Kreuzband prüfen indem der Untersucher den Unterschenkel nach hinten drückt (❙ Abb. 3c).

Überprüfung der Menisken
Steinmann I
Bei gebeugtem Kniegelenk wird der Unterschenkel ruckartig nach innen rotiert, was bei einer Außenmeniskusläsion Schmerzen am lateralen Gelenkspalt verursacht. Umgekehrt weisen Schmerzen am medialen Gelenkspalt bei Außenrotation auf eine Verletzung des Innenmeniskus (❙ Abb. 4).

Steinmann II
Ein zunächst ventral lokalisierter Schmerz im Kniegelenk wandert bei zunehmender Beugung des Gelenks weiter nach dorsal.

Payr-Zeichen
Der Patient sitzt im Schneidersitz, während der Untersucher das gebeugte Kniegelenk herunterdrückt. Schmerzen treten bei Innenmeniskushinterhornläsionen auf.

Apley-Zeichen
Der Patient befindet sich in Bauchlage, das Knie ist um 90° gebeugt. Während Schmerzen bei Zug und Rotation des Unterschenkels auf einen Kapsel-Band-Schaden weisen, deuten Schmerzen bei Druck und Rotation auf eine Meniskusläsion hin.

McMurray-Zeichen
Der Patient befindet sich in Rückenlage. Hüftgelenk und Kniegelenk werden gebeugt, der Unterschenkel nach außen rotiert. Mit der freien Hand palpiert der Untersucher den medialen Gelenkspalt. Lässt sich hierdurch ein Schmerz auslösen, so spricht dies für eine Innenmeniskusläsion. Durch Innenrotation und Palpation am lateralen Gelenkspalt lässt sich der Außenmeniskus überprüfen.

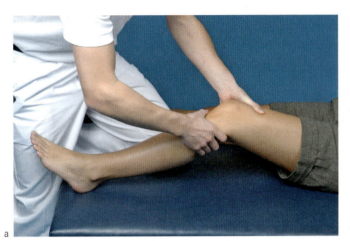
a

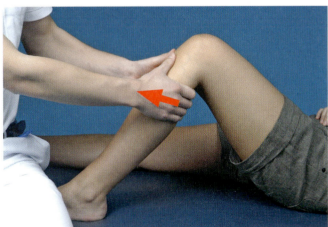
b

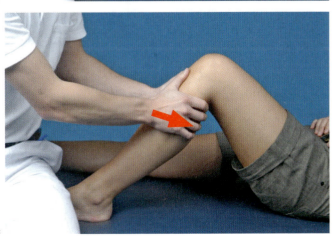
c

❙ Abb. 3: Untersuchungen des Kreuzbands. Lachman-Test (a), vordere (b) und hintere (c) Schublade. [1]

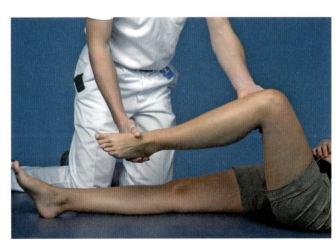

❙ Abb. 4: Steinmann-I-Test. [1]

Allgemeine Traumatologie I

Frakturlehre

Wird ein Knochen über seine Elastizitätsgrenze hinaus durch direkte oder indirekte Gewalteinwirkung belastet, so kommt es zu einer Kontinuitätsunterbrechung mit Bildung zweier oder mehrerer Bruchstücke mit oder ohne Verschiebung. Bei den **indirekten Frakturen** wird die Kraft über einen Hebelmechanismus auf die Frakturzone übertragen. Ein gutes Beispiel hierfür ist die Torsionsfraktur beim Skilaufen. Wirkt die Kraft hingegen unmittelbar auf die Frakturzone ein, so kommt es zu einer **direkten Fraktur**. Daneben gibt es noch die Spontanfraktur am krankhaft veränderten Knochen sowie den Ermüdungsbruch am mechanisch überbeanspruchten Knochen.

Art und Umfang der Gewalteinwirkung stehen häufig in engem Zusammenhang mit der Frakturform. Daher kann oft vom Unfallmechanismus auf die Bruchform, die Durchblutungssituation und den damit verbundenen Heilungsverlauf geschlossen werden. Man unterscheidet folgende **Frakturformen** (Abb. 1):

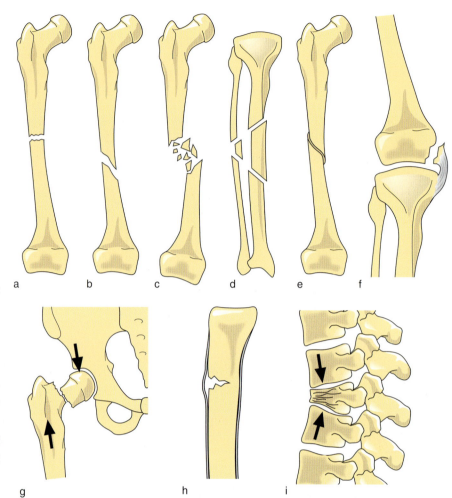

Abb. 1: Frakturlehre: Querbruch (a), Schrägbruch (b), Trümmerbruch (c), Mehrfragmentbruch (d), Torsionsbruch (e), Abrissfraktur (f), Abscherbruch (g), Grünholzfraktur (h), Kompressionsbruch (i). [4]

Torsionsfraktur
Diese auch Drehbruch genannte Fraktur entsteht **immer indirekt** durch zwei entgegengesetzte Kräfte. Ist das auf den Knochen einwirkende Drehmoment hoch, so resultiert eine kurze Fraktur. Bei eher schwachen Drehmomenten kommt es zu einer langen Spiralfraktur. Kommen noch Biegungs- oder Stauchungskräfte hinzu, bildet sich ein Drehkeil. Die Heilungstendenz ist gut.

Biegungsfraktur
Biegungsfrakturen kommen meist durch **direkte Krafteinwirkung** zustande. Aufgrund der Zugspannung an der konvexen Seite reißt hier der Knochen ein, wohingegen sich auf der konkaven Seite durch die anliegende Druckspannung ein Biegungskeil ausbildet, dessen Spitze in die Richtung der einwirkenden Kraft zeigt. Diese Brüche heilen aufgrund der direkten Krafteinwirkung langsamer.

Abscherfraktur
Durch Schub- und Scherkräfte, welche an prominenten Knochenkonturen angreifen, kommt es zu deren Abbrechen und, da häufig eine Gelenkbeteiligung vorliegt, zu osteochondralen Fragmenten. Eine Sonderform der Abscherfraktur ist die sog. **Flake fracture**, eine rein chondrale Absprengung (charakteristischerweise an der oberen lateralen Talusschulter).

Abrissfraktur
An Insertionsstellen von Sehnen und Bändern kann es durch hohe Gewalteinwirkung zu Abrissfrakturen kommen. Typische Beispiele sind die Olekranon- und Patellafraktur.

Kompressions- oder Stauchungsbruch
Dieser im spongiösen Knochen auftretende Bruch kommt meist aufgrund einer axialen indirekten Krafteinwirkung zustande und führt zu einem Substanz- und Höhenverlust des betroffenen Knochens. Häufige Beispiele sind Wirbelkörper- und Tibiakopffrakturen.

Trümmerbruch
Ein Trümmerbruch entsteht meist infolge einer erheblichen Gewalteinwirkung. Definitionsgemäß spricht man von einem Trümmerbruch, wenn **mehr als sechs Fragmente** existieren; sind es weniger, handelt es sich um eine Mehrfragmentfraktur. Das Risiko eines erheblichen Weichteilschadens ist bei dieser Frakturform stark erhöht.

Unvollständige Knochenbrüche
Zu dieser Gruppe werden Ausrisse und Fissuren (Spaltbildung) gezählt, die nicht zu einer kompletten Kontinuitätsunterbrechung geführt haben. Der Periostschlauch bleibt meist auf der konkaven Seite stehen. Bei Kindern wird eine solche Fraktur auch **Grünholzfraktur** genannt (Periostschlauch bleibt komplett erhalten).

Grundlagen

Luxationsfraktur
Neben einem gelenknahen Bruch besteht eine Luxation mit Abscherung knorpeltragender Gelenkteile.

Klassifikationen

International anerkannte Klassifikationen lassen einen Vergleich von unterschiedlichen Therapiestrategien und Aussagen über deren Prognose zu. In diesem Kapitel sollen nur zwei allgemeine Klassifikationssysteme erklärt werden.

AO-Klassifikation
Die nach der Arbeitsgemeinschaft Osteosynthese benannte **AO-Klassifikation** der Frakturen konnte sich international durchsetzen. Dieses System beschreibt eine Fraktur durch die Nennung der Lokalisation, der Frakturform und des Schweregrads:

- Lokalisation: Jedem/r Knochen/Knochengruppe ist eine Ziffer zugeordnet (z. B. Humerus 1, Radius/Ulna 2 etc., Abb. 2)
- Frakturform: Eine zweite Ziffer beschreibt das Knochensegment (proximal 1, diaphysär 2, distal 3 bzw. 4 für die Malleolen)
- Schweregrad: A bezeichnet eine einfache, B eine Keilfraktur und C eine komplexe Fraktur.
Beispiel: 44-B2 (Abb. 3)

Klassifikation nach Tscherne
Das therapeutische Vorgehen bei geschlossenen Frakturen ist stark vom Weichteilschaden abhängig. **Tscherne** hat 1983 eine Einteilung in vier Grade vorgenommen (Tab. 1).
10% aller Frakturen sind offene Frakturen. Von diesen finden sich ca. 80% an der unteren Extremität. Die Infektinzidenz hängt direkt mit dem Schädigungsgrad zusammen. So liegt beispielsweise die Amputationsrate bei einer Fraktur Grad 3c nach Tscherne bei 25–90%!

> Eine offene Fraktur ist aufgrund der potentiellen Gefahr der Kontamination eine absolute Operationsindikation.

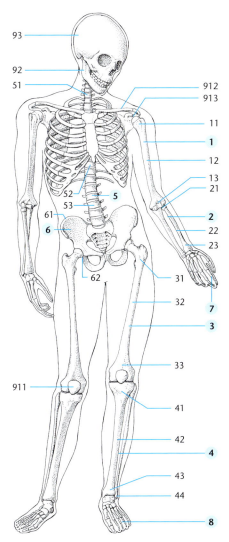

Abb. 2: AO-Klassifikation. [3]

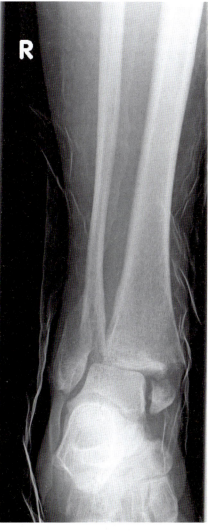

Abb. 3: Bimalleolare Sprunggelenkfraktur Typ AO 44-B2. [1]

	Geschlossene Fraktur	Offene Fraktur
Grad 0	Keine oder nur unbedeutende Weichteilverletzung, einfache Bruchform, indirekt entstanden	
Grad 1	Oberflächliche Schürfung, Kontusion durch Fragmentdruck von innen, einfache bis mittelschwere Frakturform	Fehlende oder geringe Kontusion, unbedeutende bakterielle Kontamination, einfache Bruchform. Haut häufig durch das Knochenfragment von innen durchspießt
Grad 2	Tiefe kontaminierte Schürfung, lokalisierte Haut- oder Muskelkontusion, mittelschwere Bruchform	Umschriebener Haut- und Weichteildefekt mit Kontusion, mittelschwere Kontamination, alle Bruchformen
Grad 3	Ausgedehnte Hautkontusion, Hautquetschung, Décollement oder Zerstörung der Muskulatur, schwere Bruchformen und Knochenzertrümmerungen	Ausgedehnte Weichteildestruktion, häufig Gefäß- und Nervenverletzungen, starke Wundkontamination, ausgedehnte Knochenzertrümmerungen, Ischämie
Grad 3a		Ortsständige Weichteile ermöglichen einen Wundverschluss
Grad 3b		Es verbleibt ein vorhersehbarer Weichteildefekt
Grad 3c		Alle offenen Frakturen mit Gefäßverletzungen
Grad 4		Totale oder subtotale Amputation: Durchtrennung der wichtigsten anatomischen Strukturen, insbesondere der Hauptgefäße mit Ischämie

Tab. 1: Einteilung offener und geschlossener Frakturen nach Tscherne.

Allgemeine Traumatologie II

Grundlagen der Frakturbehandlung

Knochenbrüche können sowohl konservativ als auch operativ behandelt werden. Beiden Verfahren gemein sind der Versuch einer möglichst anatomischen Wiederherstellung der Knochenachse **(Reposition)** sowie die Ruhigstellung des Repositionsergebnisses **(Retention)** bis zur knöchernen Durchbauung. Die konservative Reposition ist die wohl einfachste und schonendste Behandlung einer Fraktur. Durch langsamen, kontinuierlichen Zug und Gegenzug sowie seitlichen Druck können die Knochen(fragmente) wieder achsengerecht eingestellt werden. Neben der Allgemeinnarkose, Regional- und Leitungsanästhesie kann auch die Bruchspaltanästhesie angewandt werden. Bei dieser wird das Lokalanästhetikum direkt in den Frakturspalt injiziert.

Sind Brüche nicht oder nur gering disloziert und damit relativ stabil, können sie konservativ behandelt werden. Im Rahmen der konservativen Versorgung folgt nach der Reposition die vorübergehende Ruhigstellung des reponierten Knochens. Routinemäßig arbeitet man heute mit mehrlagigen Gipsschienen (Longuetten), die entweder zirkulär oder seitlich umgreifend die Fraktur und die benachbarten Gelenke ruhig stellen.

Über die Tragedauer eines Gipsverbands ist individuell zu entscheiden. Grundsätzlich gilt eine Fraktur als klinisch konsolidiert, wenn das Röntgenbild eine Kallusüberbauung aller Frakturspalten zeigt und der Knochen unter physiologischer Belastung frei von Schmerzen ist. Indikationen für ein **operatives Vorgehen** können u. a. sein:

▶ offene Frakturen
▶ geschlossene Frakturen, welche durch Begleitverletzungen kompliziert werden
▶ Gelenkfrakturen
▶ nicht ausreichend reponierbare Frakturen
▶ Serien-/Trümmerfrakturen.

Ziele der operativen Behandlung sind ebenfalls die Wiederherstellung der anatomisch exakten Achse sowie die dauerhafte Retention unter Einbringung verschiedener Osteosynthesematerialien. Hierdurch werden eine funktionelle Nachbehandlung frühzeitig ermöglicht und das postoperative Ergebnis entscheidend verbessert. Grundsätzlich lassen sich zwei verschiedene Prinzipien der Osteosynthese (▶ Abb. 4) unterscheiden, welche aber im klinischen Alltag häufig kombiniert werden: **Kompression und Schienung.** Die Verfahren der Kompression umfassen alle Möglichkeiten der Fixierung zweier oder mehrerer Fragmente aneinander und/oder an den verbliebenen Knochen. Je nach Situation werden dabei Kortikalis-, Spongiosa-, kanülierte oder winkelstabile Schrauben oder Drähte (Zuggurtung) eingesetzt. Für die operative Schienung einer Fraktur wird wiederum eine Einteilung in extra- und intramedulläre Verfahren benutzt. Plattenosteosynthese und Fixateur externe zählen zu den extramedullären Verfahren. Zu den intramedullären Osteosyntheseverfahren gehören die nach dem Prinzip der Rohr-in-Rohr-Stabilisation funktionierenden Marknägel.

Frakturkomplikationen

Zu den **allgemeinen** Komplikationen einer Fraktur zählen Hämatom, Schock sowie, bei offenen Frakturen, Infektion und Blutverlust. Darüber hinaus können sich weitere Komplikationen aufgrund der Immobilisation ergeben (tiefe Venenthrombose, Pneumonie, Harnwegsinfektion, Muskelschwund). Betrachtet man die **speziellen Komplikationen,** so ist zunächst an die Mitbeteiligung von Arterien, Nerven, Sehnen und inneren Organen zu denken, im Verlauf jedoch auch an Frakturheilungsstörungen.

> Ein zirkulär angelegter Gips muss bis zum Abklingen der Weichteilschwellung gespalten werden.

> Eine Kontrolle des Repositionsergebnisses nach Gipsanlage ist ebenso obligat wie die regelmäßige Kontrolle von Durchblutung, Motorik und Sensibilität. Abgesehen davon gilt: Der Patient im Gips hat immer Recht!

Neben Gips stehen auch noch verschiedene Kunststoffmaterialien zur Verfügung, die zum einen bessere Eigenschaften (z. B. geringeres Gewicht und bessere Röntgentransparenz) haben, zum anderen aber auch teurer und umständlicher in ihrer Handhabung sind. Werden Brüche operativ ruhig gestellt, so bedarf es in den meisten Fällen keiner externen Immobilisation.

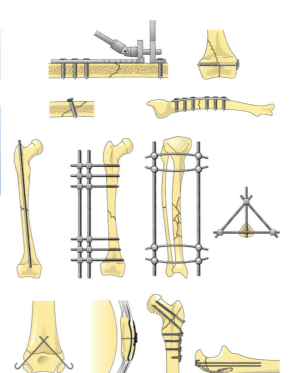
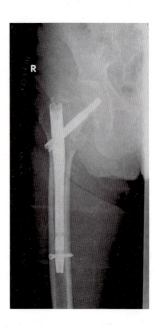

■ Abb. 4: Osteosynthese. Unterschiedliche Verfahren. [4]

Pseudarthrose

Verzögerte Heilung (Delayed union)
Die knöcherne Konsolidierung bleibt über einen Zeitraum von bis zu 6 Monaten aus. Ursächlich ist meist eine ungenügende Ruhigstellung bei intaktem, gut durchblutetem Gewebe.

Ausbleibende Heilung (Non-union)
Bleibt die knöcherne Konsolidierung weiter aus, so spricht man nach 6 Monaten von einer **Pseudarthrose**. Grund hierfür ist ein avitales, nicht reaktionsfähiges Gewebe. Nach radiologischen Kriterien wird die Pseudarthrose unterschieden in:

▸ hypertrophe Pseudarthrose: vollständiges Ausbleiben der Knochenkonsolidierung mit „Elefantenfuß"-artiger Verbreiterung der Knochenenden. Der Gelenkspalt kann mit fibrösem oder knorpeligem Material gefüllt sein.
▸ atrophe Pseudarthrose: Das Zusammenwachsen der Knochenenden bleibt ebenfalls aus. Es kommt zur Bildung sich verjüngender, abgerundeter Knochenenden (ähnlich einem stumpfen Bleistift, ▌ Abb. 5)

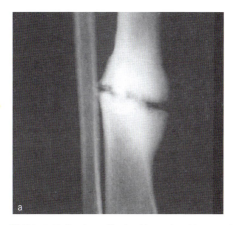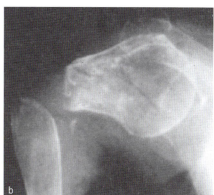

▌ Abb. 5: Frakturkomplikation Non-union. Hypertrophe (a) und atrophe Pseudarthrose (b). [5]

Sudeck-Dystrophie

Eine Fraktur ist **keine** zwingende Voraussetzung, um diese Erkrankung auszulösen. So wurden Fälle beschrieben, bei denen bereits eine Prellung Auslöser dieser auch unter dem Begriff der „**sympathischen Algodystrophie**" bekannten Heilungsstörung war. Während es sich beim Sudeck-Syndrom um ein multifaktorielles Geschehen mit **lokaler Entzündung, Durchblutungsstörung und trophischen Veränderungen** handelt, bleiben systemische Symptome wie Fieber, Pulsanstieg und Blutbildveränderungen aus. Bevorzugt betroffen sind ältere Patienten mit gelenknahen Frakturen und lang anhaltendem Frakturschmerz. Man unterscheidet drei Stadien:

▸ **Stadium I** (Entzündung, reversibel): Starke Schmerzen in Ruhe und Bewegung quälen den Patienten. Die Haut zeigt sich blassbläulich, überwärmt und schwitzig sowie teigig geschwollen. Radiologisch lassen sich nach ca. 3 Wochen Lysezonen nachweisen.
▸ **Stadium II** (Dystrophie, reversibel): Die Ödeme gehen zurück, die Atrophie schreitet voran, und die Beweglichkeit der Gelenke ist deutlich eingeschränkt. Im Röntgenbild zeigt sich eine kräftige, häufig fleckförmige Entkalkung der Knochen.
▸ **Stadium III** (Atrophie, nicht reversibel): Im Röntgenbild sind nun eine diffuse Osteoporose und eine Verschmälerung der Kortikalis zu sehen. Der Ruheschmerz ist dem Bewegungsschmerz gewichen. Häufig endet die Sudeck-Krankheit mit völliger Gelenksteife.

Gelenkverletzungen

Bei der Beurteilung von Gelenkverletzungen ist die Unterscheidung zwischen bandstabilen und bandinstabilen Gelenken von klinischer Bedeutung. Während bandinstabile Gelenke meist eine operative Therapie erfordern, können bandstabile Gelenke einer konservativen Therapie zugeführt werden. Die in der Klinik verwendeten Begriffe der Kontusion und Distorsion beschreiben zwar den Unfallhergang, lassen jedoch keine Aussagen über den tatsächlichen Schaden am oder im Gelenk zu.

Kontusion

Bei den Prellungen handelt es sich um geschlossene, durch Kompression bedingte Gelenkverletzungen infolge zumeist stumpfer Druckeinwirkung.

Distorsion

Zerrungen treten gehäuft an Fingergelenken, am Ellenbogen- sowie Knie- und Sprunggelenk auf. Sie werden nach dem Schweregrad in drei Gruppen unterteilt:

▸ **Distorsion I:** Die elastischen Bandstrukturen werden reversibel und ohne Kontinuitätsunterbrechung überdehnt.
▸ **Distorsion II:** Eine durch Mikrorupturen gekennzeichnete Überdehnung führt zu Gelenkinstabilität, Hämatombildung und Schmerzen.
▸ **Distorsion III:** Die komplett rupturierten Bandstrukturen führen zu einer ausgeprägten Gelenkinstabilität, einem obligaten Hämatom und starken Schmerzen. Eine operative Intervention ist in den meisten Fällen notwendig.

Verrenkung

Zu den Verrenkungen werden die **Subluxation** und die **Luxation** gezählt. Nach ätiologischen Gesichtspunkten wird weiter in angeboren, traumatisch und habituell unterteilt.

▸ **Subluxation:** Es liegt eine teilweise/unvollständige Verlagerung der gelenkbildenden Knochen mit obligatem Kapsel-Band-Schaden vor.
▸ **Luxation:** Die gelenkbildenden Knochen sind komplett verlagert. Daraus resultieren vollständiger Funktionsverlust und starke Schmerzen. Nach der notfallmäßigen Reposition ist auf eine eventuelle knöcherne Mitbeteiligung zu achten (Rö-Kontrolle nach Reposition).

Erkrankungen der Wirbelsäule

- 18 Rückenschmerzen I
- 20 Rückenschmerzen II
- 22 Kyphose
- 24 Skoliose
- 26 Spondylolysis, Spondylolisthesis und Torticollis

Schultergürtel und obere Extremität

- 28 Klavikulafrakturen
- 30 Klavikulaluxationen
- 32 Schulterluxation
- 34 Rotatorenmanschettenruptur
- 36 Impingementsyndrom der Schulter
- 38 Humerusfrakturen
- 40 Frakturen des Radius- und Ulnaschafts
- 42 Frakturen des distalen Radius
- 44 Frakturen und Bandverletzungen der Handwurzelknochen
- 46 Dupuytren-Erkrankung und Ganglion

Becken und untere Extremität

- 48 Beckenringfrakturen
- 50 Hüftgelenkdyplasie, sog. angeborene Hüftluxation
- 52 Schenkelhalsfrakturen
- 54 Epiphyseolysis capitis femoris juvenilis
- 56 Morbus Perthes
- 58 Idiopathische Hüftkopfnekrose
- 60 Patellafrakturen und -luxationen
- 62 Kniebinnenverletzungen I (Kreuzbänder)
- 64 Kniebinnenverletzungen II (Menisken)
- 66 Tibiaschaftfrakturen
- 68 Malleolarfrakturen
- 70 Verletzungen des Bandapparats am Sprunggelenk und Achillessehnenruptur
- 72 Angeborene Fußfehlstellungen
- 74 Fehlstellungen der Zehen

Spezielle Themen

- 76 Arthrose
- 78 Koxarthrose
- 80 Endoprothetik
- 82 Osteochondrosis dissecans
- 84 Knorpelchirurgie
- 86 Knocheninfektionen
- 88 Orthopädische Onkologie
- 90 Benigne Knochentumoren
- 92 Maligne Knochentumoren
- 94 Osteodystrophia deformans Paget
- 96 Rheumatoide Arthritis
- 98 Seronegative Spondyloarthritiden
- 100 Reaktive Arthritis und juvenile chronische Arthritis
- 102 Gicht und Pseudogicht
- 104 Erworbene Osteopathien
- 106 Störungen des Knochen- und Bindegewebes I
- 108 Störungen des Knochen- und Bindegewebes II
- 110 Fibromyalgiesyndrom, myofasziale Schmerzsyndrome und Tendopathien

B Spezieller Teil

Rückenschmerzen I

Rückenschmerzen sind ein ausgesprochen häufiges Symptom mit unterschiedlichsten Ursachen und von nicht unerheblicher sozioökonomischer Bedeutung. Acht von zehn Patienten klagen während ihres (Arbeits-)Lebens wenigstens einmal über Kreuzschmerzen, und sicherlich kann sich jeder von uns in diese Rolle hineinfühlen. Dabei ist der Ausprägungsgrad der Schmerzen ebenso heterogen wie die möglichen Differentialdiagnosen (s. u.). Das klinische Bild variiert von leichten Muskelschmerzen im Bereich der BWS oder LWS bis hin zu akuten Schmerzzuständen mit Schmerzausstrahlung und motorischen Ausfallserscheinungen.

> Bei akuten Schmerzen korreliert die Schmerzstärke nur gering, bei chronischen Schmerzen gar nicht mit dem Ausmaß der Schädigung! Progrediente Schmerzen sind ein Warnsymptom!

Die Ursachen für das Symptom „Rückenschmerzen" können vielfältig sein, eine Vielzahl an Differentialdiagnosen kommt in Betracht. Zunächst ist an Erkrankungen des **Junghans'schen Bewegungssegments** (zwei aneinandergrenzende Wirbelkörper, eine Bandscheibe, zwei Wirbelgelenke und zwei Spinalnerven) zu denken, u. a.:

- Lumbago
- Ischialgie, Bandscheibenvorfall
- Spondylitis, Spondylodiszitis
- Facettensyndrom
- Spondylolisthesis (Wirbelgleiten)
- knöcherne Stenose des Spinalkanals.

Neben den primär orthopädischen Erkrankungen können Rückenschmerzen aber auch Ausdruck unterschiedlichster Leiden sein, z. B. (Auswahl):

- Nierenerkrankungen
- Myokardinfarkt
- Erkrankungen des Abdomens (z. B. Aortenaneurysma)
- Tumoren (Metastasen).

Vorgehen bei akuter, erstmaliger Symptomatik
Können ausstrahlende Schmerzen, Radikulopathien, OMINOUS-Erkrankungen und Red flags ausgeschlossen werden (s. Kästen), ist zunächst keine weitere Diagnostik nötig. Unter Therapie mit NSAR und Krankengymnastik tritt bei 60% der Patienten innerhalb von 4 Wochen eine Besserung ein. Ist dies nicht der Fall, muss der Patient einer weiterführenden Diagnostik zugeführt werden.

> OMINOUS-Erkrankungen:
> - **O**steomyelitis (Fieber, Bakteriämie; Drogen)
> - **M**etabolic bone disease (Steroide, Osteoporose)
> - **I**nflammatory disease (Spondylitis, Sakroiliitis)
> - **N**eoplasm (Allgemeinsymptome)
> - **O**thers (Abszess, Antikoagulanzien, Gefäßrisiken)
> - **U**nstable spine (Fraktur, Spondylolisthesis)
> - **S**pinal canal disease (Kaudasyndrom, Claudicatio spinalis)

> Red flags:
> - Alter bei Erstmanifestation über 50 Jahre
> - anamnestische Hinweise auf zurückliegendes Trauma
> - bestehende bakterielle, entzündliche, metabolische oder maligne Erkrankung
> - Claudicatio, Immunsuppression, Drogenabhängigkeit
> - allgemeines Krankheitsgefühl, Gewichtsverlust, ausgeprägte nächtliche Schmerzen, Fieber, Blässe
> - Spezifische viszerale und/oder neurologische Symptome.

Lumbago

Sind die Schmerzen (akut oder chronisch und ohne Nervenwurzelsymptomatik!) auf die Kreuzregion oder die untere Rückenregion begrenzt, so spricht man von einer Lumbago (sog. Hexenschuss).

Ätiologie
Der Lumbago können unterschiedliche Prozesse zugrunde liegen, die sich zum Teil überlappen:

- muskuläre Schmerzphänomene
- segmentale Gefügestörungen → segmentale Instabilität
- Facettensyndrom
- knöcherne Stenose des Spinalkanals oder Kompression der Dura durch Bandscheibengewebe.

Klinik und Diagnostik
Die Lumbago äußert sich nach bestimmten Bewegungen als plötzlich einsetzender („Hexenschuss") oder in seiner Intensität wechselnder, chronisch vorhandener Schmerz. Es kommt zu einer reflektorischen Kontraktur der Rückenmuskulatur mit segmentalem Muskelhartspann (Sperrung der Muskulatur).
Bei der klinischen Untersuchung finden sich Bewegungs-, Druck- und Klopfschmerz.
Als Basisdiagnostik ist die Röntgenaufnahme in zwei Ebenen zu betrachten. Allerdings müssen nicht unbedingt die zugrunde liegenden pathologischen Veränderungen (z. B. an den Facettengelenken) erkennbar sein.

Therapie
Im Normalfall reichen physikalische Anwendungen wie z. B. Wärme, Entlastung und die Gabe von NSAR aus und führen zu einer schnellen Linderung. Im Anschluss daran sollte Krankengymnastik mit Stärkung der Rückenmuskulatur verordnet werden. Nachdem häufig auch eine Rückenfehlhaltung vorliegt (schweres Heben aus dem Rücken heraus, z. B. Bierkasten, ist zudem eine Haltungsschule indiziert.

(Infektiöse) Spondylitis

Ätiologie
Unspezifische Infektionen der Wirbelsäule sind selten. Meist ist eine Immunsuppression im Verlauf anderer Erkrankungen Ursache der bakteriellen Spondylitis. Ausgangspunkte sind die gut durchbluteten apophysären Randleisten der Grund- und Deckplatten, von wo sich die Infektion in die Spongiosa der Wirbelkörper ausbreitet (Spondylitis). Es folgt die Infiltration der angrenzenden, nicht perfundierten Bandscheibe mit konsekutiv erkennbarer Höhenminderung im Röntgenbild (Spondylodiszitis). Das Erregerspektrum umfasst praktisch alle Eitererreger.

Erkrankungen der Wirbelsäule

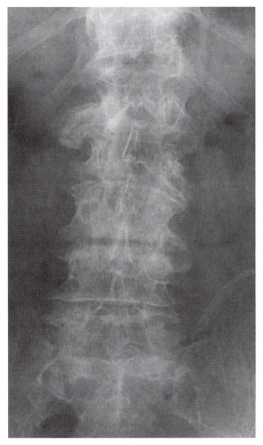
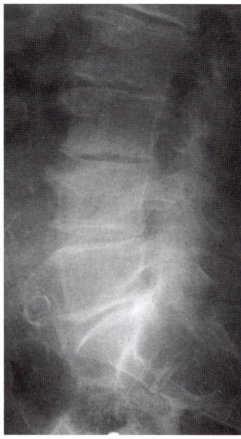

■ Abb. 1: Röntgen in zwei Ebenen der LWS. Höhenminderung des Bandscheibenfachs LWK 3/4, Auflockerung der Deckplatten. [1]

Vorzugsweise wird *Staphylococcus aureus* nachgewiesen.

Klinik
Gewöhnlich kommt es 3–4 Wochen nach einer Wirbelsäulenoperation oder -punktion zu heftigen, bohrenden, therapieresistenten Schmerzen. Meist ist der Verlauf über 2–6 Monate chronisch.

Diagnostik
Im Labor sind Entzündungsparameter (BGS, CRP) sowie die Leukozytenzahl erhöht. Häufig findet sich im Differentialblutbild eine „Linksverschiebung". Das Nativröntgenbild zeigt eine Höhenminderung des Bandscheibenfachs und unscharfe Aufwerfungen der Deckplatten (■ Abb. 1). Im Kernspintomogramm sind Höhenminderung des Intervertebralraums, Osteolysen und Markraumödem erkennbar (■ Abb. 2). Bei begründetem Verdacht auf eine bakterielle Spondylitis sollte eine Punktion zum Erregernachweis erfolgen.

Therapie
Nach einer obligatorischen Ruhigstellung über 4–6 Wochen kann evtl. noch längere Zeit ein Korsett nötig sein. Die antibiotische Therapie richtet sich nach dem ermittelten Erreger. Die Indikation zur operativen Herdausräumung sollte eng gestellt werden (v. a. bei größeren Knochendefekten, Abszessbildung).

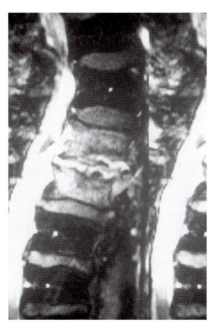
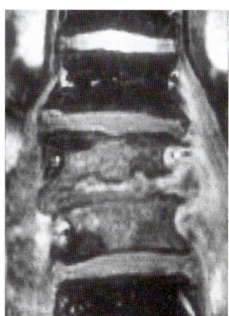

■ Abb. 2: Kernspintomogramm in der Sagittal- und Frontalebene bei infektiöser Spondylodiszitis; Höhenminderung des Intervertebralraums, Osteolysen und Markraumödem. [4]

Rückenschmerzen II

Bandscheibenvorfall und Ischialgie

Der manifeste Bandscheibenvorfall oder -prolaps geht einher mit einer Zerreißung des Anulus fibrosus und Freisetzung des Nucleus pulposus. Ischialgie beschreibt eine Schmerzwahrnehmung im Versorgungsgebiet des N. ischiadicus aufgrund der Kompression einer Spinalwurzel.

Ätiologie

Der Protrusion bzw. dem Prolaps liegen degenerative Veränderungen der Bandscheiben zugrunde, die bereits bei jedem Menschen ab dem 30. Lebensjahr nachweisbar sind. Schon ab einem Alter von 20 Jahren können axiale Einrisse in den Anulus fibrosus und Massenverschiebungen innerhalb der Bandscheibe zu Verlagerungen von Nucleus-pulposus-Material über den Anulus fibrosus hinaus führen. Es kommt zur Protrusion bzw. bei Zerreißen des Lig. longitudinale posterius zu freien Sequestern (Prolaps). In ca. 90% der Fälle sind die unteren Lendenwirbelsegmente betroffen (in absteigender Häufigkeit: L5/S1, L4/5, L3/4). Als mögliche Ursachen sind axiale Belastung, mangelnde Bewegung und die schlechte Stoffwechsellage des bradytrophen Gewebes zu nennen.

Klinik

Dem Schmerzereignis gehen zumeist bestimmte Bewegungen voraus. Hierbei handelt es sich jedoch um nur gelegentlich auftretende Bewegungen ohne starke Krafteinwirkung (z. B. Rotation des Oberkörpers beim Aussteigen aus dem Auto). Als Leitsymptome eines klinisch relevanten Bandscheibenprolapses zählen:

▶ Schmerzausstrahlung, welche einem Dermatom zugeordnet werden kann
▶ schmerzbedingte Fehlhaltung (▌Abb. 3)
▶ sensible oder motorische Ausfallserscheinungen (▌Abb. 4).

Im weiteren Verlauf verlagert sich der lokale Schmerz ins Gesäß und weiter zu einer beinbetonten Ischialgie. Diese strahlt zunächst nur in den Oberschenkel, später auch bis in den Fuß aus. Die Patienten berichten des Öfteren über einen Tag-Nacht-Rhythmus mit Besserung der Beschwerden während der Nacht. Dies ist durch die Volumenzunahme des hydrophilen Nucleus pulposus während der Nacht zu erklären.

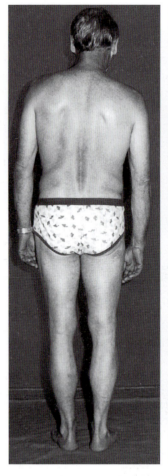
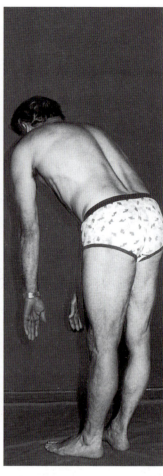

▌Abb. 3: Schonhaltung bei lumbalem Bandscheibensyndrom. Durch einen leichten, reflektorischen Überhang nach rechts versucht der Patient das betroffene Neuroforamen weit zu stellen. Das rechte Bild zeigt die durch den Muskelhartspann versteifte Wirbelsäule. [4]

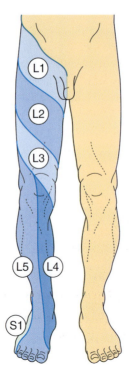
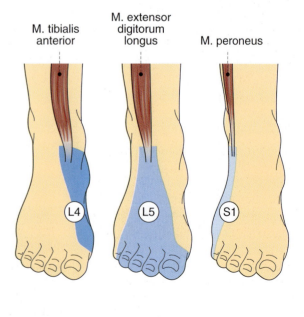

▌Abb. 4: Kennmuskeln und Dermatome der Segmente L4, L5 und S1. [4]

Erkrankungen der Wirbelsäule

Diagnostik

Allem voran steht die klinische Untersuchung. Hierbei muss neben den beschriebenen Untersuchungstechniken (s. S. 6/7) auch eine orientierende neurologische Untersuchung erfolgen und bei Auffälligkeiten erweitert werden. Neben Parästhesien in den den einzelnen Segmenten zugeordneten charakteristischen Dermatomen geben auch Reflexstörungen und Störungen der Motorik Auskunft über die Lokalisation eines Bandscheibenvorfalls.

Zu den weiterführenden Untersuchungstechniken zählen:

▸ **Valleix-Druckpunkte:** umschriebene Druckpunkte im Verlauf des N. ischiadicus mit Maxima im Gesäß und in der Kniekehle (s. S. 7, ▋ Abb. 2)
▸ **Lasègue-Zeichen:** Durch Anheben des gestreckten Beins kommt es zur Dehnung des N. ischiadicus und zu einschießendem, scharfem Schmerz (s. S. 7, ▋ Abb. 4a). Die Ausprägung kann in Winkelgraden angegeben werden.
▸ **Bragard-Zeichen:** Wird kein positives Lasègue-Zeichen getestet, können durch Dorsalflexion des Fußes am gestreckten Bein die Nervendehnung forciert und ein Schmerz ausgelöst werden (s. S. 7, ▋ Abb. 4b).

Die radiologische Beurteilung eines Bandscheibenvorfalls mittels Röntgenaufnahme ist nur indirekt möglich (z. B. Verschmälerung des Intervertebralraums). Computertomographie und Magnetresonanztomographie stellen Weichteilstrukturen im Spinalkanal dar und lassen Aussagen über Lage und Ausdehnung der Protrusion bzw. des Prolapses zu. In besonderen Fällen findet die Myelographie noch Anwendung (▋ Abb. 4 und 5).

Therapie

Der akuten Schmerzphase wird symptomatisch mit Analgetika, Antiphlogistika (Abschwellung des perineuralen Ödems) und Bettruhe begegnet. Im Anschluss daran können lokale Wärmeapplikationen, Elektrotherapie und Massagen den schmerzhaften Muskeltonus reduzieren. Krankengymnastik, Haltungs- und Verhaltenstraining („Rückenschule") sollen Rezidive verhindern.

> Vielen Patienten bringt die sog. Stufenbettlagerung eine deutliche Schmerzlinderung. Hierzu wird ein großer Stoffwürfel, auf welchem der Patient seine Beine ablegt, in das Bett gelegt. Beugung im Hüft- und Kniegelenk reduziert die Schmerzen.

Die Indikation zur Operation ist bei entsprechenden neurologischen Defiziten (Paresen) sowie bei erfolglosen konservativen Therapieversuchen (über mehrere Wochen) auch ohne Paresen gegeben. Die **Nukleotomie**, also das vollständige Entfernen des prolabierten Gewebes und Ausräumen jener Anteile der Bandscheibe, die gelockert erscheinen, erfolgt über eine dorsale Eröffnung des Intervertebralraums nach Resektion des Lig. flavum.

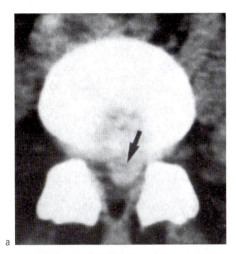
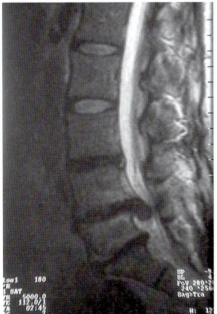

▋ Abb. 5: Bandscheibenvorfall. [4]
a) CT-Transversalschnitt des Segments L4/L5 mit Wirbelkörper und zwei Facettengelenken. Bandscheibenprolaps (Pfeil) gut erkennbar.
b) MRT-Sagittalschnitt mit Bandscheibenvorfall L4/L5, nach kaudal geschlagen. Höhengeminderte Zwischenwirbelräume bei L3/L4, L4/L5 und besonders bei L5/S1 (niedrige Signalintensität).

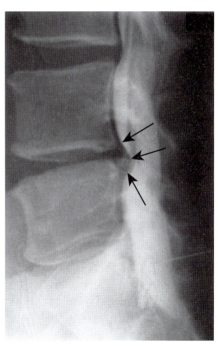

▋ Abb. 6: Lumbale Myelographie in der seitlichen Projektion. Die Pfeile markieren den Bandscheibenvorfall. [4]

Zusammenfassung

✖ 8 von 10 Menschen leiden wenigstens einmal unter Rückenschmerzen.
✖ Rückenschmerzen zeigen ein heterogenes klinisches Bild.
✖ Aufmerksame Anamneseerhebung ist wichtig.
✖ Klinische Untersuchungstechniken geben Hinweise auf Lokalisation.
✖ Konservative Therapie ist in 60% der Fälle erfolgreich.

Kyphose

Von einer Kyphose im pathologischen Sinn spricht man, wenn die physiologische Schwingung der Wirbelsäule nach dorsal einen normalen Wert übersteigt bzw. durch Aufrichten und Reklination nicht ausgeglichen werden kann. Als normaler Wert einer physiologischen Kyphose wird ein **Cobb-Winkel** (s. S. 24/25) zwischen 25° und 45° angegeben. Veränderungen im Sinne eines M. Scheuermann (s. u.) sind bei **ca. 30%** der Bevölkerung nachweisbar, hingegen zeigt sich eine klinisch manifeste Kyphosierung nur bei 0,4–8%.

Ätiologie

> Wachstumsstörungen ungeklärter Ätiologie an der Bandscheiben-Wirbelkörper-Grenze mit konsekutiver Insuffizienz der Wirbeldeckplatten führen zu Einbrüchen von Bandscheibengewebe in die Wirbelkörper (Schmorl-Knötchen).

Neben der Einteilung in **angeborene** und **erworbene Kyphosen** ist auch eine Unterscheidung in arkuäre (Rundbuckel, Regular curve) und anguläre (Spitzbuckel, Gibbus; Angular kyphosis) Kyphosen üblich. **Arkuäre** Kyphosen umfassen eine nennenswerte Anzahl von Wirbelkörpern, erstrecken sich über einen längeren Abschnitt der Wirbelsäule und resultieren gewöhnlich aus einem generalisierten, lang andauernden Geschehen. Im Gegensatz dazu sind **anguläre Kyphosen** beschränkt auf (akute) Veränderungen eines oder benachbarter Wirbelkörper (Tab. 1).

Juvenile Kyphose
Synonym werden auch die Begriffe Adoleszentenkyphose und **M. Scheuermann** verwendet. Charakteristisch ist eine Rundrückenbildung bevorzugt im thorakalen und thorakolumbalen Abschnitt der Wirbelsäule **bei Jungen im Alter zwischen 12 und 16 Jahren.**

Senile Kyphose
Der weitverbreitete Altersrundrücken ist Ausdruck eines **physiologischen Involutionsvorgangs** vor allem der Bandscheiben im Thorakalbereich. Aufgrund der Belastungsverhältnisse wirkt sich dieser besonders an den ventralen Anteilen der Bandscheiben aus und resultiert zusammen mit nachlassenden Aufrichtekräften der Muskulatur in einer schleichend einsetzenden Kyphosierung.

Klinik
Juvenile Kyphose
Die Haltungsschwäche fällt meist im Alter zwischen 10 und 14 Jahren durch zunehmende körperliche **Leistungsminderung** und allgemeine **Ermüdbarkeit** auf. Ein bereits bestehender Rundrücken wird fixiert. Bis ins 18. Lebensjahr werden **Schmerzen bei Belastung** angegeben, welche danach spontan abklingen können. Die nun manifeste Kyphose bleibt zusammen mit den geschädigten Bandscheiben-Wirbelkörper-Verbindungen bestehen. Über den betroffenen Abschnitten ist eine **Schmerzprovokation** durch Druck **möglich**. Ein Muskelhartspann sowie schmerzhafte Insertionstendopathien sind ebenfalls nachweisbar.

Senile Kyphose
In den meisten Fällen hat der Altersrundrücken keinen krankhaften Wert. Selten schmerzhaft.

Diagnostik
Juvenile Kyphose
Neben der klinischen Untersuchung (Abb. 1) ist die Röntgendiagnostik unerlässlich. Typische radiologische Veränderungen bei pathologischer Kyphose sind in Abbildungen 2 und 3 dargestellt:

- Schmorl-Knötchen an der Bandscheiben-Deckplatten-Grenze
- unregelmäßige Bandscheiben-Deckplatten-Grenze
- verschmälerte Zwischenwirbelräume
- ausgefranste, abgesplitterte Ecken der Wirbelkörper, besonders an deren Vorderseite
- Keilform der Wirbelkörper.

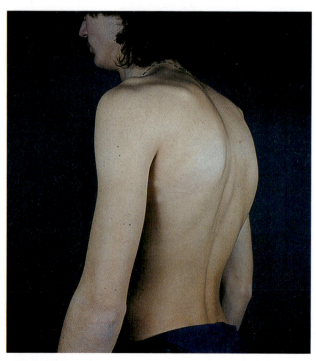

Abb. 1: M. Scheuermann. 17-jähriger Patient mit belastungsabhängigen Rückenschmerzen bei klinisch fixiertem Rundrücken und Muskelhartspann. [4]

Arkuäre Kyphosen	Anguläre Kyphosen
Angeborene Formfehler, Wirbelfehlbildungen	Wirbelfrakturen
Instabilität durch frühzeitige Belastung (Sitzkyphose)	Tumoreinbrüche
Juvenile Kyphose (M. Scheuermann)	Spondylitis tuberculosa
M. Bechterew	Osteomyelitis u. a. destruierende Entzündungen
Senile Kyphose	

Tab. 1: Ursachen arkuärer und angulärer Kyphosen.

Erkrankungen der Wirbelsäule

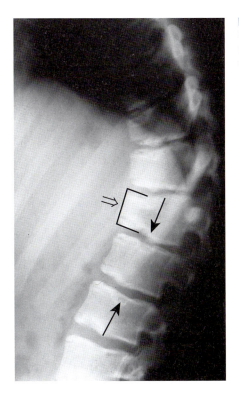

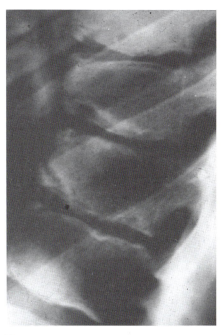

Abb. 2: Brustkyphose am thorakolumbalen Übergang. Schmorl-Knötchen (Pfeile) und Minderung der ventralen Wirbelkörperhöhe (Doppelpfeil). [4]

Abb. 3: Detailaufnahme. Sichtbar sind die deutliche Keilbildung und die ventrale Absprengung. [5]

Senile Kyphose

Die Röntgenaufnahme zeigt altersbedingte Strukturveränderungen (Atrophie), die von einer Osteoporose abzugrenzen sind, sich aber häufig damit überschneiden (Abb. 4).

Therapie

Schmerzen werden symptomatisch mit Analgetika, Wärme und durch Vermeidung körperlicher Belastung behandelt.

Therapeutisch muss noch vor Ausbildung klinischer Symptome eine **Haltungskorrektur** in Form von Krankengymnastik (durch Stärkung der aufrichtenden Muskeln) erfolgen. Sportarten mit starker axialer Belastung (z. B. Basketball, Volleyball, Weitsprung) sollten vermieden werden. Während im Wachstumsalter leichte und mittlere Verläufe mittels **Orthese** versorgt werden können, stellen schwere Kyphosen im Erwachsenenalter durchaus eine Indikation zur **operativen Versorgung** dar.

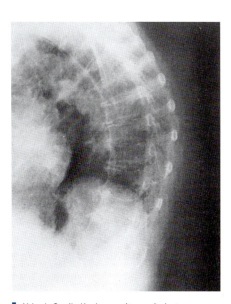

Abb. 4: Senile Kyphose mit verminderten Zwischenwirbelräumen und Syndesmophytenbildung. [5]

Zusammenfassung

- Die Ätiologie des M. Scheuermann ist unbekannt.
- Wachstumsstörungen an der Bandscheiben-Wirbelkörper-Grenze führen zu Defekten der Deckplatte (Schmorl-Knötchen).
- Die pubertären Patienten klagen über belastungsabhängige Schmerzen.
- Diagnostisch wegweisend ist die radiologische Untersuchung.
- Die Therapie ist abhängig vom Schweregrad und Alter des Patienten.
- Nur in sehr schweren Fällen wird ein operatives Vorgehen notwendig.

Skoliose

Die echte Skoliose entspricht einer strukturellen, **fixierten seitlichen Verbiegung** der Wirbelsäule, welche weder aktiv noch passiv korrigierbar ist. Zusätzlich besteht eine **Torsion der Wirbelkörper** um ihre Längsachse. Hierbei ist der Scheitelwirbel am stärksten, und zwar zur konvexen Seite hin, verdreht. Im Bereich der Brustwirbelsäule werden die Rippen von den Wirbelkörpern mitgedreht, sodass es auf der konvexen Seite zu einem Rippenbuckel kommt. Hiervon zu unterscheiden ist die **skoliotische Fehlhaltung**, welche einer funktionellen Störung entspricht und sich durch muskuläre Anstrengung oder Beseitigung der primären Ursache beheben lässt.

Je nach Lokalisation unterscheidet man eine thorakale, lumbale, thorakolumbale und eine gemischte Form mit sowohl thorakaler als auch lumbaler Krümmung.

Die Angaben bezüglich der Skoliosehäufigkeit schwanken je nach Literatur zwischen 2% und 16% (bedingt durch weltweit unterschiedliche Auffassungen, ab welchem Winkel man von einer Skoliose spricht).

Frauen erkranken im Verhältnis zu Männern fünfmal häufiger. Bei 20% der Betroffenen kann eine positive Familienanamnese erhoben werden. Einer operativen Intervention müssen nur 5–10% der Patienten zugeführt werden.

Ätiologie

In ca. 80% der Fälle ist die Ursache der Skoliose unbekannt („**idiopathische Skoliose**"), ein multifaktorieller X-chromosomaler Erbgang wird diskutiert. Bei den übrigen 20% findet sich eine Vielzahl von Ursachen, zum Beispiel:

- neuropathische Skoliosen (Poliomyelitis, Zerebralparese, Meningomyelozele, Rückenmarktumoren, traumatische Rückenmarkläsion u.a.)
- myopathische Skoliosen (Muskeldystrophie)
- Neurofibromatose
- Mesenchymstörungen (Ehlers-Danlos-Syndrom, Marfan-Syndrom, Apert-Syndrom)
- posttraumatische Veränderungen (Frakturen, iatrogen: postoperativ, nach Bestrahlung)
- extraspinale Kontrakturen (z.B. nach Verbrennungen)
- Knocheninfektion (akut, chronisch)
- metabolische Erkrankungen (Rachitis, Osteogenesis imperfecta, Homozystinurie).

Klassifikation

Die idiopathische Skoliose wird nach dem Zeitpunkt ihres Entstehens in drei Gruppen eingeteilt:

- **infantile Skoliosen**: insgesamt selten, treten zwischen dem 1. und 3. Lebensjahr auf, nahezu immer thorakal und linkskonvex, zeigen eine oftmals ausgeprägte Progredienz
- **juvenile Skoliosen**: manifestieren sich zwischen dem 4. Lebensjahr und dem Beginn der Pubertät. Die Prognose der zumeist rechtskonvex auftretenden Skoliosen ist ebenfalls schlecht. Lediglich 5% zeigen keine Progredienz.
- **Adoleszentenskoliosen**: häufigste Form, Manifestation zwischen der Pubertät und dem Ende der Skelettreifung, überwiegend thorakal rechtskonvex. In 10% S-förmig, d.h. mit zwei Krümmungen. Die Progredienz ist weniger stark ausgeprägt.

Nicht zu den echten Skoliosen zählt die sog. **Säuglingsskoliose**. Sie entspricht einer skoliotischen Fehlhaltung und tritt meist als thorakolumbaler, lang gestreckter, linkskonvexer C-Bogen auf. Von einer Spontanheilung ist in nahezu allen Fällen auszugehen. In einzelnen Fällen geht die Säuglingsskoliose in eine idiopathische infantile Skoliose über.

Klinik

Skoliosepatienten sind meist **über einen langen Zeitraum beschwerde- und schmerzfrei**, sodass der Arzt zunächst aufgrund kosmetischer Probleme aufgesucht wird. Vorrangig sind es dann auch die Eltern, denen ein Rippenbuckel, eine hoch stehende Schulter oder eine vorstehende Hüfte auffällt. Nicht selten tritt noch vor der eigentlichen Schmerzsymptomatik eine psychische Belastung in den Vordergrund. Rückenschmerzen treten vor allem bei thorakolumbalen und lumbalen Skoliosen häufiger auf. Rein thorakale Skoliosen zeigen eine lediglich gering erhöhte Inzidenz von Rückenschmerzen. Die Lebenserwartung ist nicht eingeschränkt. Eine Ausnahme bilden hier die sehr selten auftretenden schweren Deformitäten (v.a. thorakal) welche letztlich zu einer kardiopulmonalen Insuffizienz führen (Thoraxstarre, Verringerung der Vitalkapazität, Volumeneinengung, rezidivierende Infekte).

Diagnostik

Klinische Untersuchung siehe Seite 6/7.

> Ab einem Cobb-Winkel von 5° fällt klinisch ein Rippenbuckel auf.

Die radiologische Untersuchung umfasst a.p. und seitliche Aufnahmen der vollständigen BWS und LWS. Anhand dieser Bildgebung können der Cobb-Winkel bestimmt (s. Kasten und Abb. 1), die Rotation der Wirbelkörper eingeschätzt sowie die lumbale Lordose und die thorakale Kyphose gemessen werden. Funktionsaufnahmen in maximaler Seitneigung nach rechts und links zeigen das Ausmaß der Korrigierbarkeit der Haupt- und Nebenkrümmungen an. Ist bei der a.p. Aufnahme der LWS die Beckenkammapophyse mit abgebildet, kann anhand des **Risser-Zeichens** die Skelettreife bestimmt und somit eine

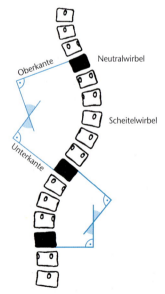

Abb. 1: Cobb-Winkel, siehe Text. [6]

Erkrankungen der Wirbelsäule

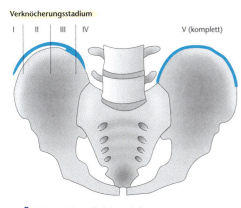

Abb. 2: Risser-Zeichen. [6]

Aussage über das weitere Wachstum z. B. der Wirbelsäule getroffen werden (Abb. 2).

> Cobb-Winkel: Zunächst werden die beiden Neutralwirbel aufgesucht. Das sind die am oberen und unteren Ende der Krümmung vorhandenen Wirbel, welche am meisten gegeneinander verkippt sind. Dann wird an deren Deck- bzw. Grundplatte eine Linie angelegt und jeweils das Lot darauf gefällt. Der Winkel zwischen diesen beiden Linien entspricht dem Skoliose- bzw. Cobb-Winkel (s. Abb. 1).

Therapie

Den Erfolg der Therapie misst der Patient (oder dessen Eltern) maßgeblich an der Korrektur der Rumpfdeformität und somit an ästhetischen Gesichtspunkten. Dies muss bei der Therapieplanung unbedingt beachtet werden, um auf eine langfristige Mitarbeit zählen zu können. Ziel der Therapie ist es, eine Progredienz zu verhindern, eine bestehende Krümmung zu korrigieren und das Ergebnis der Korrektur zu erhalten. Das therapeutische Vorgehen wird u. a. nach dem Cobb-Winkel in **konservativ und operativ** eingeteilt (Tab. 1).
Mit Hilfe der Krankengymnastik sollen eine Stärkung der Rücken- und Bauchmuskulatur erreicht, die Haltung korrigiert und die Wirbelsäule entlordosiert werden. Zudem wird eine Verbesserung der Herz-/Lungenfunktion angestrebt. Der Begriff der Korrekturorthese ist irreführend, da lediglich eine Progredienz verhindert, eine wesentliche Verbesserung jedoch nicht erreicht werden kann. Die Funktionsweise moderner Korsetts beruht auf Redression durch Druck, Kompression oder Krümmung zur Gegenseite oder aktive/passive Extension. Die **Orthese (Korsett)** muss zudem 23 h am Tag getragen werden, sodass dieser Aufwand auch nur bei Patienten mit zuverlässiger Compliance betrieben werden sollte.

Bei Mädchen sollte grundsätzlich das 11. bzw. bei Jungen das 12. Lebensjahr abgewartet werden, bevor die Indikation zur Operation gestellt wird. Neben dem Cobb-Winkel sind weitere Indikationen: starke Progredienz auch nach Wachstumsabschluss, Schmerzen, kardiopulmonale Probleme und ästhetische Gründe.

Allen operativen Verfahren ist die Versteifung bestimmter Wirbelsäulensegmente **(Spondylodese)** gemein. Der dadurch erzielte feste knöcherne Durchbau, zusammen mit der Aufrichtung und Entdrehung der Wirbelsäule, erlaubt die langfristige volle Belastungsfähigkeit (Abb. 3).

Befund (idiopathische Skoliose)	Therapeutisches Vorgehen
Cobb-Winkel 10 – 25°	Krankengymnastik
Cobb-Winkel 25 – 45°	Korrekturorthese, Krankengymnastik
Cobb-Winkel über 45° (infantile Skoliose)	Kombinierte konvexseitige Epiphyseodese
Cobb-Winkel über 45° (juvenile Skoliose)	Kurzstreckige kombinierte Korrekturspondylodese
Cobb-Winkel über 45° (adulte Skoliose)	Befundkontrolle, bei weiterer Progredienz ggf. Korrekturspondylodese

Tab. 1: Therapeutisches Vorgehen bei idiopathischer Skoliose.

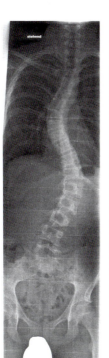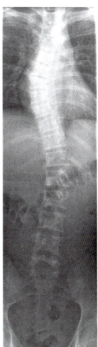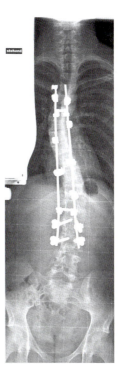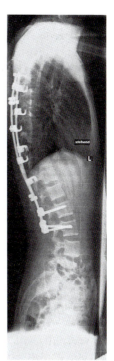

Abb. 3: Prä- und postoperative Bilder einer rechtskonvexen Skoliose. [7]

Zusammenfassung

* Die echte Skoliose entspricht einer seitlichen Krümmung, kombiniert mit einer Wirbelkörpertorsion.
* Die idiopathische Form ist am häufigsten, Frauen sind häufiger betroffen als Männer.
* Die Patienten bleiben lange Zeit schmerz- und beschwerdefrei.
* Der Cobb-Winkel wird zur Therapieplanung genutzt.

Spondylolysis, Spondylolisthesis und Torticollis

Spondylolysis, Spondylolisthesis

Als **Spondylolysis** wird die **Spaltbildung in der Interartikularportion des Wirbelbogens** bezeichnet (Abb. 1). Diese ist Voraussetzung für die **Spondylolisthesis** („Wirbelgleiten"), das Verrutschen eines Wirbelkörpers nach ventral oder dorsal.
Eine Spondylolysis ist bei ca. 5–7% der Bevölkerung nachweisbar. Lediglich 2–4% davon entwickeln eine Spondylolisthesis. Bekannt ist, dass bestimmte Bevölkerungsgruppen häufiger erkranken. Hierzu zählen z. B. Leistungssportler: Speerwerfer 50%, Judoka, Ringer, Kunstturner je 25%.
In ca. 80% der Fälle ist LWK 5, nur in 15% LWK 4 betroffen.

Ätiologie
Die Ätiologie konnte noch nicht geklärt werden. Spondylolysen in Kombination mit weiteren Fehlbildungen (Spina bifida, Fortsatzasymmetrien) sowie das frühe Auftreten bereits bei Kindern lassen jedoch eine anlagebedingte Dysplasie der Lumbosakralregion vermuten. Unter zunehmender Belastung kommt es dann zu strukturellen Umbauvorgängen und Defekten (Lysezonen), welche allerdings durch funktionelle Anpassung meist kompensiert werden können. Zu einer Häufung klinisch manifester Spondylolisthesen kommt es erst zwischen dem 20. und 50. Lebensjahr. Dann entsteht durch Bandscheibendegeneration eine umschriebene Instabilität.

Klassifikation
Nach ätiologischen Kriterien erfolgt die Einteilung nach Wiltse und Rothman in dysplastisch, isthmisch, degenerativ, traumatisch, pathologisch und postoperativ.
Klinisch relevant und viel einfacher zu merken ist die **Klassifikation nach Meyerding:** Hierbei wird die Deckplatte unterhalb des Gleitwirbels in vier gleiche Segmente unterteilt, das hintere untere Wirbeleck gibt den Grad der Verschiebung an (Abb. 2). Rutscht der Wirbelkörper über das vierte Segment hinaus, spricht man von einer **Spondyloptose**.

Klinik
Sowohl Spondylolysen als auch Spondylolisthesen können klinisch stumm bleiben, verursachen **gewöhnlich keine Beschwerden** und stellen häufig einen Zufallsbefund dar.

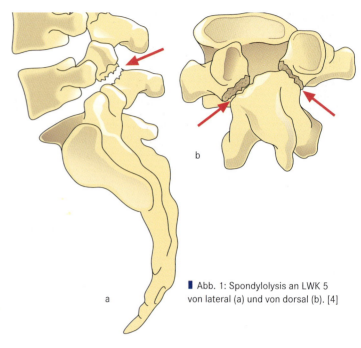

Abb. 1: Spondylolysis an LWK 5 von lateral (a) und von dorsal (b). [4]

Instabile Wirbelsegmente führen zu lagerungsabhängigen Kreuzschmerzen. Durch umbaubedingtes narbiges Bindegewebe kann es allerdings zur Kompression einer oder mehrerer Spinalwurzeln kommen, was sehr heftige radikuläre Schmerzen zur Folge haben kann. Häufiger sind jedoch belastungsabhängige, pseudoradikuläre Schmerzen, die dem Bild eines Facettensyndroms gleichen.

> Das Sprungschanzen-Phänomen entspricht einer sichtbaren Stufenbildung zwischen zwei Dornfortsätzen.

Diagnostik
Das a. p. Röntgenbild zeigt häufig lumbosakrale Anomalien (z. B. Spina bifida). Im seitlichen Strahlengang können der **Ferguson-Winkel** (Lumbosakralwinkel, meist vergrößert) und das Ausmaß der Spondylolisthesis bestimmt werden (Abb. 3).

> Ferguson-Winkel: Winkel zwischen einer Linie durch das Bandscheibenfach LWK 5 und SWK 1 und der Horizontalen. Normalerweise kleiner 34°.

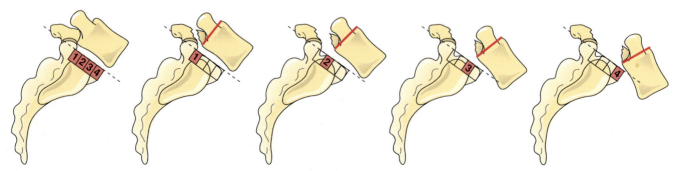

Abb. 2: Spondylolisthesis. Ganz links Normalbefund, nach rechts zunehmender Schweregrad, Einteilung nach Meyerding. [4]

Erkrankungen der Wirbelsäule

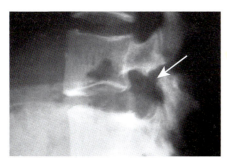

Abb. 3: Der Pfeil markiert die gut erkennbare Spondylolyse; geringgradiges Wirbelgleiten (Meyerding 1). [4]

Schrägaufnahmen in 45° Rotation erlauben eine zuverlässige Beurteilung der Interartikularportion und zeigen dort befindliche Lysezonen. Über Funktionsaufnahmen in maximaler Flexion und Extension kann die segmentale Beweglichkeit abgeschätzt werden. Myelographie, CT und MRT kommen grundsätzlich nur bei bestimmten Indikationen oder präoperativ zur Anwendung. Sind neurologische Defizite vorhanden, kann zur Objektivierung eine neurophysiologische Untersuchung (EMG oder NLG) durchgeführt werden.

Therapie
Die Therapieplanung richtet sich nach dem Alter des Patienten, dem Beschwerdeausmaß, der Schmerzlokalisation und der Progredienz des Gleitvorgangs. Mittel der Wahl ist zunächst die **konservative Therapie** (Krankengymnastik, Physiotherapie, Mieder). Persistiert die Symptomatik oder/und kommt es zu radikulären Ausfällen, ist die Indikation zur Operation gegeben. Es besteht kein einheitlicher Konsens zu den verschiedenen Operationsmethoden. Durchgeführt werden u. a. Wirbelkörperperfusion mit Laminektomie, Rekonstruktion der Interartikularportion oder Spondylodese.

Torticollis (muskulärer Schiefhals)

Der Torticollis ist eine **fixierte Schiefstellung des Kopfs aufgrund** pathologischer **Veränderungen des M. sternocleidomastoideus.** Der muskuläre Schiefhals zählt neben der angeborenen Hüftdysplasie und dem Klumpfuß zu den häufigsten angeborenen Fehlbildungen. Dabei ist die rechte Halsseite häufiger betroffen. Die Verteilung unter den Geschlechtern ist ausgewogen. Die Ätiologie ist nicht bekannt, vermutet werden genetische Faktoren sowie intrauterine und geburtstraumatische Ereignisse.

> 50–75% der Kinder, welche aus Beckenendlage geboren werden, entwickeln einen muskulären Schiefhals.

Klinik
Bereits innerhalb der ersten Lebenstage oder -wochen wird das klinische Bild auffällig. Je nach Ausprägungsgrad zeigt sich die **charakteristische Kopfhaltung:** Der Kopf neigt sich zur kranken und dreht sich zur gesunden Seite (Abb. 4). Sogenannte Primärveränderungen sind neben der Kopffehlstellung eine **eingeschränkte HWS-Beweglichkeit** und teils ausgeprägte Muskelveränderungen (derbes, stark verkürztes Gewebe, teilweise bleistiftdünner hervorspringender Muskel). Sekundärveränderungen treten etwas später als skoliotische Abweichungen der HWS und Asymmetrien des Gesichtsschädels („Gesichtsskoliose") in Erscheinung.

Therapie
Konservative Therapiemaßnahmen werden bereits in den ersten Lebenstagen begonnen und basieren im Wesentlichen auf redressierender Krankengymnastik (z. B. nach Bobat und Vojta). Bleiben trotz intensiver Therapie Primärveränderungen bestehen bzw. kommt es zu Sekundärveränderungen, so ist die **operative Korrektur** zwischen dem 3. und 6. Lebensjahr indiziert. Mittel der Wahl ist die biterminale (sowohl am mastoidalen als auch am klavikulären und sternalen Ende) offene Tenotomie des M. sternocleidomastoideus.

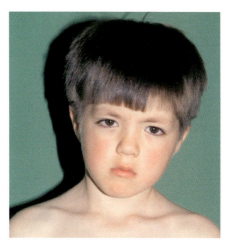

Abb. 4: Torticollis bei einem 4-jährigen Jungen. Beachte die typische Kopfhaltung. Legt man eine Linie durch beide Augen und eine Linie durch die Mundwinkel, so treffen sich diese im Verlauf auf der erkrankten Seite. [4]

Zusammenfassung
- Spondylolyse und Spondylolisthesis beruhen wahrscheinlich auf anlagebedingten Dysplasien.
- Häufig handelt es sich um einen Zufallsbefund ohne Klinik.
- Die Klassifikation erfolgt nach Meyerding in vier Schweregrade.
- Versagen konservative Maßnahmen, kann operativ eine Wirbelkörperperfusion mit Laminektomie den gewünschten Erfolg herbeiführen.
- Der fixierte muskuläre Schiefhals ist eine häufige angeborene Fehlbildung. Prädisponierend ist u. a. die Geburt aus Beckenendlage. Patienten zeigen eine typische Kopfhaltung.

Klavikulafrakturen

Die Klavikula ist mit ihrem medialen Anteil über die Art. sternoclaviculare mit dem Thorax, mit ihrem lateralen Anteil über das Art. acromioclavicularis (Schultereckgelenk) mit dem Schulterblatt verbunden. Das Schultereckgelenk wird durch das Lig. acromioclaviculare und das Lig. coracoclaviculare verstärkt. Letzteres besteht aus einem lateralen vorderen Teil, Lig. trapezoideum, und einem medialen hinteren Teil, Lig. conoideum.

Verletzungen der Klavikula können durch direkte oder indirekte Krafteinwirkung entstehen. Häufig erfolgen indirekte Traumata durch Sturz auf den ausgestreckten Arm, wobei dessen momentane Rotationsstellung das Verletzungsmuster beeinflusst.

Klassifikation

70% aller Klavikulafrakturen betreffen das mittlere Drittel des Schlüsselbeins und werden nicht genauer klassifiziert. Lediglich die Brüche des lateralen Drittels werden aufgrund ihrer Beziehungen zum korakoklavikulären Bandkomplex weiter unterteilt. Die **Klassifikation nach Jäger und Breitner** richtet sich nicht ausschließlich nach dem Frakturverlauf, sondern orientiert sich auch an der verbliebenen Bandstabilität (Abb. 1).

▶ **Typ 1:** Die Fraktur liegt distal der korakoklavikulären Bänder und ist somit als stabil anzusehen.
▶ **Typ 2:** Der Frakturspalt liegt zwischen dem Ansatz der Pars trapezoidea und der Pars coronoidea des Lig. coracoclaviculare, wobei zusätzlich die Pars coronoidea gerissen ist. Dies führt dazu, dass der proximale Teil der Klavikula durch den M. sternocleidomastoideus angehoben wird, während der distale Teil durch das Gewicht des Arms nach unten gezogen wird.
▶ **Typ 3:** Die Fraktur liegt proximal der Pars coronoidea und entspricht somit der medialen Klavikulafraktur.
▶ **Typ 4:** Das Klavikulafragment ist aus dem kräftigen Periostschlauch herausgebrochen, die Bandstrukturen sind intakt. Typische Verletzung des Kindes- und Jugendalters.

Unter dem Begriff der Floating shoulder versteht man eine kombinierte Verletzung aus Klavikulainstabilität und Glenoidausbruch.

Klinik

Das klinische Erscheinungsbild kann stark variieren. Deshalb sollte immer nach dem Unfallhergang gefragt werden. Die Patienten klagen meist über schmerzhafte Bewegungseinschränkungen zusammen mit einer ausgeprägten Schwellung, sie können allerdings auch weitestgehend schmerzfrei sein.

Bei einem Großteil der Patienten ist eine **Blickdiagnose** möglich. Da der überwiegende Anteil der Klavikulafrakturen im medialen Drittel zu finden ist und hier der M. sternocleidomastoideus inseriert, wird das proximale Fragment nach kranial gezogen. In seltenen Fällen kann es auch zu einer Durchbohrung der Haut kommen. Eine Röntgenaufnahme ist immer obligat. **Cave:** Bei liegenden Patienten kann eine intakte Klavikula vorgetäuscht werden! Aus diesem Grund sollte die Aufnahme im Stehen und, bei fragwürdigem Ergebnis, evtl. sogar unter Zuhilfenahme von Gewichten erfolgen. Bei Patienten, die gestürzt sind, muss die klinische Untersuchung immer eine Inspektion aller Extremitäten sowie des Kopfs beinhalten.

Gerade bei älteren Patienten muss immer auch der Frage nach der Sturzursache nachgegangen werden!

Therapie

Die Therapieziele umfassen die Beseitigung der Weichteilschäden, eine freie Schulterfunktion, eine rasche schmerzarme Belastbarkeit und nicht zuletzt auch ein annehmbares kosmetisches Resultat. Der Zeitraum, in dem die Therapie begonnen werden muss, ist relativ kurz (3–4 Tage), da die Kallusbildung an der Klavikula sehr rasch einsetzt. Bei Frakturen, die einen Gefäß- oder Nervenschaden beinhalten, ist ein notfallmäßiges Vorgehen zwingend.

Therapie der medialen Klavikulafraktur

In ca. 90% der Fälle ist eine konservative Therapie möglich. Voraussetzungen dafür sind:

▶ Knickbildung ≤ 20–25°
▶ Verkürzung ≤ 15–20 mm
▶ keine zusätzlichen Gefäß- oder Nervenschäden, keine schweren Weichteilschäden.

Dem Patienten wird ein **Rucksackverband** (Abb. 2) angelegt, der die Klavikula ruhig stellt und das mediale Fragment entgegen dem M. sternocleidomastoideus nach unten zieht. Bei Kindern sollte dieser Verband für 10–14 Tage belassen

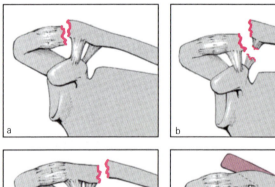

Abb. 1: Klassifikation der Klavikulafraktur nach Jäger und Breitner. Typ-1- (a), Typ-2- (b), Typ-3- (c) und Typ-4-Fraktur (d). [8]

werden, bei Erwachsenen wartet man bis zum Abnehmen 3–4 Wochen. Schon nach 3 Wochen kann das Schultergelenk wieder vollkommen freigegeben werden (ein tägliches schmerzlimitiertes Bewegen ist schon vorher möglich und wichtig). Eine Vollbelastung (Sport, schweres Arbeiten über Kopf) sollte erst nach 12 Wochen begonnen werden. Eine **Indikation zur operativen Therapie** besteht bei Gefäß-/Nerven- und schweren Weichteilschäden. Quer stehende oder intermediär gespaltene Fragmente müssen ebenso operativ versorgt werden wie pathologische Frakturen und Brüche, die nach 4–5 Wochen noch instabil sind. Die oben erwähnte Floating shoulder ist ebenfalls eine sichere Indikation zur Operation. Zur Wiederherstellung der Kontinuität stehen zwei Implantate zur Auswahl: elastische Nägel (3–4 mm), die in die Klavikula eingebracht werden, oder eine Platte, die bikortikal verschraubt wird (Abb. 3).

Therapie der lateralen Klavikulafraktur

Die Typ-1-Frakturen lassen sich aufgrund der geringen Dislokationstendenz konservativ behandeln. Dem Patienten wird für ca. 2 Wochen ein Gilchrist- oder Schlingenverband verordnet. Dennoch muss der Arm täglich bis zur persönlichen Schmerzgrenze bewegt werden. Liegt eine wenig dislozierte Typ-2-Fraktur vor, so kann mittels eines Desault- oder Gilchrist-Verbands eine Frakturkonsolidierung abgewartet werden. Ist das mediale Fragment bereits disloziert, so muss operativ wieder eine Kontinuität hergestellt werden.

Prognose

Postoperative Komplikationen, wie das Auswandern eines elastischen Nagels oder ein Plattenbruch, sind selten und können in einer zweiten Operation versorgt werden. Mehrere Studien konnten jedoch eine Pseudarthroserate von 7 % der konservativ behandelten Klavikulafrakturen belegen. Klinisch auffällig und therapiebedürftig wird davon allerdings nur 1 %.

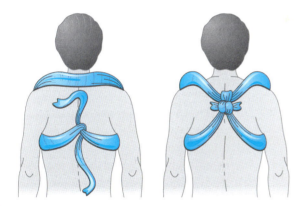

Abb. 2: Rucksackverband. [3]

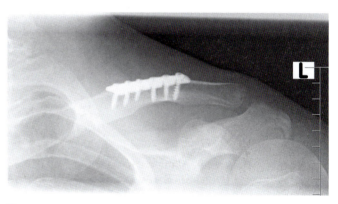

Abb. 3: Versorgung einer medialen Klavikulafraktur mit Hilfe der Plattenosteosynthese. [1]

Zusammenfassung

- 70 % aller Klavikulafrakturen sind Schaftfrakturen im mittleren Drittel.
- Die Frakturen des lateralen Drittels werden nach Jäger und Breitner in vier Gruppen eingeteilt.
- Häufiges klinisches Erscheinungsbild dieser Fraktur ist ein Klavikulahochstand.
- Die konservative Versorgung erfolgt u. a. mittels Rucksackverband, die operativen Möglichkeiten umfassen elastische Nägel und Plattenosteosynthesen.

Klavikulaluxationen

Luxationen im Sternoklavikulargelenk

Indirekte Traumata, also z. B. der vielfach beschriebene Sturz auf den ausgestreckten Arm, führen meist zu einer **Verrenkung** im Sternoklavikulargelenk **nach vorn oder nach kranial. Direkte Gewalteinwirkungen** auf Schlüsselbein oder Brustwand, z. B. Anpralltraumen, haben hingegen eher eine **hintere oder retrosternale Luxation** zur Folge.
▌ Abbildung 1 zeigt die Lagebeziehungen am Sternoklavikulargelenk, die für das Verständnis möglicher Komplikationen wichtig sind.

Klinik

Anamnestisch wird vom Patienten entweder ein Sturz auf Arm oder Schulter oder eine direkte Traumatisierung des Brustkorbs angegeben. Der Patient äußert **atemabhängige Schmerzen.** Manchmal ist die Dislokation des medialen Klavikulaendes gut erkennbar (▌ Abb. 2). Durch zum Teil **erhebliche Weichteilschwellungen** kann die Diagnose einer medialen Klavikulaluxation aber erschwert sein. Eine hintere Luxation ist bei geringer Einsenkung auch ohne Weichteilschwellung oft nur schwer zu erkennen. Primäre apparative Maßnahme ist die radiologische Untersuchung. Besteht der geringste Verdacht auf Dislokation, muss eine Computertomographie erfolgen, um eine dorsale Luxation ausschließen bzw. einschätzen zu können.

Therapie

Betrachtet man das traumatisierte Sternoklavikulargelenk, so muss zwischen einer einfachen Distorsion und der hinteren und vorderen (Sub-)Luxation unterschieden werden. Luxationen nach ventral sind wesentlich häufiger als nach dorsal.

Vordere Luxation

Im Gegensatz zur hinteren Luxation ist die Verrenkung nach vorn leicht zu reponieren, erreicht durch konservative Therapie jedoch keine ausreichende Stabilität, sodass sie **immer**

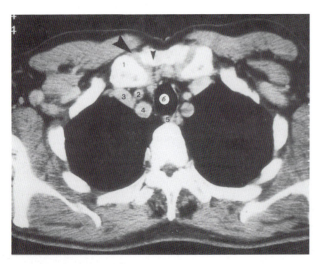

▌ Abb. 1: Lagebeziehungen. 1 = Klavikula, 2 = A. carotis communis, 3 = V. brachiocephalica, 4 = A. subclavia, 5 = Ösophagus, 6 = Trachea. [8]

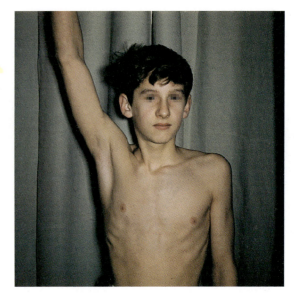

▌ Abb. 2: Dislokation des medialen Klavikulaendes. [5]

eine **Indikation für eine operative Versorgung** darstellt. Aufgrund der Nähe zum Mediastinum und zur Pleura haben sich Kirschner-Drähte nicht etablieren können (mehrfach wurde von schweren Komplikationen mit zum Teil letalem Ausgang nach unkontrollierter Bohrtiefe und/oder -richtung berichtet). Stattdessen wird eine Gelenkplatte verwendet, die von ventral auf Sternum und proximale Klavikula aufgebracht wird und einen beschränkten Bewegungsumfang, jedoch keine erneute Luxation ermöglicht.
Gleichzeitig werden noch die Ligg. sternoclaviculare und costoclaviculare vernäht. Die Rehabilitation beginnt unmittelbar nach Abklingen des Wundschmerzes. Das Implantat muss, bei freier Beweglichkeit der Schulter, im 4. postoperativen Monat entfernt werden.

Hintere Luxation

Aufgrund der anatomischen Verhältnisse sind Begleitverletzungen der Trachea und Pleura sowie Gefäßläsionen (bis hin zur Pulmonalisruptur) möglich.
Gefäßverletzungen können klinisch stumm bleiben, solange die Klavikula das Lumen verschließt, und erst während der Reposition zu Komplikationen führen.
Da die hintere Luxation schwer zu reponieren ist, sollte der Patient anästhesiert und relaxiert sein. Die Reposition erfolgt dann in Rückenlage, indem der Arzt den Arm der lädierten Seite abduziert und nach hinten unten zieht. Den Erfolg des Manövers krönt in der Regel ein hörbares „Schnapp"-Geräusch. Leider sind viele der reponierten hinteren Luxationen langfristig nicht stabil und müssen operativ angegangen werden (s. u.). Im Fall einer sicher stabilen Reposition kann eine konservative Therapie mit dreiwöchiger Ruhigstellung erfolgen.

Luxationen im Akromioklavikulargelenk

Pathogenese und Diagnostik entsprechen in etwa den Luxationen im Sternoklavikulargelenk.

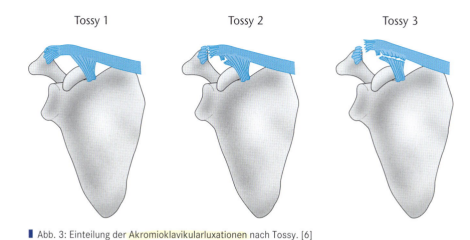

Abb. 3: Einteilung der Akromioklavikularluxationen nach Tossy. [6]

Klassifikation

Die Einteilung der Akromioklavikularverletzungen erfolgt nach Tossy in drei Schweregrade (Abb. 3):

- **Tossy 1:** Die Bänder des AC-Gelenks sind weitgehend intakt geblieben, sodass es zu keiner radiologisch nachweisbaren Stufenbildung kommt (auch gehaltene Aufnahmen im Seitenvergleich sind negativ).
- **Tossy 2:** Die akromioklavikulären Bänder sind gerissen, die korakoklavikulären Bänder sind dagegen noch intakt. Radiologisch lässt sich eine Stufenbildung spontan oder bei Belastung nachweisen.
- **Tossy 3:** Die akromioklavikulären und die korakoklavikulären Bänder sind zerrissen. Es kommt zu Klavikulahochstand und „Klaviertastenphänomen" (die hoch stehende Klavikula lässt sich wie eine Klaviertaste durch leichten Druck nach unten drücken), das Schulterblatt steht tiefer. Radiologisch ist eine unter Belastung zunehmende Dislokation erkennbar.

Die Klassifikation nach Tossy wurde durch Rockwood um drei weitere Schweregrade ergänzt, die allerdings hier aufgrund ihrer Seltenheit nicht erwähnt werden sollen.

Therapie

Die Therapie der **Tossy-1**-Verletzung erfolgt **konservativ** und symptomatisch durch Ruhigstellung und die Gabe von Analgetika und Antiphlogistika. So klar und einfach die Aussage zur Tossy-Typ-1-Therapie ist, so unterschiedlich sind die Meinungen zur Therapie der **Tossy-Typ-2- und -3-Verletzungen**. Die Verfechter konservativer Maßnahmen führen an, dass ihre funktionellen Ergebnisse, trotz der hierbei immer bestehenden Subluxationen oder Luxationen, zu 80% als sehr gut und gut eingestuft werden, immer unter der Voraussetzung, dass es sich nicht um „Überkopf"-Arbeiter oder aktive Sportler handelt.

Die Operationsmethoden – von denen es über 100 Techniken gibt – lassen sich grob überblicken, indem man sie in intraartikuläre und extraartikuläre Techniken unterteilt. Zu den intraartikulären Techniken zählt das Einbringen von Kirschner-Drähten vom Korakoid durch das Akromioklavikulargelenk in die Klavikula. Eine bekannte extraartikuläre Technik ist die Verschraubung nach Bosworth. Dabei wird das AC-Gelenk durch eine durch die Klavikula in das Korakoid gebohrte Schraube gesichert. Des Weiteren stehen verschiedene (Platten-)Osteosynthese-Techniken zur Verfügung (Abb. 4).

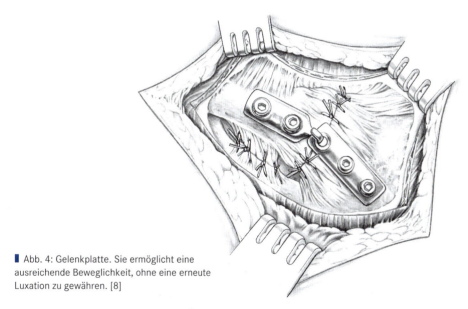

Abb. 4: Gelenkplatte. Sie ermöglicht eine ausreichende Beweglichkeit, ohne eine erneute Luxation zu gewähren. [8]

Zusammenfassung

- Verrenkungen im Sternoklavikulargelenk sind aufgrund der anatomischen Lageverhältnisse ernst zu nehmen.
- Die hintere Luxation ist schwer zu reponieren, retendiert aber gut. Im Gegensatz dazu ist die vordere Luxation leicht zu reponieren, reluxiert aber häufiger.
- AC-Gelenk-Luxationen werden nach Tossy in drei Grade eingeteilt. Grad 1 und 2 werden meistens konservativ, Grad 3 sollte operativ behandelt werden.

Schulterluxation

Das Schulter- oder Glenohumeralgelenk ist das beweglichste Gelenk des ganzen Körpers. Seinen Bewegungsumfang verdankt es nicht zuletzt der fehlenden knöchernen Sicherung. Jedoch kommt es wie in keinem anderen Gelenk aufgrund der allein muskulär gesicherten Stabilität häufig zu Luxationen. Die **glenohumerale Instabilität** kann nach folgenden Kriterien eingeteilt werden: Richtung der Instabilität (vorn/hinten/multidirektional), Ursache (traumatisch/habituell/willkürlich), Ablauf (akut/chronisch), Häufigkeit (einmalig/rezidivierend) und Ausprägung (Subluxation/Luxation).

Für den einfacheren Gebrauch kann man sich auch folgende Einteilung merken:

> TUBS:
> - **t**raumatisch bedingt
> - **u**nidirektional instabil
> - **B**ankart-Läsion
> - chirurgisch (**s**urgically).
>
> AMBRI:
> - **a**traumatisch bedingt
> - **m**ultidirektional
> - meist **b**ilateral
> - Versorgung durch **R**ehabilitation (oder Verschluss des Rotatoren**i**ntervalls).

Allerdings ist eine eindeutige Abgrenzung der einzelnen Formen selten möglich. Für alle Luxationsformen gilt:

> In 95% der Fälle kommt es zu einer vorderen Luxation (Humeruskopf liegt unter dem Korakoid), lediglich 4% luxieren nach hinten. Luxationen nach unten und intrathorakale Luxationen sind mit ca. 1% sehr selten.

Traumatische vordere Schulterluxation

Die traumatische Schulterluxation ist die häufigste Verrenkung beim Menschen. Zugrunde liegt meist ein definiertes Trauma, z. B. Sturz auf den abduzierten und außenrotierten Arm. Dieses führt durch Zerstörung intraartikulärer Strukturen sekundär zu Instabilität und Hyperlaxizität. Deshalb ist es wichtig, nach intraartikulären Begleitverletzungen zu suchen. Hierunter sind vor allem die **Hill-Sachs-** und die **Bankart-Läsion** von Bedeutung (Abb. 1). Luxiert der Humeruskopf nach vorn, so drückt sich der vordere untere Pfannenrand in den dorsolateralen Anteil des Humeruskopfs und verursacht so eine Impressionsfraktur („Hill-Sachs", in ca. 50% bei Erstluxationen, 70–80% der chronischen Instabilitäten). Kommt es zu einem ventralen Labrumabriss, spricht man von einer Bankart-Läsion. Beide Verletzungsformen sind auch bei einer Luxation nach dorsal möglich (Reversed-Hill-Sachs/dorsaler Labrumabriss).

Klinik

Das klinische Erscheinungsbild der Patienten ist bezeichnend und zeigt charakteristische Merkmale einer Verrenkung: **typische Körperhaltung** (mit Adduktion und Innenrotation des Armes), Schulterkontur nicht, Humeruskopf in den Weichteilen tastbar, schmerzhafte Funktionseinbuße (Abb. 2).
Noch ehe weitere diagnostische Schritte eingeleitet werden, ist die Prüfung auf Durchblutung, Motorik und Sensibilität obligat (Schädigung des N. axillaris in 5–35%), Dokumentation! Die Diagnose wird radiologisch gesichert, wodurch gleichzeitig Frakturen ausgeschlossen werden können (Abb. 3). Hill-Sachs-Läsionen stellen sich bei innenrotiertem Humerus gut dar, zum Ausschluss einer Bankart-Läsion sollte ein MRT erstellt werden.

Therapie

Vorrangige Therapie der Schulterluxation ist die **schnellstmögliche Reposition.** Mehrere Repositionsmanöver, alle mit dem gleichen Prinzip von Zug und Gegenzug, sind beschrieben. Wahrscheinlich die häufigste ist die Methode nach Hippokrates (Abb. 4). Dabei zieht der Arzt am ausgestreckten Unterarm des Patienten und drückt mit seinem Fuß in dessen Axilla (Gegenzug). Der zunächst in Abduktion und Außenrotation gehaltene Arm wird während des Repositionsmanövers in Adduktion und Innenrotation gebracht. Im Allgemeinen sollte die **Reposition unter Sedierung und Analgesie** erfolgen. Im Anschluss sind eine erneute Röntgenaufnahme und Prüfung auf DMS zwingend. Danach folgt die Ruhigstellung für 1–2 Wochen im Gilchrist- oder Desault-Verband.
Patienten vor dem 30. Lebensjahr neigen in bis zu 80% zu Rezidiven.
Die Zweitluxation ist ein sicheres Kriterium dafür, dass eine Instabilität der Schulter gegeben ist.
Aus diesem Grund sollte gerade bei „Überkopf-"Tätigen – in Sport oder

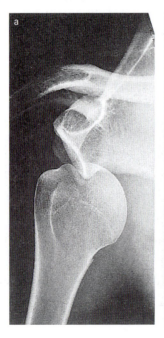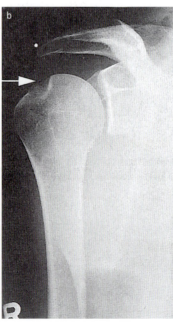

Abb. 1: Luxiertes Schultergelenk. [9] a) Der Humeruskopf drückt gegen das inferiore Glenoid. b) Nach Reposition zeigt sich deutlich die Hill-Sach-Läsion (Pfeil).

Schultergürtel und obere Extremität

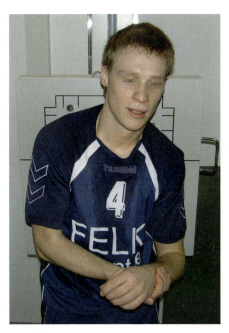

Abb. 2: Typische Haltung bei Schulterluxation. [1]

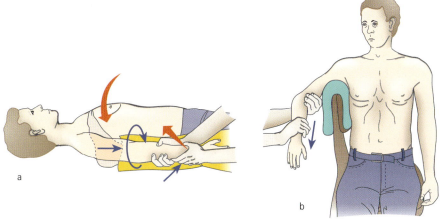

Abb. 4: Repositionsmanöver nach Hippokrates (a) und nach Arlt (b). Fuß bzw. Stuhllehne dienen als Hypomochlion. [1]

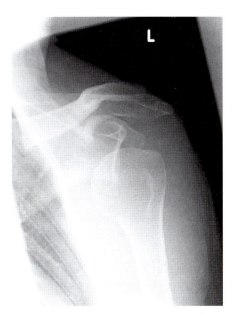

Abb. 3: Vordere Schulterluxation, gleicher Patient wie in Abbildung 2. [1]

Beruf – eine frühzeitige Operation erfolgen. Die Grundprinzipien des operativen Vorgehens lassen sich folgendermaßen beschreiben:

▶ **Rekonstruktion des Kapsel-Labrum-Komplexes:** Das Glenoid wird mit Knochenankern am Pfannenrand refixiert und mit der Kapsel vernäht. Auf diese Weise können zudem das Kapselvolumen verkleinert und die Kapselwand verstärkt werden.

▶ **Vergrößerung des Glenoids:** Ist der vordere Pfannenrand z. B. durch rezidivierende Luxationen nicht mehr in seiner physiologischen Form erhalten, kann durch einen sog. J-Span eine Rekonstruktion versucht werden.

▶ **Beseitigung bzw. funktionelle Ausschaltung der Kopfimpression:** Über den pathomechanischen Stellenwert der Hill-Sachs-Delle wird weiterhin diskutiert, eine einheitliche Therapierichtlinie gibt es nicht. Als bekannteste (aber mittlerweile nur noch selten angewandte) Therapieoption der einfachen Hill-Sachs-Läsion gilt die Drehosteotomie nach Weber. Dabei wird der Defekt um ca. 25° nach innen und somit von der Gelenkfläche weg gedreht. Liegt eine Reversed-Hill-Sachs-Läsion vor, wird die Delle angehoben und mit Spongiosa unterfüttert.

Postoperativ wird die Schulter für ca. 2 Wochen in einer speziellen Schulterweste oder alternativ in einem Gilchrist-Verband ruhig gestellt. Besonders bei älteren Patienten ist auf die Gefahr der Schultereinsteifung zu achten und die Immobilisationszeit daher so kurz wie möglich zu halten.

Zusammenfassung

✖ Das Glenohumeralgelenk luxiert in 95% nach vorn. Meist ist ein Sturz auf den außenrotierten und abduzierten Arm die Ursache.

✖ Eine zügige Reposition ist notwendig. Intraartikuläre Verletzungen sind auszuschließen.

✖ Die Rezidivrate ist bei unter 30-Jährigen mit ca. 80% sehr hoch, nimmt bei zunehmendem Alter aber ab.

✖ Prädisponierte Patienten sind frühzeitig über operative Therapieoptionen aufzuklären.

Rotatorenmanschettenruptur

Die Rotatorenmanschette (RM) stabilisiert und zentriert den Humeruskopf in der Gelenkpfanne des Glenohumeralgelenks. Zudem ziehen alle Muskeln zur Gelenkkapsel und spannen diese bei Bewegung. Folgende vier Muskeln bilden die RM:

- M. supraspinatus: Abduktion und Außenrotation (N. suprascapularis)
- M. infraspinatus: wichtigster Außenrotator (N. suprascapularis)
- M. teres minor: Außenrotation und Adduktion (N. axillaris)
- M. subscapularis: Innenrotation und Adduktion (Nn. subscapulares).

Von einer Rotatorenmanschettenruptur spricht man, wenn es zu einer partiellen oder vollständigen Kontinuitätsunterbrechung einer oder mehrerer (Massenruptur) Sehnen kommt.
Je nach Literatur sind Männer doppelt bis 10-mal so häufig betroffen wie Frauen; der dominante Arm zeigt hier eine höhere Inzidenz. Die Rotatorenmanschettenruptur ist v. a. eine Verletzung des älteren Menschen, die schleichend oder als plötzliches Ereignis auftritt. **60% aller 60-Jährigen haben einen Rotatorenmanschettendefekt!** Nur 5–8% sind traumatisch verursachte Rupturen. Diese betreffen bevorzugt jüngere Menschen (≤ 40 Jahre).

Ätiologie

Die Ursachen der Rotatorenmanschettenruptur lassen sich einteilen in **traumatisch** (primär) und **degenerativ** (sekundär). Die traumatisch bedingten Rupturen sind selten und resultieren aus einer starken Krafteinwirkung auf die Schulter (Sturz auf den ausgestreckten Arm), häufig in Kombination mit weiteren Verletzungen. Degenerative Veränderungen sind intrinsischen oder extrinsischen Ursprungs (s. S. 36/37). Meist ist es die Supraspinatussehne, die bei degenerativen Erkrankungen zuerst rupturiert. Grund dafür ist wahrscheinlich ein subakromiales Impingement.

> Für die Pathogenese von Bedeutung ist ein auch als Critical zone bezeichneter hypovaskulärer Bereich ca. 1 cm medial des Sehnenansatzes (Anastomosengebiet zwischen Gefäßversorgung des Sehnenansatzes am Knochen und dem Gefäßnetz der Sehne).
> Jenseits des 40. Lebensjahrs führen Schulterluxationen in bis zu 70% der Fälle zu Rotatorenmanschettenrupturen.

Klinik

Frische Rupturen gehen oft mit einem hörbaren Reißen oder Krachen einher und sind gefolgt von heftigsten Schmerzen. Zeitgleich kommt es zum Verlust der Außenrotations- und Abduktionsfähigkeit, später zum Hämatom. Degenerative Rupturen können durch ein Bagatelltrauma oder auch spontan auftreten und zeigen eher eine langsam entstehende Symptomatik und einen geringeren aktiven Bewegungsverlust. In beiden Fällen sind die Schmerzen zunächst im vorderen Schulterbereich lokalisiert, können aber auch in den Deltoideusansatz, den Oberarm und den Nacken ausstrahlen.

Diagnostik

Bereits die Inspektion des Patienten kann erste Hinweise geben. Infolge des gestörten Synergismus zwischen Außen- und Innenrotatoren kommt es zur Fehlrotation des gesamten Arms (z. B. durch eine Schädigung der Außenrotatoren zu einer spontanen Innenrotation). Palpatorisch kann, jedoch nur bei schlanken Patienten, die Sehnenlücke getastet werden. Die klinische Untersuchung wurde bereits erklärt (s. S. 4/5). Zusätzlich soll hier ein weiterer Test beschrieben werden. Der Außenrotations-Lag-Test prüft auf eine Läsion der Außenrotatoren (Infraspinatus und Teres minor, ■ Abb. 1). Der Untersucher bringt den im Ellenbogen um 90° flektierten Arm in submaximale Außenrotation. Hier soll der Patient den Arm halten. Weicht der Arm spontan zurück in Innenrotation, so ist der Test positiv.

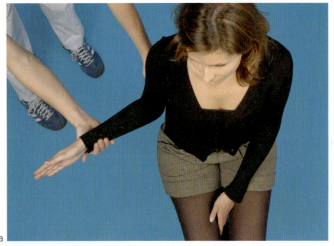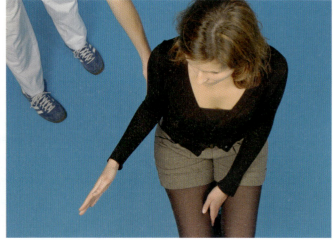

■ Abb. 1: ARO-Lag-Test. [1]
a) Ausgangsstellung.
b) Spontanes Zurückweichen des Arms.

Schultergürtel und obere Extremität

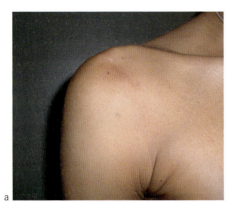
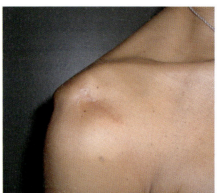

Abb. 2: Sulcus sign als Instabilitätszeichen. Am aufrecht stehenden Patienten wird der frei hängende Arm (a) nach unten gezogen. Bei einem instabilen Schultergelenk tritt das Sulcus sign auf (b). [1]

Kommt es infolge der Rotatorenmanschettenruptur zu einer Schulterinstabilität, kann diese durch das Sulcus sign sichtbar gemacht werden (Abb. 2).

Als Zeichen der ausgeprägten RM-Ruptur kann im Röntgenbild ein **Humeruskopfhochstand** imponieren. Diagnostisches Mittel der Wahl ist jedoch die sonographische Untersuchung. Obwohl stark von der Erfahrung des Untersuchers abhängig, lassen sich Aussagen über Dicke der Rotatorenmanschette und dynamische Abläufe treffen. MRT-Aufnahmen werden (trotz der hohen Kosten) immer häufiger präoperativ angefertigt. Elegant und äußerst zuverlässig, jedoch invasiv und deshalb im klinischen Alltag eher selten ist die arthrographische Darstellung mittels Kontrastmittelinjektion.

Therapie

Für die Therapieentscheidung sind Alter und Aktivität der Patienten sowie das Ausmaß der Ruptur wichtig. Primär konservativ versorgt werden inkomplette Rupturen sowie komplette Durchtrennungen bei Patienten über 65 Jahre. Ist während der 6-wöchigen (!) Therapie keine Besserung zu erzielen (Vorsicht, die funktionellen Beschwerden können zunächst sogar noch zunehmen), so kann auf ein **operatives Verfahren** gewechselt werden. Inkomplette Rupturen können (arthroskopisch) genäht werden. Breite Sehnenabrisse (Abb. 3) werden durch transossäre Verankerungstechniken refixiert. Hierbei werden eine Knochennut in das Tuberculum majus geschlagen, die Sehne mit Fäden gefasst und der Sehnenrand in die Nut gezogen. Anstelle der transossären Verankerung werden zunehmend Knochenanker, die bereits fest mit einem Faden versehen sind, in die Knochennut eingesetzt. Bei großen (alten) Defekten, die durch o. g. Technik nicht spannungsfrei gedeckt werden können, kann eine Sehnenverschiebeplastik versucht werden. Je nach Lokalisation der Läsion wird ein Teil der Infraspinatus- oder Subskapularissehne isoliert und mobilisiert, dann über den Defekt geschwenkt und vernäht.

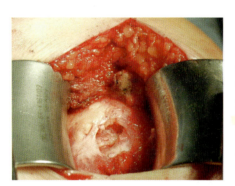

Abb. 3: OP-Situs mit alter, großer Rotatorenmanschettenruptur, welche offen genäht werden musste. [1]

Operative Rekonstruktionen können durch eine vordere Akromioplastik nach Neer ergänzt werden (Teil-/Resektion des Lig. coracoacromiale und Abmeißeln der vorderen unteren Spitze des Akromions).

Postoperativ wird der Arm in einem Gilchrist-Verband oder einer Schulterweste ruhig gestellt. Bereits am 3. Tag nach der Operation wird mit passiven Bewegungsübungen begonnen. Die Freigabe für aktive Bewegungen erfolgt erst nach 6 Wochen.

Prognostisch günstig sind frische Verletzung, kleine Defekte, junger Patient. Bei älteren Patienten entwickeln sich häufig chronische Beschwerden.

Zusammenfassung

* Die Rotatorenmanschettenruptur ist meist eine degenerative Verletzung des dominanten Arms bei älteren Menschen.
* Die Diagnostik besteht vor allem aus Inspektion, Funktionstests und Sonographie.
* Eine konservative Therapie ist lediglich bei älteren inaktiven Patienten zu erwägen, anderenfalls operatives Vorgehen.

Impingementsyndrom der Schulter

Der Begriff Impingementsyndrom hat in den letzten Jahren an Popularität gewonnen. Gleichwohl gibt es keine allgemeingültige Definition. Gemeint sind **Einklemmungsschmerzen** intraartikulär (z. B. Bizepssehne) und periartikulär (z. B. Rotatorenmanschette) gelegener Sehnen, knorpeliger Gelenklippen (Labrum des Hüftgelenks) oder vergrößerter Schleimhautfalten (Kniegelenk).

Ätiologie

Das Impingementsyndrom der Schulter kann unterteilt werden in ein **subakromiales**, ein **subkorakoidales** und ein **Instabilitäts-Impingement**, wobei hier aufgrund der Häufigkeit lediglich auf Ersteres eingegangen werden soll.

Man differenziert das subakromiale Impingement in **extrinsische und intrinsische Ursachen.** Zu Ersteren zählen alle knöchernen Veränderungen, die den Gleitweg der Rotatorenmanschette bei Flexion und Abduktion behindern (Tab. 1). Man spricht dann von einem Outlet-Syndrom.

Das Non-outlet-Syndrom aufgrund intrinsischer Ursachen betrifft die Sehnen, v. a. die Supraspinatussehne, und Bursae. Es kommt zu einer Volumenvermehrung der Sehnen mit zunehmender Einengung des subakromialen Gleitwegs. Neer unterteilt das intrinsische Impingement in drei Stadien:

▶ **Stadium 1:** junge Patienten unter 25 Jahren, reversible Sehnenschwellung durch Ödem und/oder kleine Einblutungen. Radiologisch sind keine Veränderungen sichtbar.

▶ **Stadium 2:** Patienten zwischen 25 und 40 Jahren, Fibrosierung der Sehne mit chronischer Bursitis. Eventuell vorhandene Strukturveränderungen am Tuberculum majus sind im Röntgenbild sichtbar.

▶ **Stadium 3:** meist Patienten über 40 Jahre. Inkomplette Läsionen der Rotatorenmanschette führen im Verlauf zu einem kompletten Riss. Radiologisch können Sklerosierung und Zystenbildung sichtbar sein.

Struktur	Pathologie
AC-Gelenk	Osteophyten
Akromion	Hakenform, Knochensporn, Pseudarthrose
Humerus	Disloziert verheilte Tuberculum-majus-Fraktur, schlecht sitzende Schulterprothese
Skapula	Fehlstellung, Funktionsstörung

Tab. 1: Ursachen eines extrinsischen subakromialen Impingement (Outlet-Syndrom).

Klinik

Zu den charakteristischen Schmerzen eines Impingementsyndroms zählt der regelmäßig nachts auftretende, **schlafraubende Schulterschmerz**. Auch tagsüber wird der Patient sowohl unter Belastung als auch in Ruhe von Schmerzen geplagt. Die Schmerzlokalisation ist abhängig vom Ort der Schädigung. Meist werden die Schmerzen in den vorderen Anteil der Schulter projiziert, mindestens bis zum Ansatzgebiet des M. deltoideus, häufig sogar bis in die Ellenbeuge. Ebenso charakteristisch ist der sog. Painful arc oder schmerzhafte Bogen (Abb. 1).

Diagnostik

Untersuchungstechniken siehe Seite 4/5.
Die klinische Untersuchung kann durch Provokationstests die Lokalisation des Geschehens eingrenzen. Der bereits oben erwähnte **Painful arc** tritt häufig zwischen 60° und 130° in aktiver Abduktion auf. Dabei kommt es zu einem Engpass zwischen Humeruskopf und Fornix mit Einklemmung der Rotatorenmanschette.

Verschiedene Aufnahmetechniken ermöglichen es dem Untersucher, bestimmte Fragestellungen abzuklären. Zur Routineuntersuchung zählt die Röntgenaufnahme in zwei senkrecht zueinander stehenden Ebenen (Abb. 2). Die Ultraschalluntersuchung bietet neben den bereits bekannten Vorteilen (billig, weitverbreitet, leicht reproduzierbar) die Möglichkeit, ein dynamisches Bild der Schulter zu erhalten. Eine weitere diagnostische Maßnahme besteht in der **subakromialen Infiltration von Lokalanästhetika.** Ist der Patient daraufhin schmerzfrei, so muss die Ursache im subakromialen Bereich der Rotatorenmanschette oder der Bursa liegen. Bei persistierendem Schmerz muss dagegen das Problem intraartikulär (z. B. lange Bizepssehne Abb. 3; auch an das AC-Gelenk denken) oder schulterfern liegen.

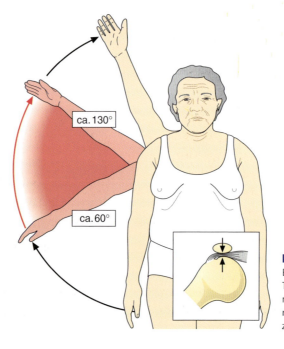

Abb. 1: Painful arc. Der mechanische Engpass wischen Supraspinatussehne/Tuberculum majus einerseits und Akromion andererseits führt zu einer charakteristischen Schmerzsymptomatik zwischen 60° und 130°. [4]

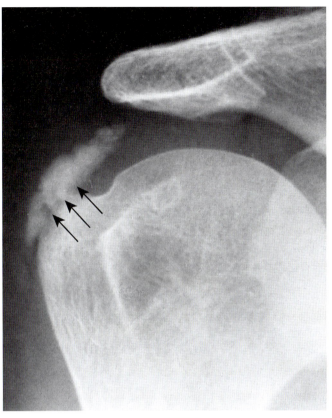

Abb. 2: Non-outlet-Syndrom bei Tendinosis calcarea. Die Pfeile zeigen die Kalkansammlung im Verlauf der Supraspinatussehne. [4]

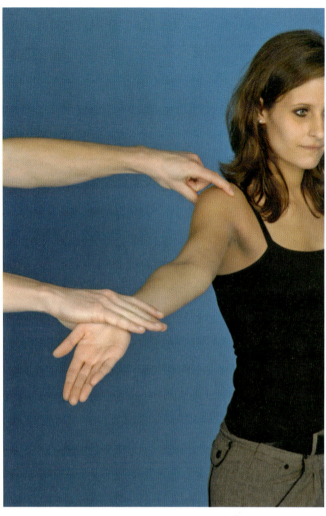

Abb. 3: Palm-up-Test. Der Patient wird aufgefordert, den nach vorn ausgestreckten und supinierten Arm gegen den Widerstand des Untersuchers in der Horizontalen zu halten. Treten Schmerzen im Bereich des Sulcus intertubercularis auf, spricht dies für eine Pathologie der langen Bizepssehne. Leider ist dieser Test auch bei Rotatorenmanschettenläsionen positiv. [1]

Therapie

In ca. 80% der Fälle gelingt eine konservative Heilung. Diese beruht auf:

- Schmerzstillung durch:
  - Kälte- (akut) oder Wärmetherapie (chronisch)
  - kurzfristiger Gabe von NSAR
  - subakromiale Infiltration von Lokalanästhetika und Glukokortikoiden.
- Verhinderung der Muskelatrophie und Erhaltung der Gelenkbeweglichkeit (Krankengymnastik)
- Beseitigung von Muskelverspannungen (Massage).

Intrinsisches Impingement mit inkompletter Läsion der Rotatorenmanschette kann auf Dauer zu einer Rotatorenmanschettenruptur führen. Darunter versteht man eine Kontinuitätsunterbrechung der zur Rotatorenmanschette gehörenden Sehnen. Dieser Erkrankung ist ein eigenes Kapitel (s. S. 34/35) gewidmet.

Führt die konservative Therapie nicht zum gewünschten Erfolg, kann eine operative Intervention geplant werden. Abhängig von der zugrunde liegenden Pathologie wird offen oder arthroskopisch operiert. So kann beispielsweise ein vorspringender Knochensporn am Akromion mit Hilfe eines Shavers arthroskopisch abgetragen werden.

Zusammenfassung

✱ Beim Impingement der Schulter wird zwischen „Outlet-" und „Non-outlet-Syndrom" unterschieden.

✱ Symptome sind nachts auftretende Schulterschmerzen, Painful arc etc.

✱ Eine nicht seltene Folge des Impingementsyndroms ist eine Rotatorenmanschettenruptur.

✱ Die Therapie ist meist konservativ mit schmerzstillenden Maßnahmen, Krankengymnastik, Massagen.

Humerusfrakturen

Der Unfallmechanismus ist für alle Humerusfrakturen gleich. Zugrunde liegen entweder ein Sturz auf den ausgestreckten Arm (wobei die momentane Rotationsstellung das Frakturmuster bestimmt) oder direkte Krafteinwirkungen im Rahmen eines (Verkehrs-)Unfalls. Bei älteren Patienten reicht häufig schon geringe Kraft aus, um den bereits osteoporotisch vorgeschädigten Knochen zu brechen. Anders als bei Verkehrsunfällen kommt es dabei v. a. zu einfachen Frakturmustern. Verlaufen die einwirkenden Kräfte in axialer Richtung, entstehen häufiger proximale oder distale Frakturen. Ist eine Rotationskomponente vorhanden, sind eher Spiralfrakturen des Humerusschafts die Folge.

Humeruskopffrakturen

Die Frakturen des proximalen Humerus machen ca. 4–5% aller Frakturen aus, betreffen bevorzugt ältere Patienten und verlaufen am häufigsten durch das Collum chirurgicum.

> Besondere Aufmerksamkeit gilt den Aa. circumflexae humeri anterior et posterior, die um den Humeruskopf ziehen und mit ihren aufsteigenden Anteilen den Knochen versorgen. Kommt es hier zu einer Schädigung, traumatisch oder iatrogen, so besteht die Gefahr einer Nekrose.

Klassifikation

Die Einteilung der Humeruskopffraktur erfolgt durch die AO-Klassifikation oder die gebräuchlichere **Klassifikation nach Neer** in:

- Typ I: unverschobene Fraktur
- Typ II: Fraktur durch das Collum anatomicum
- Typ III: Two-part fracture, Frakturlinie verläuft durch das Collum chirurgicum
- Typ IV: Tuberculum-majus-Fraktur (Two-, Three-, Four-part)
- Typ V: Tuberculum-minus-Fraktur (Two-, Three-, Four-part)
- Typ VI: Luxationsfrakturen.

Die Fraktur gilt als verschoben, wenn die Dislokation ≥ 1 cm oder das Fragment um 45° abgewinkelt ist.

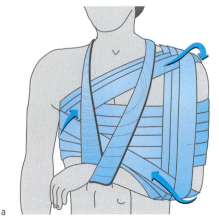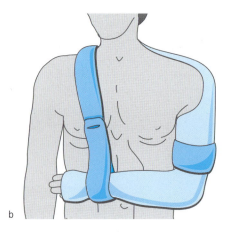

Abb. 1: Desault- (a) und Gilchrist-Verband (b). [3]

Therapie

Ist die Fraktur stabil und nur gering disloziert, kann sie konservativ mit einem Desault- oder Gilchrist-Verband (Abb. 1) versorgt werden. Anderenfalls ist ein rasches operatives Vorgehen indiziert. Grundsätzlich gilt bei Verletzungen des Glenohumeralgelenks, dass eine Immobilisation nur so kurz wie möglich erfolgen sollte. Durch Verklebungen des unteren Recessus kommt es sehr rasch zu einer Gelenkversteifung. Das derzeit am weitesten verbreitete Implantat ist die proximale Humerusplatte mit winkelstabiler Schraubenführung (Abb. 2). Daneben gibt es noch die Möglichkeit der intramedullären Nagelung und der Versorgung mit Kirschner-Drähten. Cerclagen werden eingebracht, wenn zusätzlich Abrisse der Tubercula vorliegen. Bei komplizierten Brüchen des Caput humeri kann auch ein Gelenkersatz mittels Humeruskopfprothese erfolgen.

Humerusschaftfrakturen

Klinik

Zu den klinischen Symptomen der Humerusfraktur zählen neben Weich-

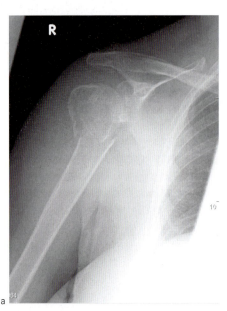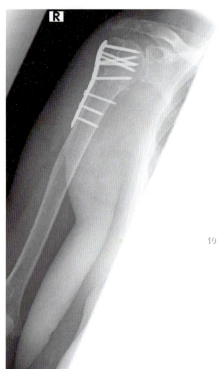

Abb. 2: Humeruskopffraktur mit mehreren Fragmenten (a) und postoperatives Bild nach Plattenosteosynthese (b). [1]

teilschwellung und Hämatom auch die typischen Frakturzeichen wie Krepitation, Verkürzung und Fehlstellung. Eine bestimmte Schonhaltung, in welcher der Patient den Oberarm an den Thorax hält und den Bruch somit „schient", kann häufig beobachtet werden.

Diagnostik

Die Absicherung der Diagnose erfolgt durch röntgenologische Untersuchung in zwei Ebenen, die sowohl das Schulter- als auch das Ellenbogengelenk mit abbilden muss. Eine neurologische Untersuchung ist vor allem zum Ausschluss einer Läsion des N. radialis unabdingbar. Sind die peripheren Pulse nicht tastbar, so sollte, auch nach positiver Doppler-Sonographie, eine Angiographie erfolgen. Bei V. a. ein Kompartmentsyndrom ist eine Logendruckmessung indiziert.

Therapie

Aufgrund der guten Ergebnisse stellt die konservative Therapie das Mittel der Wahl dar. Dabei werden grobe Achsen- und Rotationsfehler während einer ersten Reposition korrigiert und der Arm unter leichter Einstauchung der Fragmente an den Thorax fixiert. Für die Immobilisation am besten geeignet sind Desault- und Gilchrist-Verband, die für ca. 3 Wochen zu tragen sind. Anschließend wird der Bruch mit einer Gips-U-Schiene oder Sarmiento-Brace für weitere 3 Wochen versorgt. Zu den Kontraindikationen einer konservativen Therapie zählen: offene Frakturen, massive Weichteilverletzungen, unbefriedigende Stellung nach Reposition, Malcompliance des Patienten, Ateminsuffizienz u. a. Ein operatives Vorgehen besteht z. B. in Plattenosteosynthese (❘ Abb. 3), Anbringen eines Fixateur, externe oder intramedullärer Stabilisation (Marknagelung).
Bei Letzterer können die Nägel sowohl von proximal als auch von distal her eingebracht werden. Ist der Nagel eingeschlagen und zeigt einen regelrechten Sitz, so wird er mit 2–4 Verriegelungsschrauben fixiert (❘ Abb. 4).

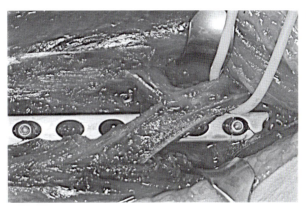

❘ Abb. 3: Plattenosteosynthese bei Humerusschaftfraktur, intraoperatives Bild. Der N. radialis muss bei Versorgung mit einer Platte in seinem umgebenden Gewebe erhalten bleiben. [8]

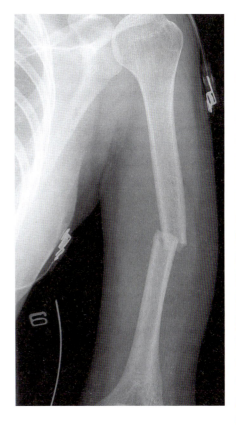
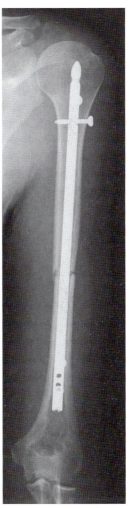

❘ Abb. 4: Humerusschaftfraktur, versorgt mit einem Marknagel. [8]

Zusammenfassung

✽ Humeruskopffrakturen verlaufen zum überwiegenden Teil durch das Collum chirurgicum.
✽ Die Einteilung erfolgt nach Neer.
✽ Nervenverletzungen sind immer zwingend auszuschließen.
✽ Die Mehrheit der Humerusschaftfrakturen wird konservativ versorgt, eine operative Option ist der Einsatz einer Humerusplatte mit winkelstabiler Verschraubung.

Frakturen des Radius- und Ulnaschafts

Direkte Gewalteinwirkung ist die häufigste Ursache isolierter Schaftbrüche der Ulna oder des Radius oder kompletter Unterarmschaftfrakturen. Paradebeispiel ist hier, neben Verkehrsunfällen oder Stürzen aus großer Höhe, die sog. Parierverletzung bei tätlichen Auseinandersetzungen. Luxationsfrakturen entstehen neben direkter auch durch indirekte Gewalteinwirkung (Sturz auf den ausgestreckten Arm) auf den pronierten (Monteggia) oder supinierten (Galeazzi) Unterarm.

Klassifikation

Unterarmschaftfrakturen werden durch die **AO-Klassifikation** (Kennziffer 22) in folgende Subtypen eingeteilt:

- **A-Frakturen:** einfache Querbrüche des Radius und/oder der Ulna, zwei Hauptfragmente
- **B-Frakturen:** beinhalten einen Bruchkeil
- **C-Frakturen:** Trümmer- oder Splitterfrakturen eines oder beider Knochen.

Die seltener vorkommenden **Luxationsfrakturen** des Unterarms werden je nach Mechanismus und Pathologie als Monteggia-Fraktur, Galeazzi-Fraktur (s. u.) und divergierende radioulnare Luxation bezeichnet. Die **Monteggia-Fraktur** stellt eine Kombinationsverletzung aus Ulnafraktur (typischerweise im proximalen Drittel) und Luxation des Radiusköpfchens nach ventrolateral dar (Abb. 1). Die **Galeazzi-Fraktur** ist hingegen charakterisiert durch eine Radiusschaftfraktur (typischerweise im distalen Drittel) mit einer Luxation der Ulna im distalen Radioulnargelenk (Abb. 2).

Diagnostik

Die **klinische Diagnosestellung** gestaltet sich in der Regel einfach, da meist alle klassischen Frakturzeichen vorhanden sind. Aufgrund der alle Muskellogen umhüllenden Unterarmfaszie besteht die Gefahr eines Kompartmentsyndroms. Direkte Gefäß-/Nevenverletzungen sind bei geschlossenen Frakturen eher selten (gelegentliche Verletzung des tiefen Asts des N. radialis bei Monteggia-Verletzungen). Die Luxationskomponente der Monteggia- und Galeazzi-Verletzungen kann übersehen werden. Bei anamnestischem Verdacht muss nach ihr gesucht werden. Hinweise sind: Schwellung, Deformität und Drehblockade.

> Wegen der Gefahr eines Kompartmentsyndroms bei Unterarmschaftfrakturen ist eine exakte Kontrolle des neurologischen Status besonders wichtig!

Standard-Röntgenaufnahmen des Unterarms, inkl. des Hand- und Ellenbogengelenks, in zwei Ebenen sind ausreichend.

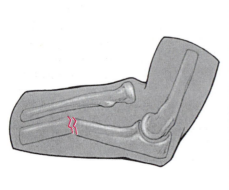
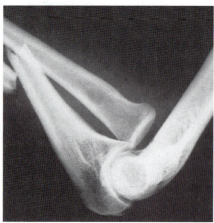

Abb. 1: Monteggia-Fraktur. [8, 5]

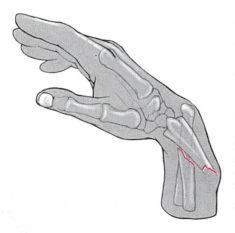
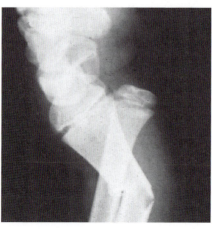

Abb. 2: Galeazzi-Fraktur. [8, 5]

Schultergürtel und obere Extremität

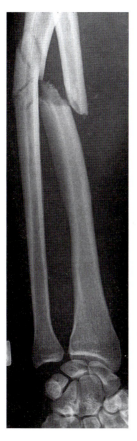
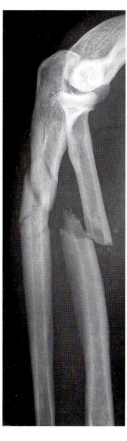

Abb. 3: Unterarmfraktur im proximalen Drittel. [8]

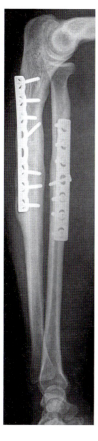
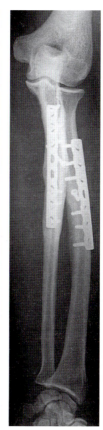

Abb. 4: Frakturversorgung mittels einer 7- und einer 8-Loch-Platte sowie zwei Zugschrauben. [8]

> Um eine Luxation ausschließen zu können, müssen benachbarte Gelenke stets mit beurteilt werden!

Auch intraoperativ sollte ein genauer Gelenkstatus erhoben werden, um evtl. vorhandene Luxationstendenzen erkennen zu können. Besteht der Verdacht auf eine Gefäßverletzung, sollte ein **Angiogramm** angefertigt werden. Liegt ein Hochenergietrauma vor, ist die oberflächliche und tiefe **Kompartmentdruckmessung** indiziert.

Therapie

> Luxationsfrakturen am Unterarm müssen schnellstmöglich reponiert werden!

Typ-A-Frakturen werden nach dem Therapieschema der distalen Radiusfraktur (s. S. 42/43) versorgt. Mittel der Wahl bei allen anderen Frakturformen ist die **Plattenosteosynthese**. Therapieziele sind zum einen die Wiederherstellung der anatomischen Verhältnisse, zum anderen das Erreichen von Übungsstabilität. Isolierte, gut vaskularisierte Fragmente können über **Zugschrauben** an ein Hauptfragment fixiert werden (Abb. 3 und 4). Das Vorgehen bei Luxationsfrakturen ist dem oben beschriebenen analog. Zum therapeutischen Vorgehen im Kindesalter (≤ 10 Jahre) besteht kein Konsens. Hier wird die Indikation zur operativen Versorgung immer weiter gesteckt. Mit Ausnahme herkömmlicher Marknägel (Schädigung der Epiphyse → Wachstumsstörungen) können alle „adulten" Osteosytheseverfahren grundsätzlich auch am Kind angewandt werden. Favorisiert wird allerdings die elastisch stabile intramedulläre Nagelung **(ESIN)**. Die biegsamen Nägel werden an der Metaphyse frakturfern über eine kleine Inzision in den Markraum eingebracht und über den Frakturspalt bis in die Spongiosa der gegenüberliegenden Metaphyse geschoben. Dort fixieren sie sich selbst.

Zusammenfassung

- Häufigste Unfallursache der Unterarmschaftfraktur ist die direkte Gewalteinwirkung („Parierverletzung").
- Indirekt hervorgerufene Frakturen führen zum Bild der Monteggia- und Galeazzi-Fraktur.
- Die klinische Diagnosestellung gestaltet sich meist einfach, es muss jedoch auf eine Mitbeteiligung benachbarter Gelenke geachtet und an ein Kompartmentsyndrom gedacht werden.
- Typ-A-Frakturen werden konservativ, alle anderen operativ behandelt.
- Bei Kindern bietet sich die Möglichkeit der Frakturversorgung mit ESIN.

Frakturen des distalen Radius

Frakturen am distalen Radius sind mit ca. 10–25% die häufigsten Frakturen überhaupt!

Als wesentliches gelenkbildendes Element nimmt der distale Radius eine Sonderposition ein. Seine drei Gelenkflächen sind durchschnittlich um 22° nach ulnar und ca. 11° nach palmar geneigt. Viele der handgelenkstabilisierenden Bandstrukturen entspringen an seiner Palmarseite. **80% einer axialen Belastung werden über die radiokarpale Gelenkfläche auf den Unterarm übertragen.**

Der klassische Unfallmechanismus ist der Sturz auf die ausgestreckte Hand. In Abhängigkeit von der Stellung der Hand verändern sich die einwirkenden Biegungs- und Stauchungskräfte, sodass **unterschiedliche Frakturtypen** entstehen können (❙ Abb. 1):

▶ Biegungsfraktur der Metaphyse; das Gelenkfragment kippt nach dorsal (Colles) oder volar (Smith) ab.
▶ Stauchungsfraktur der Epiphyse mit Beteiligung oder Zerstörung der Gelenkfläche
▶ Abscherfrakturen der Gelenkfläche mit Absprengung eines Gelenkfragments nach dorsal (Barton-Fraktur), nach volar (Reversed-Barton-Fraktur) oder des Proc. styloideus radii (Chauffeur-Fraktur).

> Mit 85% ist die Extensions- oder Colles-Fraktur die häufigste Frakturform am distalen Radius.

Klassifikation

Die Einteilung erfolgt **nach der Arbeitsgemeinschaft Osteosynthese** in:

▶ **Typ A:** extraartikuläre Frakturen
▶ **Typ B:** partiell intraartikuläre Frakturen
▶ **Typ C:** vollständig intraartikuläre Frakturen des distalen Radius und deren Subtypen.

Klinik

Die typische distale Radiusfraktur imponiert durch eine Verkürzung des Radius, einen relativen Ulnavorschub und eine Abweichung der Hand nach dorsal und radial. Meist „trägt" der Patient die verunfallte Hand mit der gesunden in die Nothilfe. Des Weiteren zeigen sich Schwellung, Hämatom und schmerzhafte Bewegungseinschränkung.

> Cave: evtl. Ausbildung eines Kompartment- oder Karpaltunnelsyndroms durch Einblutung oder Weichteilschwellung!

Diagnostik

Röntgenaufnahmen in zwei Ebenen (❙ Abb. 2) reichen für Diagnosestellung, Beurteilung und Therapieplanung in vielen Fällen aus und können bei bestimmten Indikationen um Spezialaufnahmen ergänzt werden. Die **Magnetresonanztomographie** konnte in den letzten Jahren zunehmend an Wert gewinnen und wird derzeit vermehrt bei okkulten Frakturen und Bandrupturen eingesetzt (❙ Abb. 3).

Sind oben erwähnte Zeichen nicht oder nur spärlich vorhanden, liegen keine Fragmentdislokation bzw. nur Knochenfissuren vor, kann die Diagnosestellung erschwert werden. In diesem Fall sollten nach einem Intervall von ca. 5 Tagen erneut untersucht und Differentialdiagnosen ausgeschlossen werden (Tendovaginitis, Arthrose, Fraktur eines Handwurzelknochens, Ganglion u. a.).

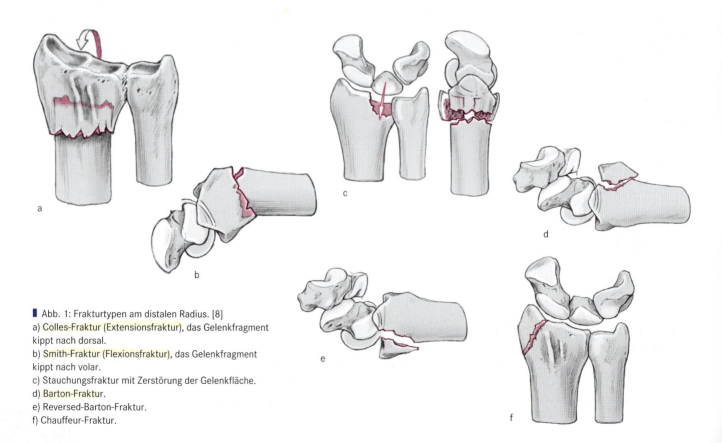

❙ Abb. 1: Frakturtypen am distalen Radius. [8]
a) Colles-Fraktur (Extensionsfraktur), das Gelenkfragment kippt nach dorsal.
b) Smith-Fraktur (Flexionsfraktur), das Gelenkfragment kippt nach volar.
c) Stauchungsfraktur mit Zerstörung der Gelenkfläche.
d) Barton-Fraktur.
e) Reversed-Barton-Fraktur.
f) Chauffeur-Fraktur.

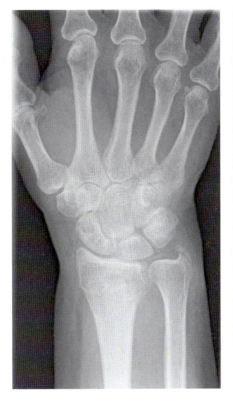
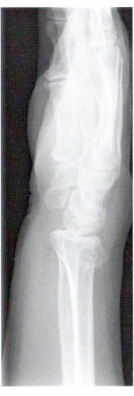

Abb. 2: Distale Radiusfraktur. [1]

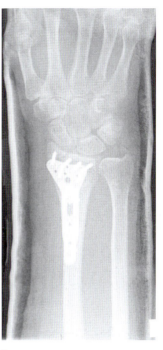

Abb. 4: Plattenosteosynthese nach distaler Radiusfraktur und vorübergehende Ruhigstellung in Unterarmgipsschale. [1]

Therapie

Grundsätzlich können alle stabilen, wenig dislozierten (≤ 20°) Brüche **konservativ** behandelt werden.

> Therapieschema: Bruchspaltanästhesie, Aushang und Reposition im Mädchenfänger, Oberarmgips für 2 Wochen, anschließend Unterarmgips für weitere 4 Wochen. Röntgenkontrolluntersuchungen erfolgen am 1., 3., 7., 14. und 28. Tag.

Rezidive werden **operativ** versorgt. Alle anderen Frakturformen werden von Beginn an operativen Therapiemaßnahmen (Platte, Kirschner-Draht, Fixateur externe) zugeführt (Abb. 4).
Die Prognose hängt stark von der Frakturform ab. Bei intraartikulären Frakturen ist das **Arthroserisiko** auch bei lege artis durchgeführter Reposition und Retention um ca. 11 % erhöht. Persistiert eine Gelenkstufe, so steigt das Arthroserisiko auf 90 %. Einschränkungen der Beweglichkeit (auf ca. 75 %) sowie des Kraftgrads (auf durchschnittlich 50–60 %) im Vergleich zur gesunden Seite sind bekannt.

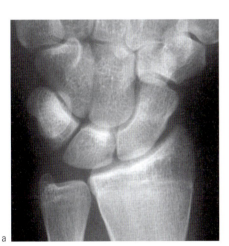
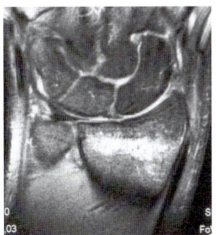

Abb. 3: Konventionelle Röntgenaufnahme (a) und wegen persistierender Schmerzen angefertigtes MRT (b). In Letzterem Bone bruise (Knochenödem) als Frakturhinweis. [8]

Zusammenfassung

- Die Fraktur des distalen Radius ist die häufigste Fraktur des Menschen.
- Pathognomonisch ist der Sturz auf die ausgestreckte Hand. Es kommt zur Verkürzung des Radius und zum relativen Ulnavorschub.
- Die Standardröntgenaufnahme ist ausreichend. Handwurzelknochen mit beurteilen! MRT kann bei persistierenden Schmerzen weiterhelfen.
- Sowohl konservative als auch operative Therapiemaßnahmen sind möglich. Die Prognose ist stark von der Frakturform abhängig.

Frakturen und Bandverletzungen der Handwurzelknochen

60–70% der Frakturen der Handwurzelknochen betreffen das Skaphoid. Frakturen der anderen Karpalia sind selten.

Frakturen des Os scaphoideum

Der häufigste Unfallmechanismus ist der Sturz auf die extendierte Hand. Andere Ursachen wie etwa die Stressfraktur sind selten.

Klassifikation

In der Klinik haben sich zwei Klassifikationssysteme durchsetzen können. Die Klassifikation nach **Russe** unterscheidet die horizontale und vertikale Schrägfraktur und die Querfraktur (∎ Abb. 1). Etwas detaillierter ist die Klassifikation nach **Herbert**. Dieser unterteilt die Kahnbeinverletzung in vier Typen und ihre Subtypen:

▸ **Typ A:** stabile Frakturen
▸ **Typ B:** instabile Frakturen
▸ **Typ C:** verzögerte Heilung
▸ **Typ D:** Pseudoarthrose.

Klinik

Bei frischen Verletzungen zeigen sich eine typische Schwellung und ein Druckschmerz über der Tabatière (eine durch die Sehnen der Mm. abductor pollicis longus, extensores pollicis brevis et longus gebildete Vertiefung, deren Boden das Os scaphoideum ist). Klinisch hinweisend sind auch die stark eingeschränkte Schlüsseldrehung mit D I und D II sowie die schmerzhafte Pro- und Supination.

Diagnostik

Die Diagnose wird durch mindestens vier Röntgenaufnahmen (Kahnbeinserie) gesichert. Neben der p. a. und seitlichen Projektion werden zusätzlich noch Aufnahmen in 45°-Pronations- und 45°-Supinationsstellung angefertigt (∎ Abb. 2). Besteht trotz negativer Röntgenaufnahmen weiterhin der Verdacht auf eine Skaphoidfraktur, kann nach ca. 14-tägiger Ruhigstellung im Unterarmgips eine erneute Röntgendiagnostik nötig sein. Fakultativ kann auch eine Diagnosesicherung mittels Knochenszintigraphie, Computertomographie oder Magnetresonanztomographie erfolgen.

Therapie

Zu über **90% heilen** Skaphoidfrakturen bei adäquater Immobilisation **im Unterarmgips** in ca. 8–12 Wochen aus. Proximale Frakturformen können aufgrund ihrer Anatomie auch länger brauchen (das proximale Drittel ist nahezu vollständig von Knorpel bedeckt, nur das distale Drittel besitzt nutritive Gefäße). Eine druckschmerzfreie Tabatière charakterisiert den Heilungsfortschritt. Anstelle der langen Ruhigstellung kann dem Patienten auch zur **operativen Behandlung** geraten werden. Dringende OP-Indikationen sind offene bzw. offen zu reponierende Frakturen, Luxationsfrakturen und Frakturen mit einer Fragmentdiastase ≥ 1 mm. Mehrere Schraubensysteme stehen zur Auswahl, welche eine Implantatentfernung nicht zwingend erfordern (Titanschrauben, ∎ Abb. 3). Als **Komplikation** ist das Ausbleiben der knöchernen Heilung mit Bildung einer Pseudarthrose zu nennen. Diese führt zu einer chronischen Instabilität der proximalen Handwurzelreihe und im Verlauf zu einer Arthrose.

Bandverletzungen

Vorweg müssen **intrinsische (interossäre)** von **extrinsischen Bändern** unterschieden werden. Zu den interossären Handgelenkbändern zählen die Lig. scapholunare und lunotriquetrale. Verletzungen der extrinsischen Bandstrukturen werden aufgrund ihrer schweren Diagnostizierbarkeit meist als Prellung oder Zerrung des Handgelenks abgetan und für 2–3 Wochen ruhig gestellt. Eine klassische Verletzung ist der knöcherne Ausriss des radiokarpalen Bands am Os triquetrum. Die oben erwähnte Immobilisation ist in der Regel ausreichend, um Beschwerdefreiheit zu erreichen. Persistieren die Schmerzen trotzdem, kann eine definitive Diagnose mittels MRT gestellt werden. Die Ruptur des **skapholunären Bands** tritt meist zusammen mit distalen Radius- oder Luxationsfrakturen auf. Als Verdachtsmoment gilt ein skapholunärer Abstand ≥ 3 mm. Gesichert wird die

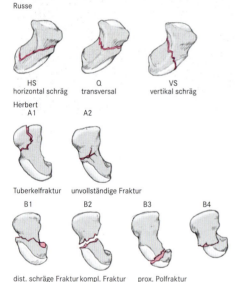

∎ Abb. 1: Klassifikation der Kahnbeinfrakturen nach Russe und Herbert. [8]

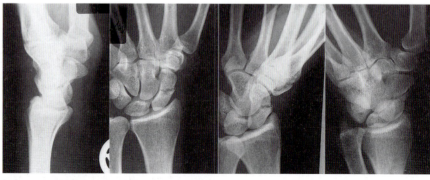

∎ Abb. 2: Quartett-Aufnahme einer Skaphoidquerfraktur. [8]

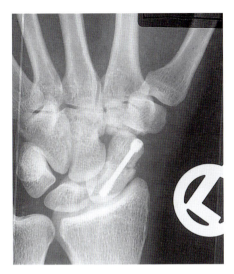

Abb. 3: Operative Versorgung mit einer Herbert-Schraube (gleicher Patient wie in Abb. 2). [8]

Diagnose mit MRT, Arthroskopie oder intraoperativ. Auch hier besteht die Möglichkeit der konservativen Therapie im Gipsverband (6–8 Wochen). Operativ werden eine transossäre Bandnaht und temporäre Arthrodese versucht. Ist das **lunotriquetrale Band** rupturiert, ist eine Bandnaht, bei älteren Läsionen (≥ 3 Monate) eine Arthrodese indiziert.

Unter dem Begriff der **perilunären Luxation oder Luxationsfraktur** versteht man durch Hochenergietraumata hervorgerufene Frakturen oder Luxationen der Handwurzelknochen, welche sich um das Os lunatum gruppieren. Um Druckschäden des N. medianus zu vermeiden, sollte die Reposition möglichst schnell erfolgen. Operative Therapieverfahren wie Naht und transossäre Fixation zeigen hier die besseren Ergebnisse (Abb. 4).

Als Folge schlecht verheilter Bandrupturen oder in Fehlstellung verheilter Radiusfrakturen kann sich sekundär eine **chronische Instabilität** des Bandkomplexes entwickeln. Diese führt über die chronische Fehlbelastung zur Handgelenkarthrose. Um diesem Geschehen vorzubeugen, können weitere Eingriffe am Bandkomplex – bis hin zur interkarpalen Arthrodese – nötig sein.

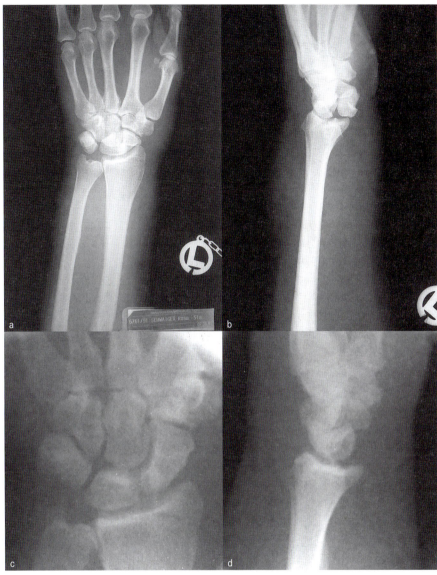

Abb. 4: Perilunäre, transstyloidale Luxationsfraktur. (a) und (b) zeigen im p. a. und seitlich aufgenommenen Bild das volar verlagerte Os lunatum, die Unterbrechung der proximalen Handwurzelreihe sowie die Fraktur des Proc. styloideus radii. Repositionsergebnis im p. a. (c) und seitlichen Strahlengang (d). [8]

Zusammenfassung

- Frakturen des Skaphoids machen ca. 60–70% aller Handwurzelfrakturen aus.
- Sie sind schwer zu erkennen und erfordern spezielle Aufnahmetechniken.
- Charakteristisch ist ein lokaler Schmerz über der Tabatière.
- Instabile Läsionen müssen operativ versorgt werden.
- Verletzungen des Bandapparats sind ebenfalls schwer zu diagnostizieren und werden häufig als Bagatelltraumata verkannt.

Dupuytren-Erkrankung und Ganglion

Morbus Dupuytren

Mit einer Prävalenz von etwa 5% ist die Dupuytren-Erkrankung in der europäischen Bevölkerung weit verbreitet. Dabei machen (vorwiegend ältere) Männer mit 85% den Großteil der Patienten aus. Epileptiker und Diabetiker sind überdurchschnittlich häufig betroffen. In 65% der Fälle erkranken beide Hände, die rechte meist früher als die linke.

Ätiologie

Während eine familiäre Disposition gesichert werden konnte, liegt die genaue Ursache noch immer im Dunkeln. Der Einfluss äußerer Faktoren, wie z. B. Mikrotraumata, konnte widerlegt werden. Derzeit wird eine primäre Fibromatose als Ursache diskutiert. Nicht selten findet man gleichzeitig mit dem M. Dupuytren (alkoholinduzierte) Leberschäden.
Pathogenetisch führen **faserreiche Stränge** an der Palmaraponeurose und an den Fingern über Schrumpfungsprozesse schließlich zu einer **Beugekontraktur.** Histologisch unterscheidet man eine noduläre und eine lamelläre Ausprägung. Weiterhin findet man verdickte Gefäßwände mit verengtem Lumen. Schweißdrüsen, Fettgewebe und elastische Fasern fehlen.

Klinik

Der Beginn der Krankheit ist **schleichend** und kann häufig vom Patienten nicht angegeben werden. Meist fallen ihm zuerst Verdickungen und Einziehungen an der Hohlhand auf die ihn zum Arzt führen. Schmerzen bestehen im Anfangsstadium nicht. **Später** können **Schmerzen und Missempfindungen** durch Druck auf einen Nerv entstehen. Klinisch verläuft die Erkrankung **schubweise,** teilweise mit jahrelangem Stillstand. Grundsätzlich können alle Finger beteiligt sein, typischerweise sind **Ring- und Kleinfinger** betroffen. Die Streckbehinderung beginnt meistens an den Fingergrundgelenken. Sind die PIP-Gelenke mit einbezogen, kommt es zudem zu einer Überstreckung der Fingerendglieder (Abb. 1). Verdrehungen der Finger können vorkommen. Veränderungen an der Haut sind selten, sie wird jedoch durch die zunehmende Fixation verkürzt (Hautmangel bei korrigierender Operation!).
Differentialdiagnostisch sollte man auch an folgende Erkrankungen denken: Kamptodaktylie (angeborene Beugekontraktur eines Fingergelenks), erworbene Beugefehlstellungen anderer Genese (z. B. Entzündungen, Verletzungen, Narbenkontrakturen u. a.).

Therapie

Konservativ wurde versucht, der Krankheit mit Bestrahlung (Röntgen, Radium), Glukokortikoidinjektionen und der Einnahme von Vitaminpräparaten zu begegnen. Die Progredienz konnte nicht verhindert werden. Die Indikation zur **Operation** sollte daher eng gestellt werden, vor allem, je jünger der Patient ist. Auch ist zu bedenken, dass mit fortgeschrittenem Krankheitsstadium die Operation immer schwieriger wird und mehr Komplikationen mit sich bringt.
Bei älteren Patienten wird bevorzugt eine einfache **quere Durchtrennung** des betroffenen Strangs gewählt. Diese birgt aber ein hohes Rezidivrisiko. Alternativen sind die **lokale Exzision** und die **partielle** bzw. **komplette Fasziektomie:** Neben dem eigentlichen Strang wird auch unverändertes Gewebe bzw. die ganze Palmaraponeurose entfernt (Abb. 2 und 3). In bestimmten Situationen (extreme Beugestellung, alter Mensch) muss auch die Amputation des (Klein-)Fingers in Betracht gezogen werden.
Zu unterscheiden ist das Rezidiv (im operierten Bereich) von der Ausbreitung in anderen Handabschnitten.
Eine gefürchtete OP-Komplikation ist die Nekrose eines Fingers. Hautnekrosen können infolge eines Hohlhandhä-

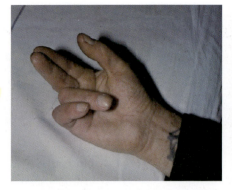

Abb. 1: Dupuytren-Erkrankung. Das fortgeschrittene Stadium zeigt eine Beugekontraktur der Digiti 4 und 5 mit Überstreckung des Endglieds. [5]

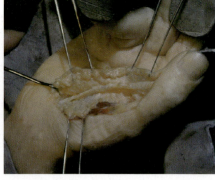

Abb. 2: Intraoperatives Bild mit deutlichem Kontrakturband zum Daumen bei M. Dupuytren. [5]

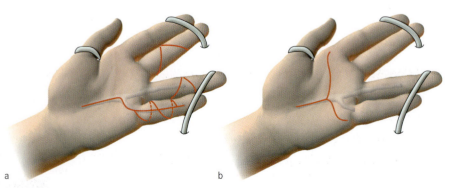

Abb. 3: Fasziektomie. [10]
a) Bajonettartige Inzision der Hohlhand bei partieller Fasziektomie.
b) Y-förmiger Zugang bei kompletter Fasziektomie.

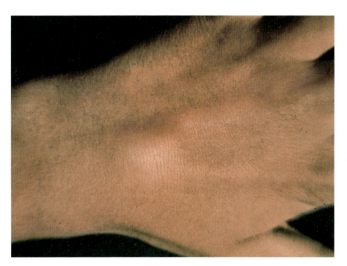 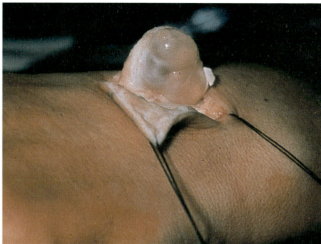

Abb. 4: Ganglion am Handrücken. Intraoperativ werden die glatte Kapsel und der gallertige Inhalt sichtbar. [4]

matoms entstehen. Präoperativ muss der Patient ausführlich über diese und weitere Komplikationen aufgeklärt werden. Fragen zur Prognose sind nur schwer zu beantworten, da die Dauer eines Intervalls nicht vorhersagbar ist. Für den Verlauf ungünstig sind positive Familienanamnese, Diabetes mellitus, Epilepsie und Auftreten in jungen Jahren (≤ 30 Jahre).

Ganglion

Ganglien sind gehäuft bei Frauen auftretende **zystische Gebilde** von Linsen- bis Apfelgröße mit gelenkkaspelähnlicher Hülle und gallertartigem Inhalt (Abb. 4). Man geht davon aus, dass es sich um versprengtes embryonales Synovialgewebe handelt oder die Ganglien traumatisch/degenerative Zysten darstellen.
Prädilektionsstellen sind die Streckseiten der Handgelenke, die Volarseiten der Fingergrundgelenke, der Fußrücken und die Kniekehle. Die seltener auftretenden Meniskusganglien findet man typischerweise an der lateralen Seite und häufiger bei jungen Männern. Die Zysten können mit Gelenken kommunizieren und dann in ihrer Größe variieren. Charakteristischer Befund ist ein **halbrunder** oder länglicher **Tumor prall-elastischer bis derber Konsistenz,** dessen Oberfläche glatt ist. Die darüber liegende Haut ist nicht verändert und normal verschieblich.
Differentialdiagnostisch müssen Lipom, Atherom, Synovialom und chronische Entzündungen der Sehnenscheide ausgeschlossen werden. Etwa 50% der Ganglien verschwinden spontan.

Therapie
Therapeutisch ist die exakte Exstirpation Mittel der Wahl, trotzdem besteht eine Neigung zum Rezidiv (ca. 10%). Meniskusganglien erfordern die komplette Meniskusresektion.

Zusammenfassung
✗ Der **M. Dupuytren** ist eine häufige Erkrankung des älteren Mannes mit unklarer Ursache. Eine familiäre Disposition ist gesichert.
✗ Der Krankheitsbeginn ist zunächst schleichend, später schubweise.
✗ Charakteristischerweise ist die Streckbehinderung am Ring- und Kleinfinger ausgeprägt.
✗ Trotz Operation ist eine Aussage zur Prognose nur schwer zu treffen.
✗ **Ganglien** treten vermehrt bei Frauen auf, sind ca. linsengroß und zählen zu den Tumor-like lesions.
✗ Prädilektionsstellen sind u. a. die Streckseiten der Handgelenke und die Palmarseiten der Fingergrundgelenke.
✗ Exstirpation ist therapeutisches Mittel der Wahl.

Beckenringfrakturen

Das Becken nimmt im Haltungs- und Bewegungssystem eine Vermittlerrolle zwischen Wirbelsäule und unterer Extremität ein (Kraftübertragung) und stellt darüber hinaus auch eine Schutzhülle des Urogenital- und Gastrointestinaltrakts dar. Die knöchernen Anteile, bestehend aus den Ossa ilium, ischii und pubis sowie dem Os sacrum, sind sowohl synostotisch verschmolzen als auch über starke Bandkomplexe miteinander verbunden. Aufgrund der Nähe pelviner Organe zu knöchernen Strukturen des Beckens sind diese bei komplexen Frakturen häufig mit betroffen (Harnröhre und Blase in ca. 20%).

Beckenringfrakturen machen nur ca. **4% aller Frakturen** aus. Diese Zahl steigt allerdings bei schwer verunfallten Patienten auf bis zu 25% an. Je nach Stabilität der Fraktur liegt die Letalität bei bis zu 30% (Haupttodesursache ist die retroperitoneale Massenblutung). Stabile Beckenfrakturen stellen den Großteil (≥ 50%) und treten besonders bei älteren Patientinnen auf. Isolierte, stabile Frakturen sind häufig (ca. 60%), wohingegen die isolierte, instabile Fraktur selten (5%) vorkommt.

Hohe Gewalteinwirkungen, z. B. im Rahmen sog. **Hochenergietraumata** (Verkehrsunfall, Sturz aus großer Höhe), sind nötig, um das Bild einer instabilen Beckenringfraktur zu erzeugen und gehen meist mit schwerwiegenden Verletzungen des Weichteilmantels einher. Die zugrunde liegenden Kräfte werden unterteilt in:

- laterale Kompression
- anteroposteriore Kompression
- vertikale Abscherung (Translationsverletzung in längsaxialer Richtung)
- Kombinationsverletzungen.

Sie führen zu charakteristischen Frakturmustern des Beckens.

Klassifikation

> Ein Becken ist stabil, wenn die wesentlichen kraftübertragenden Strukturen des hinteren Beckenrings unverletzt sind. Instabilität bedeutet osteoligamentäre Desintegration des hinteren und vorderen Beckens.

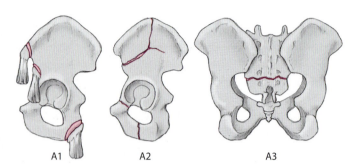

Abb. 1: Typ-A-1 – 3-Fraktur. A1 Abrissfraktur ohne Beckenringbeteiligung. A2 isolierte vordere Beckenringfraktur. A3 Os-sacrum- oder Os-coccygis-Querfraktur. [8]

Die Klassifikation erfolgt nach **Tile**:

- Typ A: stabil
- Typ B: rotatorisch instabil
- Typ C: rotatorisch und vertikal instabil.

Typ-A-Frakturen ermöglichen weiterhin eine ungehinderte Kraftübertragung von der Lendenwirbelsäule auf die untere Extremität (Abb. 1).

Verletzungen vom **Typ B** zeigen eine komplette Durchtrennung des vorderen sowie eine teilweise Verletzung des hinteren Beckenrings. Sie sind zwar rotationsinstabil, haben aber eine erhaltene vertikale Stabilität. Bei außenrotierter Beckenhälfte spricht man von einer **Open-book-Fraktur** (Typ B1, Abb. 2).

Typ-C-Frakturen imponieren durch eine komplette Zerreißung des vorderen und hinteren Beckens mit vertikaler Abscher-Rotations-Verschiebung (C1 unilateral, C2 unilateral mit inkompletter kontralateraler Verletzung, C3 bilateral, Abb. 3).

Diagnostik

Die klinische Untersuchung umfasst die Inspektion der Haut (Prellmarken, Quetschwunden) und des äußeren Genitales (Skrotalhämatom) sowie die Beurteilung der Beckensymmetrie. Danach folgt die manuelle Untersuchung zur Beurteilung der Stabilität des Beckenrings. Rektale und vaginale Tastun-

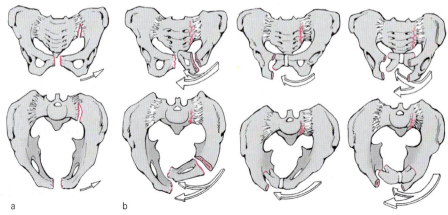

Abb. 2: Rotationsinstabile Beckenringfrakturen Typ B. Obere Reihe in a.p., untere Reihe in „Inlet"-Projektion. [8]
a) Open-book-Fraktur.
b) Typ-B2-Frakturen.

Becken und untere Extremität

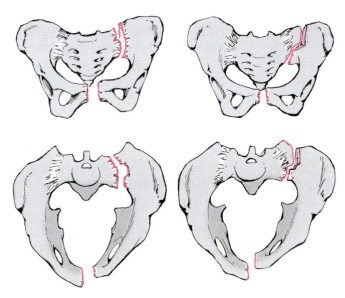

Abb. 3: Typ-C-Verletzungen – Vertical shear. [8]

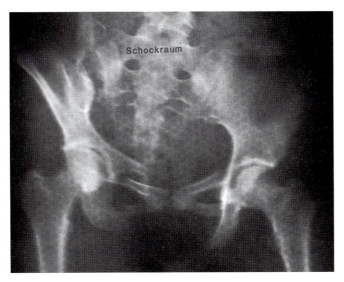

Abb. 4: Transforaminale Sakrumlängsfraktur mit komplexer vorderer Ringläsion. [8]

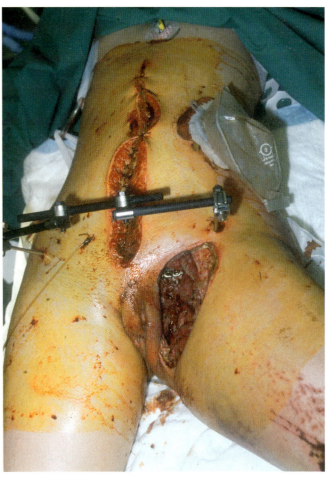

Abb. 5: Notfallmäßige externe Stabilisierung einer Beckenringfraktur mittels Fixateur externe. [8]

tersuchungen können Hinweise auf Durchspießungs- und Harnröhrenverletzungen geben. Die **Sonographie** ermöglicht Aussagen über intraabdominelle Verletzungen („freie Flüssigkeit"). Konventionelle **Röntgenaufnahmen,** evtl. ergänzt durch sog. Inlet- oder Outlet-Aufnahmen (Strahlengang 40–60° fuß- bzw. kopfwärts geneigt), erbringen die wesentlichen Informationen zur Beurteilung der Stabilität (▌Abb. 4). Neben der Computertomographie können auch spezielle Verfahren wie die retrograde Urethro-, Zysto- oder i. v. Pyelographie hinzugezogen werden.

Therapie
Typ-A- und viele Typ-B-Frakturen können **konservativ** mit initialer Bettruhe und Analgesie versorgt werden. Typ-C-Frakturen stellen eine absolute Operationsindikation dar. Je nach Situation des Verunfallten wird vor der definitiven Versorgung mittels Reposition und Plattenfixation eine **notfallmäßige externe Stabilisierung** angestrebt (▌Abb. 5).

Zusammenfassung
* Es gilt zu unterscheiden, ob eine Fraktur stabil oder instabil ist.
* Retro- und intraperitoneale Blutungen sind die wichtigsten akuten posttraumatischen Komplikationen einer Beckenringfraktur. Immer ist an eine Mitbeteiligung intrapelviner Organe zu denken.
* Die definitive Versorgung der Fraktur erfolgt meist in einem Second step.

Hüftgelenkdysplasie, sog. angeborene Hüftluxation

Der Begriff der sog. angeborenen Hüftluxation wurde deshalb gewählt, weil zum Zeitpunkt der Geburt lediglich die disponierenden Faktoren vorliegen, nicht aber die Luxation selbst. Angaben zur Häufigkeit der **Hüftdysplasie** variieren je nach Literatur und Art der Untersuchung (klinisch, sonographisch oder röntgenologisch). Für Deutschland liegt die Inzidenz bei ca. 4 % bei gleichmäßiger Verteilung unter den Geschlechtern. Die angeborene **Hüftluxation** ist mit einer Inzidenz von 1 pro 1000 Lebendgeburten wesentlich seltener, betrifft jedoch bevorzugt das weibliche Geschlecht (6:1). In ca. 75 % der Fälle ist das linke Hüftgelenk betroffen, ein doppelseitiger Verlauf ist möglich. Die Inzidenz der Hüftluxation unterliegt ethnischen und regionalen Schwankungen. So ist sie beispielsweise in slawischen Ländern und bei Eskimos (40 %) erhöht, in Afrika und China hingegen sehr selten. Auch in Deutschland bestehen regionale Schwankungen, man spricht von **„Luxationsnestern"** (Schwaben, Sachsen, Hessen, Westfalen).

Ätiologie

Das fetale Hüftgelenk weist intrauterin nur eine geringe knorpelig-knöcherne Sicherung auf. Während der ersten drei Lebensmonate holt jedoch das „unreife" Gelenk diesen Rückstand normalerweise auf, Stabilität ist somit gewährleistet. Hormonelle und mechanische Faktoren vor und nach der Geburt können dagegen eine Fehlentwicklung begünstigen (mütterliche Östrogene, Relaxine, mangelndes intrauterines Platzangebot).

> Bei 25 % der Kinder, die aus Beckenendlage geboren worden sind, liegt eine Hüftluxation vor.

Auch nach der Geburt unterliegt die noch unreife Hüfte mechanischen Faktoren, die eine physiologische Nachreifung verhindern können (z. B. kulturelle Verhinderung der postpartalen Flexion und Abduktion im Hüftgelenk während der ersten Lebensmonate). Im Gegensatz dazu treten Hüftgelenkluxationen in Ländern, in welchen Säuglinge in Wickeltüchern getragen werden (Afrika), nahezu nicht auf.

Klassifikation

Die **Einteilung** erfolgt **nach Graf** anhand sonographischer Merkmale in vier Schweregrade:

▶ **Typ I:** altersentsprechendes, gesundes Hüftgelenk
▶ **Typ II:** Das Gelenk ist zentriert. Die knöcherne Pfanne ist ungenügend ausgebildet, die knorpelige Pfanne erscheint reaktiv größer, sodass der Hüftkopf gut überdacht ist.
▶ **Typ III:** Es liegt ein luxiertes Gelenk vor, die knöcherne Pfanne ist mangelhaft ausgebildet.
▶ **Typ IV:** Das Gelenk ist luxiert, das knorpelige Pfannendach nach kaudal in die Pfanne verdrängt.

Diagnostik

Anamnestisch müssen folgende Punkte erfragt werden: familiäre Belastung, Lageanomalien, Oligohydramnion, Mehrlingsschwangerschaft, Sectio, Frühgeburt, weitere Anomalien wie z. B. Klumpfuß, Wirbelsäulendeformitäten. Um die **klinische Untersuchung** so aussagekräftig wie möglich zu gestalten, sollten die Untersuchungsbedingungen optimal gewählt werden. Dazu zählt u. a., dass der Säugling ausgeschlafen und gestillt untersucht wird, der Untersuchungsraum entsprechend temperiert ist, der Untersucher warme Hände hat, das Kind von einem Elternteil begleitet wird. Anderenfalls kann es durch Abwehrspannungen o. Ä. zu Fehldiagnosen kommen (instabile Hüfte wird durch Gegenspannung maskiert). Im Rahmen der U2-Untersuchung sollte auf **Asymmetrie der Beinhaltung in Rückenlage, Beinlängendifferenz in Rückenlage und im 90° gebeugten Hüft- und Kniegelenk sowie Asymmetrie der Gesäß- und Inguinalfalten** geachtet werden. Zudem wird auf Abspreizbehinderung in Rückenlage und das Roser-Ortolani-Zeichen untersucht, und der Barlow-Test wird durchgeführt (s. u. und ▪ Abb. 1).

Roser-Ortolani-Zeichen

Das Hüftgelenk ist rechtwinklig gebeugt. Der Untersucher umfasst beide Knie, sodass sein Daumen auf der Oberschenkelvorderseite, sein 3.–5. Finger über den Trochanteren liegen. Nun führt er das Bein in Abduktion und übt abwechselnd mit dem Daumen Druck nach dorsal, mit dem 3.–5. Finger nach ventral aus. Befindet sich das Gelenk in Subluxationsstellung, kann es dadurch reponiert werden. Dabei verspürt der Untersucher ein Schnapp-Phänomen unter dem Mittelfinger. **Das Roser-Ortolani-Zeichen ist**

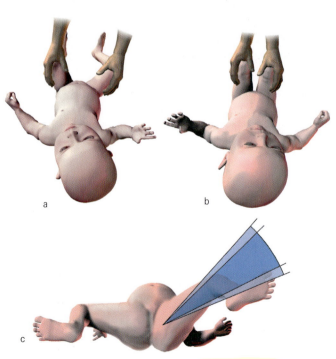

▪ Abb. 1: Diagnostik zur Hüftgelenkdysplasie. Roser-Ortolani-Zeichen (a), Barlow-Zeichen (b) und Abspreizhemmung links (c).

nur bis Ende der ersten Lebenswoche nachweisbar!

Barlow-Test

Auf die um 90° gebeugten Hüft- und Kniegelenke wird ein Druck von ventral nach dorsal ausgeübt; bei bestehender Instabilität kann so eine Luxation provoziert werden. Leichte Adduktion reponiert das Gelenk wieder. **Der Barlow-Test ist nur während der ersten zwei Lebensmonate positiv!**
Diagnostisches Mittel der Wahl ist die Sonographie. Diese wird seit 1996 zusammen mit der U3-Untersuchung routinemäßig, bei Risikofaktoren schon früher durchgeführt. Röntgenuntersuchungen schließen sich bei vorliegender Hüftdysplasie ab dem ersten Lebensjahr an (Verlaufskontrolle, Hüftkopfnekrose). Arthrographie, CT und MRT sind besonderen Indikationen vorbehalten und im Rahmen der ersten Diagnostik eher Raritäten.

Therapie

Therapiemaßnahmen sollten so früh wie möglich eingeleitet werden! Luxierte Gelenke werden zunächst in der Repositionsphase zentriert eingestellt (manuelle Verfahren, Spreizhose). Bei Säuglingen älter als 6 Wochen hat sich die in ▌Abbildung 2 dargestellte Pavlik-Bandage als Mittel der Wahl erwiesen. Ist die Luxation schon länger und mit entsprechender Weichteilverkürzung vorhanden, wird die Reposition durch die sog. Overhead-Extension erreicht. Der Einstellphase schließt sich die Retentionsphase an. Stabile Hüftgelenke werden lediglich mit Spreizhosen oder Bandagen, instabile Hüftgelenke hingegen mit Gipsverbänden (Sitz-Hock-Gips nach Fettweis) versorgt (▌Abb. 3).
Die **Indikation zur Operation** liegt vor, wenn nach ausgeschöpfter konservativer Therapie die Formgebung nicht verbessert werden konnte oder sich sogar verschlechtert hat und auch das kindliche Wachstum keine weiteren Erfolge verspricht. Die Eingriffe können sowohl am proximalen Femur (Umstellungsosteotomie), am Azetabulum (Azetabuloplastik) und am Becken (Beckenosteotomie) erfolgen.
Die Spontanheilungsrate liegt innerhalb der ersten Lebenswoche bei 60%, innerhalb der ersten zwei Lebensmonate sogar bei 80%. Dennoch bleibt dieses Gelenk in seiner Entwicklung gefährdet und stellt eine präarthrotische Deformität dar.

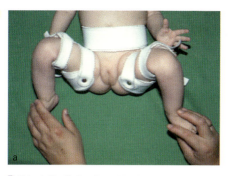 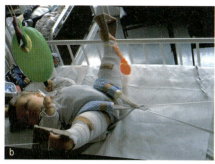

▌Abb. 2: Pavlik-Bandage (a). Die Zügel halten die Beinchen in Hyperflexion, durch Strampeln gleitet der Hüftkopf zurück in die Pfanne. Overhead-Extension (b). [4]

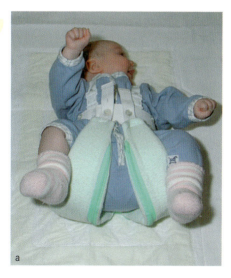 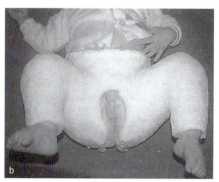

▌Abb. 3: Spreizhose (a) und Sitz-Hock-Gipsverband nach Fettweis (b). [4, 11]

Zusammenfassung

✖ Prädisponiert sind u. a. Patienten mit positiver Familienanamnese, Frühgeburten und Geburt aus Beckenendlage.

✖ Im Rahmen der U2/U3-Untersuchung sollte eine Hüftdysplasie/Hüftluxation ausgeschlossen werden können. Roser-Ortolani-Zeichen und Barlow-Test sind nur innerhalb der ersten Wochen bzw. der ersten zwei Lebensmonate positiv!

✖ Die Sonographie ist das Mittel der diagnostischen Wahl.

Schenkelhalsfrakturen

Der hüftgelenknahe Oberschenkelbruch ist die typische Fraktur des alten Menschen. Das Durchschnittsalter liegt zwischen 70 und 80 Jahren mit einer wesentlich höheren Beteiligung des weiblichen Geschlechts (Osteoporose!). Meist ist es nur ein **banales Trauma,** z. B. ein Sturz über den umgeschlagenen Teppich, das aber oft zu wesentlichen Einschnitten in Lebensqualität (ca. jeder fünfte Patient wird pflegebedürftig) und/oder sozialem Umfeld (Einschränkung des Bewegungsradius) führt. Bei jungen Patienten tritt die Schenkelhalsfraktur (SHF) sehr selten und fast nur in Zusammenhang mit Hochenergietraumata (Verkehrsunfall, Sturz aus großer Höhe) auf.

Klassifikation

Vereinfacht kann von **medialen** (intrakapsulär liegend, ca. 80%) und **lateralen** (meist extrakapsulär) Schenkelhalsfrakturen gesprochen werden. Im klinischen Gebrauch konnten sich zudem die Klassifikationen nach Pauwels und Garden (Abb. 1) durchsetzen. Die Pauwels-Klassifikation richtet sich nach dem Winkel zwischen Frakturspalt und Horizontalebene. Ist dieser ≤ 30°, liegt ein Grad I vor, bei einem Winkel zwischen 30° und 50°, spricht man von einem Grad II und über 50° von einem Grad III.

Wichtig, da insbesondere in Prüfungen gerne gefragt: Garden-I- und Pauwels-I-Frakturen können konservativ behandelt werden.

Klinik

Der zumeist liegend in die Nothilfe eingelieferte Patient zeigt eine **Verkürzung und Außenrotation der betroffenen Extremität,** sodass häufig ein Blick genügt, um die Diagnose zu stellen (Abb. 2). Ein aktives Anheben des Beins ist meist nicht möglich. Passive Bewegungen im Hüftgelenk werden nicht toleriert. Es bestehen Stauchungs-, Rotations- und Druckschmerzen über der Leistenregion und dem Trochanter major. Gelegentlich wird eine Schmerzausstrahlung bis ins Kniegelenk angegeben. Gerade bei jüngeren Patienten ist auf Begleitverletzungen, wie Azetabulum-, Femurkopf-, Femurschaft- oder auch Kalkaneusfrakturen, zu achten.

Diagnostik

Die bildgebende Diagnostik bei Verdacht auf SHF umfasst eine Beckenübersichtsaufnahme und Aufnahmen des betroffenen Hüftgelenks in a. p. und axialer Projektion. Besteht der Verdacht auf eine pathologische Fraktur (ohne adäquates Trauma, Spontanfraktur) muss zum Ausschluss distal gelegener Osteolysen der gesamte Oberschenkel abgebildet werden.

Therapie

Abgesehen von Frakturen des Stadium Pauwels I und Garden I bei älteren Patienten, die konservativ behandelt werden können, werden alle SHF operativ angegangen. Dabei wird grundsätzlich zwischen hüftkopferhaltenden und hüftkopfersetzenden **Therapieoptionen** unterschieden. Patienten unter 65 Jahren sind grundsätzlich hüftkopferhaltend zu versorgen. Patienten, die älter als 70 Jahre sind, sollten primär endoprothetisch versorgt werden, um die Vorteile der schnellen Belastbarkeit zu genießen (s. S. 80/81). Zwischen 65 und 70 Jahren spielen u. a. Vorerkrankungen, Allgemeinzustand und Aktivitätslevel bei der Therapieplanung eine Rolle. In jedem Fall sollte individuell entschieden werden.

> Da die Gefahr der Femurkopfnekrose besteht, sollte, möchte man hüftkopferhaltend operieren, schnellstmöglich gehandelt werden. Als erste Maßnahme kann hierzu die Punktion des Hüftgelenks erfolgen (Vermeidung eines Hämarthros, Senkung des intraartikulären Drucks und dadurch positive Beeinflussung der Blutversorgung).

Zu den hüftkopferhaltenden Therapiemaßnahmen zählen u. a. die dynamische Hüftschraube (DHS) und die Osteosynthese mit Spongiosaschrauben (Abb. 3 und 4).

In beiden Fällen sind die Vorteile die technisch einfache und mechanisch effiziente Operationsmethode, das geringe Operationstrauma, eine niedrige Komplikationsrate und die Möglichkeit der sofortigen postoperativen Mobilisation.

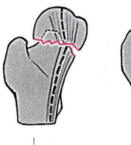
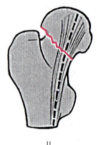
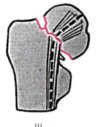
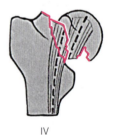

Abb. 1: Einteilung der Schenkelhalsfrakturen nach Garden. [8]
Garden I: eingestauchte, nicht dislozierte Abduktionsfraktur.
Garden II: nicht dislozierte Adduktionsfraktur.
Garden III: dislozierte Adduktionsfraktur ohne Zertrümmerung der dorsalen Kortikalis.
Garden IV: komplette Dislokation mit Unterbrechung der Gefäßversorgung.

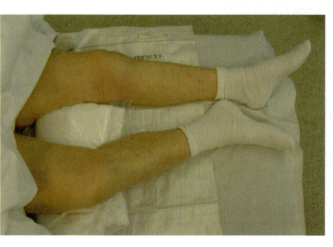

Abb. 2: Typisches klinisches Bild einer Schenkelhalsfraktur. Das rechte Bein ist verkürzt und außenrotiert. [1]

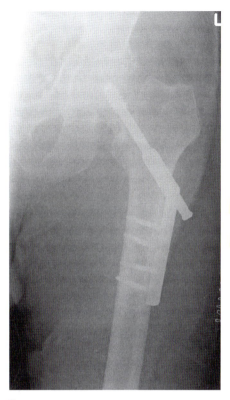

Abb. 3: Dynamische Hüftschraube (DHS). [1]

Die Reposition der Fraktur erfolgt geschlossen. Während bei der Schraubenosteosynthese die Retention über die durch kleine Hautschnitte eingebrachten Schrauben erzielt wird, wird bei der dynamischen Hüftschraube zunächst ein Führungsdraht bis in den Hüftkopf vorgeschoben und an diesem entlang ein Kanal aufgebohrt.

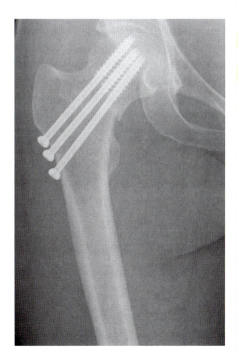

Abb. 4: Schraubenosteosynthese. [1]

Die DHS wird mit einem kurzen Gewinde in den Femurkopf gedreht. Auf das laterale Ende wird ein Zylinder gesteckt, der fest mit einer Platte verbunden ist. Zylinder und Schraube können ineinandergleiten. Die Platte selbst wird mit Kortikalisschrauben am Femur fixiert.

Femurkopffrakturen

Femurkopffrakturen sind überwiegend mit Hüftpfannenfrakturen und dorsalen Hüftgelenkluxationen vergesellschaftet. Die dabei auftretenden Abscherkräfte bewirken einen Abriss eines Kalottenfragments, das in der Gelenkpfanne verbleibt. Einer der häufigsten Unfallmechanismen ist die **Dashboard injury**, ein Knieanpralltrauma an das Armaturenbrett bei einem Pkw-Unfall. Die einwirkende Kraft verläuft dabei in Längsrichtung des Femurschafts und kann bei ca. 60° Beugung im Hüftgelenk neben einer Hüftkopffraktur auch eine dorsale Hüftluxation bedingen.

Klassifikation

Die Einteilung erfolgt nach AO oder nach Pipkin in:

▸ **Typ 1:** Kalottenfraktur kaudal der Fovea und somit außerhalb der Belastungszone
▸ **Typ 2:** Kalottenfraktur kranial der Fovea und somit innerhalb der Belastungszone
▸ **Typ 3:** Typ 1 oder 2 in Kombination mit einer Schenkelhalsfraktur
▸ **Typ 4:** Typ 1 oder 2 in Kombination mit einer Azetabulumfraktur.

Klinik

Die Klinik gleicht der einer Hüftgelenkluxation. Es finden sich eine Beinfehlstellung, eine federnde Fixation im Gelenk und Bewegungsschmerzen. Eine aktive Bewegung ist meist nicht möglich. Häufig wird zudem über ein Taubheitsgefühl im betroffenen Bein berichtet.

Diagnostik

Bereits Anamnese und klinische Untersuchung ermöglichen die Arbeitshypothese einer Femurkopffraktur. Bildgebende Verfahren (Röntgenaufnahme des Beckens und des Hüftgelenks) verifizieren die Diagnose. Um eine definitive Beurteilung der osteochondralen Verletzungen zu ermöglichen, folgt im Anschluss eine CT- oder MRT-Untersuchung.

> Typ-3-Frakturen werden häufig übersehen, da sich das Augenmerk auf die viel auffälligere Schenkelhalsfraktur richtet.

Therapie

Typ-1- und -2-Frakturen lassen sich, sofern sie gut reponierbar sind, konservativ behandeln. Eine frühfunktionelle Bewegungstherapie mit individuell angepasster Teilbelastung in den ersten 2 Wochen wird angestrebt. Die Therapie der Typ-3- und Typ-4-Frakturen richtet sich nach der (operativen) Versorgung der Begleitverletzung (Schenkelhals oder Azetabulum). Grundsätzlich wird versucht, das reponierte Kalottenfragment mittels einer Kortikalisschraube definitiv zu fixieren.

Zusammenfassung

✖ Schenkelhalsfrakturen sind eine typische Verletzung des älteren Menschen.
✖ Die Einteilung erfolgt nach Pauwels und Garden.
✖ Eine konservative Therapie ist grundsätzlich möglich, operative Interventionen werden in hüftkopferhaltend und hüftkopfersetzend unterteilt.
✖ Häufigster Unfallmechanismus der Femurkopffraktur ist die Dashboard injury.
✖ Die Einteilung erfolgt nach Pipkin.

Epiphyseolysis capitis femoris juvenilis

Synonym werden auch die Begriffe der juvenilen Hüftkopflösung oder des jugendlichen Hüftkopfgleitens verwendet. Dieses Krankheitsbild ist definiert durch eine **nichttraumatische Dislokation der Hüftkopfepiphyse** gegenüber dem Schenkelhals. Vollzieht sich dieses Geschehen langsam, so spricht man von einer Epiphyseolysis capitis femoris lenta, anderenfalls von einer Acuta- oder Mischform (Acute on chronic slip).
Die Inzidenz wird mit etwa 1:10000 angegeben. Jungen sind etwa 2- bis 3-mal so häufig betroffen wie Mädchen. Der Erkrankungsgipfel liegt bei ihnen zwischen dem 13. und 14. Lebensjahr, bei Mädchen etwas früher. Nicht selten ist die Erkrankung beidseitig. Die oben erwähnten Manifestationsformen treten in folgendem Verhältnis auf:
Lenta-Form : Acuta-Form : Mischform = 6:1:3.

Ätiologie

Es wird von einem multifaktoriellen Geschehen endogener und mechanischer Faktoren ausgegangen. Hinweis auf hormonelle Einflüsse ist, dass fast jedes zweite betroffene Kind eine **Dystrophia adiposogenitalis** (Fröhlich-Syndrom) zeigt. Diese Vermutung wird zusätzlich durch den Krankheitsbeginn in der Präpubertäts- und Pubertätsperiode gestützt. Auf der einen Seite führt eine Verdickung der knorpeligen Wachstumsfuge zu einer Resistenzminderung, auf der anderen Seite nehmen Körpergewicht und Aktivitätsgrad zu. Dadurch wird ein Verschiebungsprozess im epimetaphysären Grenzbereich getriggert. Gewöhnlich disloziert die Epiphyse nach dorsokaudal, der Schenkelhals wandert dabei meist nach ventrokranial. Sowohl das Ausmaß der Dislokation als auch ihre Akuität bestimmen die Prognose. Dislokationen zwischen 30° und 50° bedeuten eine präarthrotische Deformität. Akute Dislokationen mit Kontinuitätsunterbrechung zwischen Epiphyse und Metaphyse bergen das Risiko der ischämischen Hüftkopfnekrose.

Klinik

Lenta-Form

Die Patienten können **Schmerzen** in Leiste, Oberschenkel, Knie oder im ganzen Bein angeben, die zeitweise auch wieder verschwinden. Oft wird auch über frühzeitiges **Ermüden** beim Gehen oder Stehen geklagt. Dem Erkrankten selbst oder seiner Umgebung kann **Hinken** oder eine **Außenrotationsfehlstellung** des entsprechenden Beins auffallen. Meist führt den Patienten eine akute Verschlimmerung oder ein Bagatelltrauma zum Arzt. Durch den mitunter spontanen Stillstand kann der Arztbesuch aber auch erst Jahre bis Jahrzehnte später erfolgen, wenn es bereits zu einer Sekundärarthrose gekommen ist.

Acuta-Form

Sie kann zunächst stumm sein oder der Lenta-Form gleichen. Unabhängig davon, ob ein Trauma vorliegt oder nicht, kommt es zu einer **akuten Geh- und Stehunfähigkeit**, Schmerzen und Bewegungsunfähigkeit bei Außenrotationsfehlstellung.

Diagnostik

In der klinischen Untersuchung sollte zunächst auf eine Außenrotationsfehlstellung geachtet werden. Das Drehmann-Zeichen ist regelmäßig positiv.

> Drehmann-Zeichen: Der Oberschenkel weicht, durch die Fehlstellung der Epiphyse, bei Beugung im Hüftgelenk zwangsweise in Außenrotation und Abduktion (s. S. 8/9).

Eine messbare Beinlängenverkürzung kann bestehen. **Serologische Entzündungsparameter sind immer negativ!**
Eine Röntgenuntersuchung wird in zwei senkrecht aufeinander stehenden Ebenen durchgeführt, wobei die axiale Aufnahme in der sog. Lauenstein-Technik erfolgt.

> Lauenstein-Technik: Hierbei befindet sich der Patient in Rückenlage. Der Zentralstrahl wird von vorne auf den Femurkopf gerichtet, die Oberschenkel sind um 90° gebeugt und um 45° abduziert.

Der Dislokationswinkel lässt sich über die in das Röntgenbild eingezeichneten Hilfslinien ermitteln (▌Abb. 1).

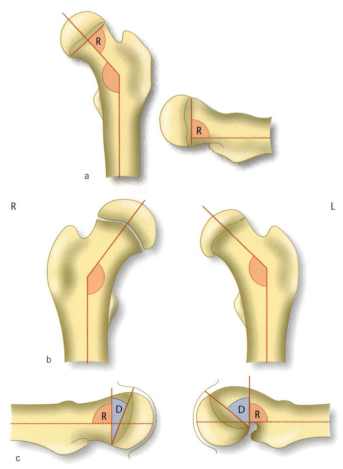

▌ Abb. 1: Schematische Darstellung.
a) Normalbefund prox. Femur in a. p.- und Lauenstein-Projektion. R = 90°.
b) Dislokation nach dorsal-distal um weniger als 30° (rechter Femur).
c) Dislokation nach medial und dorsal um über 30°. Die metaphysäre Verformung spricht für einen schleichenden Dislokationsprozess.

Die Untersuchung der kontralateralen Seite auf eine beginnende oder bereits erfolgte Dislokation ist obligat. **Die Acuta-Form imponiert immer durch eine vollständige Ablösung der Epiphyse.** In der Röntgenaufnahme zeigen sich dann scharf begrenzte metaphysäre und epiphysäre Kanten (Abb. 2). Findet man einen aufgelockerten, abgerundeten Metaphysenrand und eine dislozierte, scharfrandige Epiphyse, handelt es sich um einen sog. **Acute on chronic slip.** CT- und MRT-Aufnahmen sind nur bei speziellen Fragestellungen notwendig (3D-Abbildung, Ausschluss einer Hüftkopfnekrose).

Differentialdiagnostisch müssen u. a. die traumatische Epiphysenlösung (erhebliche äußere Gewalteinwirkung, keine vorausgegangene Schmerzanamnese) und entzündliche Hüfterkrankungen (Infektkoxitis, rheumatische Koxarthritis) ausgeschlossen werden.

Therapie

Ziel muss es sein, den schleichenden Verschiebevorgang zu stoppen, da ansonsten im mehrjährigen Krankheitsverlauf beachtliche Dislokationsgrade erreicht werden können. Zudem besteht stets die Gefahr der akuten Dislokation.

In die Überlegungen sollte auch die – noch – gesunde Hüfte einbezogen werden. Konservativ besteht keine Therapieoption. **Die Behandlung ist immer operativ** (Abb. 3). Grundsätzlich wird zwischen Dislokationen unter 30° und über 50° unterschieden. Ist die Epiphyse um weniger als 30° disloziert, so wird sie lediglich in situ, also ohne Beseitigung der Deformität, fixiert. Bei Dislokationen über 50° ist neben der Epiphysenfixation zusätzlich eine **Korrekturosteotomie** (intertrochantäre Imhäuser-Osteotomie) durchzuführen. Einheitliche Therapieempfehlungen bei Dislokationsgraden zwischen 30° und 50° liegen nicht vor, von einigen Autoren wird ebenfalls eine In-situ-Fixation angeraten. Liegt zusätzlich eine Außenrotation ≥ 10° vor, wird eine Stellungskorrektur bevorzugt. Die **Acuta-Form** ist ein orthopädischer Notfall, der aber grundsätzlich wie die Lenta-Form zu behandeln ist.

Die Epiphyseolysis capitis femoris juvenilis hinterlässt immer erkennbare präarthrotische Spuren im Röntgenbild. Im 4. bis 5. Lebensjahrzehnt ist mit einer Sekundärarthrose zu rechnen. Bei der akuten Verlaufsform muss, trotz angemessener Therapie, immer mit einer Hüftkopfnekrose gerechnet werden.

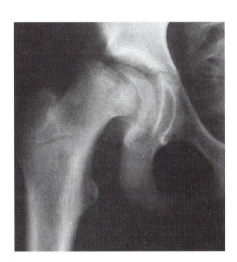

Abb. 2: A. p. Aufnahme einer akuten Epiphyseolysis capitis femoris. [7]

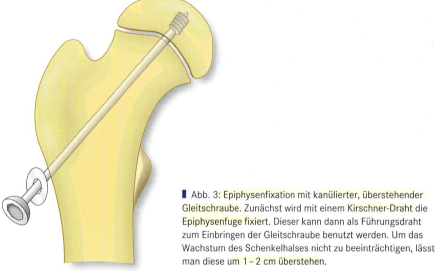

Abb. 3: Epiphysenfixation mit kanülierter, überstehender Gleitschraube. Zunächst wird mit einem Kirschner-Draht die Epiphysenfuge fixiert. Dieser kann dann als Führungsdraht zum Einbringen der Gleitschraube benutzt werden. Um das Wachstum des Schenkelhalses nicht zu beeinträchtigen, lässt man diese um 1 – 2 cm überstehen.

Zusammenfassung

✖ Die Inzidenz liegt bei 1 : 10 000, Jungen sind häufiger betroffen als Mädchen.

✖ Der Erkrankungsgipfel liegt zwischen dem 11. und 14. Lebensjahr.

✖ Drei Verlaufsformen sind bekannt (Lenta-, Acuta- und Mischform).

✖ Die Diagnose wird durch Röntgenaufnahmen in a. p. und Lauenstein-Technik gesichert.

✖ Eine Therapie ist nur operativ durch Fixation und/oder Stellungskorrektur möglich.

Morbus Perthes

Perthes (Deutschland), Calvé (Frankreich) und Legg (USA) beschrieben 1910 unabhängig voneinander dieses Krankheitsbild, welches auch als **juvenile Hüftkopfnekrose** oder Osteochondrosis deformans coxae bekannt ist. Mit einer Prävalenz von 1:2000 bis 1:7000 zählt der M. Perthes zu den häufigsten Osteochondrosen des Kindesalters (neben M. Scheuermann, Osteochondrosis dissecans und M. Osgood-Schlatter). Es sind vorwiegend Kinder zwischen dem 2. und 10. Lebensjahr betroffen, wobei ein deutlicher **Erkrankungsgipfel zwischen dem 5. und 7. Lebensjahr** zu verzeichnen ist. Jungen erkranken viermal häufiger als Mädchen.

Ätiologie

Die Ätiologie bleibt weiterhin unbekannt, eine Durchblutungsstörung dürfte am wahrscheinlichsten sein. So konnte gezeigt werden, dass bei Patienten mit M. Perthes eine hypoplastische, obliterierte oder gar keine A. circumflexa femoris medialis vorliegt. Weitere Theorien umfassen Gerinnungsstörungen, Mikrotraumata und allgemeine Skelettretardierungen. Inwiefern genetische Faktoren oder die soziale Herkunft eine Rolle spielen, bleibt ebenfalls ungeklärt.

Der **Krankheitsverlauf** gliedert sich grundsätzlich in fünf Stadien wobei die Dauer der Erkrankung wenige Monate bis 5 Jahre betragen kann. Der natürliche Verlauf hängt u. a. von der Größe der Nekrosezone und dem Alter des Patienten ab (bessere Prognose bei jüngeren Patienten).

▶ **Initialstadium:** Die enchondrale Ossifikation des Epiphysenkerns wird gestört oder kommt vollständig zum Erliegen, das Knorpelwachstum geht ungehindert voran. Dieses Stadium ist radiologisch allenfalls durch eine diffuse Gelenkspaltverbreiterung zu erkennen.

▶ **Kondensationsstadium:** Die nekrotischen Bezirke sind röntgenologisch als verdichtete, kondensierte Zonen sichtbar. Bei größeren Nekrosezonen können typische subchondrale Frakturen auftreten.

▶ **Fragmentationsstadium:** Von peripher einwachsende Gefäße führen zur Resorption der Nekrose. Skleroseränder bleiben aber noch bestehen und führen zum Bild des fragmentierten Hüftkopfs (scholliger Zerfall).

▶ **Reparationsstadium:** Es kommt zum Wiederaufbau des zerfallenen Knochens. Wichtiges Stadium, da der Knochen eine hohe Plastizität (Modellierbarkeit) besitzt und die Form des Femurkopfs und somit die Zukunft des Gelenks von dieser Phase abhängen.

▶ **Endstadium:** Der Femurkopf wird knöchern durchbaut. Im Idealfall liegt eine sphärische Kongruenz vor. Häufiger ist jedoch eine asphärische Kongruenz, selten eine asphärische Inkongruenz.

Klinik

Die Erkrankung kann, neben der nachfolgenden Symptomatik, auch gänzlich unauffällig verlaufen, sodass die Diagnose als Zufallsbefund gestellt wird. In allen anderen Fällen bemerken die Eltern ein **Hinken** ihres Kinds, ggf. zusammen mit einer **schnellen Ermüdbarkeit**. Wenn **Schmerzen** bestehen, treten diese **belastungsabhängig** auf und werden im Oberschenkel oder im Kniegelenk angegeben. Besteht eine Bewegungseinschränkung, so äußert sich diese insbesondere in einer **Abspreiz- und Rotationshemmung**.

Diagnostik

Untersucht man die kleinen Patienten, so ist besonders auf ein Schonhinken, ein positives **Trendelenburg-Zeichen**, Muskelatrophie und Beinverkürzung zu achten. Allerdings können diese Befunde auch bei typischem Röntgenbild unauffällig sein.

> Mit dem **Viererzeichen** werden die Außenrotations- und Abduktionsfähigkeit im Hüftgelenk überprüft. Hierzu liegt der Patient auf dem Rücken und versucht, die Ferse der betroffenen Extremität auf das kontralaterale Knie zu legen, wobei er im Hüftgelenk maximal abduziert („4" bei Normalbefund).

Laboruntersuchungen zeigen keine Erhöhung der Entzündungsparameter und geben auch keine sonstige weiterführende Hilfestellung. Trotzdem sollte zum Ausschluss von Differentialdiagnosen eine laborchemische Untersuchung erfolgen.

> Differentialdiagnosen bei Hüftkopfveränderungen: Coxitis fugax, bakterielle Koxitis, Skelettretardierung bei Hypophysenunterfunktion, Hämophilie, Leukämie.

Das wichtigste Hilfsmittel zur Diagnosestellung ist die radiologische Untersuchung. Anhand eines einfachen Röntgenbilds (▪ Abb. 1) können sowohl die **Stadieneinteilung nach Catterall** (▪ Tab. 1) erfolgen als auch prognostische Aussagen getroffen werden. Die sonographische Untersuchung ermöglicht den einfachen Nachweis eines intraartikulären Ergusses und lässt in erfahrener Hand Verlaufskontrollen zu Hüftkopfform, Gelenkspalt u. Ä. zu.

Therapie

Die Therapieoptionen richten sich stark nach Erkrankungsalter, Bewegungseinschränkung und Nekroseausdehnung. Therapieziele sind in jedem Fall eine Verbesserung der Beweglichkeit, eine Entlastung des Gelenks und

Gruppe	Röntgenologische Merkmale
1	Zentral in der Epiphyse gelegene kleine Nekrose; keine metaphysäre Reaktion, knöcherne Kontur erhalten; gute Prognose
2	Bis 50% der Epiphyse betroffen; Segmentkollaps und metaphysäre Beteiligung zu erwarten
3	Über 50% der Epiphyse nekrotisch; immer metaphysäre Beteiligung
4	Nekrose der gesamten Epiphyse, Sequestrierung; ausgeprägte metaphysäre Beteiligung

▪ Tab. 1: Radiologische Klassifikation des M. Perthes nach Catterall.

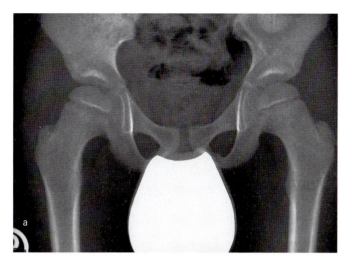
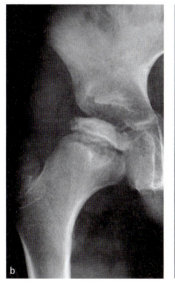
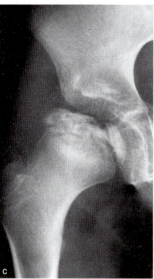
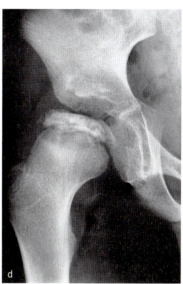

Abb. 1: 7-jähriger Junge mit Perthes-Erkrankung der rechten Hüfte. [4]
a) Die Erstuntersuchung zeigt einen minimal verbreiterten Gelenkspalt rechts.
b) 10 Monate später sind die Kondensation der Epiphyse sowie Höhenminderung und Verbreiterung der Metaphyse sichtbar.
c) Weitere 4 Monate später ist die Epiphyse schollig zerfallen.
d) 8 Monate danach zeigt sich die allmähliche Wiederherstellung der Epiphyse.

eine Verbesserung der Gelenkkongruenz. **Konservativ** kann dies in frühen Stadien durch Entlastung an Unterarmgehstützen, körperliche Schonung, Physiotherapie, Sportkarenz und Antiphlogistika erreicht werden. Orthesen sind nicht mehr up to date und werden nur noch bei speziellen Indikationen und in Hollywood (Forrest Gump → Thomas-Splint) angewandt.

Ziel der **operativen Therapie** ist die Zentrierung des Hüftkopfs in der Pfanne. Gängige Verfahren sind die intertrochantäre Varisierungsosteotomie, Beckenosteotomien und die Adduktorentenotomie. Bei unzureichender Zentrierung durch eine einzelne Methode können diese auch kombiniert werden. Die Prognose ist stark von den eingetretenen Veränderungen, dem Erkrankungsalter und dem Catterall-Stadium abhängig. Eine spontane Regeneration ist möglich.

Zusammenfassung

✖ Der Erkrankungsgipfel liegt zwischen dem 5. und 7. Lebensjahr. Jungen sind viermal häufiger betroffen.

✖ Durchblutungsstörungen dürften maßgeblich für die Genese des M. Perthes verantwortlich sein. Am ehesten ist jedoch von einem multifaktoriellen Geschehen auszugehen.

✖ Fünf Stadien werden durchlaufen.

✖ Das Therapieziel ist ein regelrecht geformter, zentrierter Hüftkopf.

Idiopathische Hüftkopfnekrose

Die idiopathische Hüftkopfnekrose beim Erwachsenen beruht auf einer **intraossären Mangeldurchblutung,** deren Genese unbekannt ist. Nachweisbare Ursachen, wie etwa Hüftkopfnekrosen nach Trauma, Embolie (Caisson-Krankheit bei Tauchern) sowie bei Sichelzellanämie und Morbus Gaucher, fallen deshalb nicht in diese Gruppe.

Ebenso wie bei der juvenilen Hüftkopfnekrose (s. S. 56/57) ist vor allem das männliche Geschlecht betroffen (männlich : weiblich = 5:1). Das Manifestationsalter liegt zwischen dem 3. und 5. Lebensjahrzehnt, Frauen erkranken etwas später. In bis zu 80% der Fälle ist auch die kontralaterale Seite betroffen, wenn nicht sofort, dann innerhalb weniger Monate bis Jahre.

Die **Klassifikation** der Hüftkopfnekrosen erfolgt nach der Association de Recherche sur la Circulation Osseuse **(ARCO)** in sechs Schweregrade. Maßgeblich sind dabei radiologische Veränderungen in Nativröntgen und MRT:

- Stadium 0: Alle bildgebenden Verfahren negativ (keine Veränderungen sichtbar), lediglich histologische Untersuchung positiv.
- Stadium I: Röntgen negativ, MRT positiv
- Stadium II: Röntgen und MRT positiv, Kontur des Hüftkopfs erhalten
- Stadium III: subchondrale Frakturen im Röntgenbild erkennbar
- Stadium IV: Abflachung des Femurkopfs
- Stadium VI: komplette Gelenkdestruktion.

Ätiologie

Die Ursache der idiopathischen Hüftkopfnekrose konnte bisher nicht vollständig aufgedeckt werden. Ausgangssituation ist aber immer eine intraossäre, irreversible und nicht kompensierbare Mangeldurchblutung, vermutlich aufgrund **primärer Gefäßschäden.**

Neben einer auffällig hohen Assoziation mit Kortikosteroidtherapie, Dyslipidämie, Hyperurikämie und Alkoholismus tritt diese Erkrankung besonders häufig nach einer Nierentransplantation, bei Kollagenosen, M. Cushing und Diabetes mellitus auf.

Es können einzelne oder mehrere Nekroseherde bestehen, die nicht selten konfluieren. Charakteristisch ist die Lage der ovalen, dreieckigen oder unregelmäßig begrenzten Bezirke im belasteten kranio-ventralen Bereich des Femurkopfes. Meist kommt es innerhalb der ersten 2 Jahre zu Einbruch der Nekrose und Unterbrechung der Sphärizität des Femurkopfes (Abb. 1). Ab jetzt ist der Krankheitsverlauf irreversibel und führt zwangsläufig zur Sekundärarthrose.

Klinik

Die Patienten geben **ausgeprägte Schmerzen** in Hüfte, Oberschenkel oder Knie an, die langsam, intermittierend oder akut beginnen. Die Schmerzen sind nur am Anfang belastungsabhängig und zeigen eine ausgesprochene Therapieresistenz gegenüber Analgetika. Während die Fähigkeit zur Beugung im Hüftgelenk sehr lange erhalten bleibt, tritt eine **Einschränkung der Abduktion und Rotation** früh ein. Folgende klinische Hinweise müssen an eine Hüftkopfnekrose denken lassen:

- Risikofaktoren:
  - männliches Geschlecht, zwischen dem 30. und 50. Lebensjahr
  - Störungen des Fett- und Purinstoffwechsel
  - Kortikosteroidtherapie
  - Alkoholismus.
- Schmerzcharakteristik:
  - sehr heftig, konstant, therapieresistent.

Diagnostik

Nach der klinischen Untersuchung erfolgt zunächst die Anfertigung einer **Beckenübersichts-** und **Lauenstein-Aufnahme** (s. S. 57). Charakteristische Zeichen in den konventionellen Aufnahmetechniken sind ein sklerotischer Randsaum (sog. Crescent sign) (Abb. 3) und eine subchondrale Aufhellung. Bei unklarem Röntgenbefund kann ein **MRT** die Diagnose bestätigen (Abb. 2 und 3).

Differentialdiagnostisch sind auszuschließen: entzündliche Hüfterkrankungen, Kollagenosen, Osteochondrosis dissecans, schleichende Schenkelhalsfraktur bei Osteoporose und hüftnahe Tumoren.

Therapie

Konservative Maßnahmen, z. B. vorübergehende Entlastung, Elektrotherapie und Physiotherapie, können zeitweise zu Schmerzlinderung führen. Sie werden vor allem bei noch jungen Patienten eingesetzt, um den endoprothetischen Ersatz hinauszuschieben. **Operativ** kann in frühen Stadien eine **Core decompression** versucht werden. Hierbei wird der Nekroseherd retrograd angebohrt und mit autologer Spongiosa aufgefüllt. Liegen mehrere

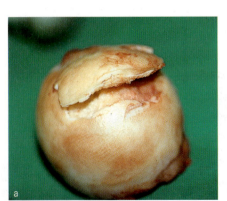
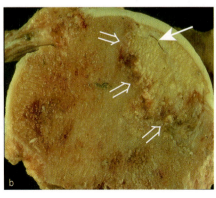

■ Abb. 1: Hüftkopfpräparat mit Nekrose. [4]
a) Deutlich erkennbar ist der Knorpeleinriss, der sich zusammen mit noch anhaftendem Knochen vom darunter liegenden Nekrosebezirk abziehen lässt.
b) Im Querschnitt sichtbar ist die begrenzte subchondrale Nekrosezone. Die Doppelpfeile zeigen den Randwall zwischen Nekrose und gesundem Knochen. Der einzelne Pfeil deutet auf einen Einriss in die Knorpeldecke, welcher zur Fragmentation der Nekrose führte.

Becken und untere Extremität

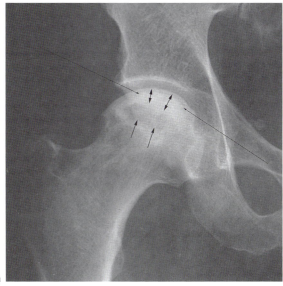
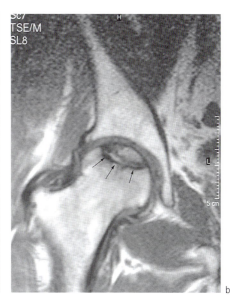

Abb. 2: In der konventionellen a. p. Aufnahme (a) zu sehen: sklerotischer Randsaum kranial (↔), dorsal (→) und subchondrale Aufhellung (⟶). Die T2-gewichtete MRT-Aufnahme (b) zeigt eine Signalzunahme im Sinne eines Ödems. Die Pfeile zeigen hier auf den Sklerosewall. [12]

kleine Nekroseherde vor, so kann mittels einer intertrochantären Umstellungsosteotomie das betroffene Areal aus der Belastungszone herausgedreht werden. Auch diese Methode dient vor allem jungen Patienten zum Zeitgewinn. Leider ist diese Option nur bei kleinen Herden und einer erhaltenen Sphärizität des Hüftkopfs erfolgversprechend. In fortgeschrittenen Stadien oder bei bereits manifester Sekundärarthrose müssen auch jüngere Patienten mit einer **Totalendoprothese** versorgt werden.

Ausnahmen sind unauffällige, schmerzfreie Minimalnekrosen nach Kortisontherapie. Hier wird abgewartet, da diese in der überwiegenden Zahl der Fälle auch ohne Absetzen der Medikamente innerhalb eines Jahres verschwinden.

Die **Prognose** ist stark abhängig vom Nekroseausmaß, welches das Risiko der Infraktion beeinflusst (Nekroseherde ≤ 20–30% → Infraktionsrisiko gering). Liegt jedoch ein beidseitiger Befall vor, so werden auch kleinere Nekroseherde als bedenklich gewertet. Die Progredienz der Krankheit ist bislang nicht befriedigend beherrschbar.

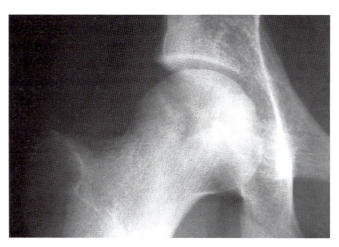

Abb. 3: Diese a. p. Aufnahme zeigt lediglich eine ungleichmäßige Verdichtung des Femurkopfs. Im MRT konnte diese als Nekrosezone entlarvt werden. [4]

Zusammenfassung

✖ Die idiopathische Hüftkopfnekrose tritt gehäuft bei Männern vorzugsweise zwischen dem 30. und 50. Lebensjahr auf. In bis zu 80% der Fälle ist die kontralaterale Seite mit betroffen.

✖ Es besteht eine hohe Assoziation mit anderen Erkrankungen, Medikamenten etc. (Kortikosteroidtherapie, Alkohol, Dyslipidämie u. a.).

✖ Klinisch imponiert ein ausgeprägter, persistierender Schmerz.

✖ Das MRT ist zur Diagnosesicherung Mittel der Wahl.

✖ Therapieoptionen je nach ARCO-Stadien: Core decompression, Umstellungsosteotomie oder Totalendoprothese.

Patellafrakturen und -luxationen

Die Kniescheibe stellt als größtes menschliches Sesambein eine funktionell wichtige Komponente des Kniestreckapparats dar. Aufgrund der nur geringen Weichteildeckung ist sie allerdings für Verletzungen sehr vulnerabel.

Patellafrakturen

Man unterscheidet direkte von indirekten Traumata. Zu Ersteren zählt die **Dashboard injury,** ein Anpralltrauma an das Armaturenbrett während eines Autounfalls, welche zugleich mit ca. 30% eine der häufigsten Unfallursachen darstellt. Indirekte Traumata resultieren beispielsweise aus der plötzlichen Beugung des Kniegelenks bei voll kontrahiertem M. quadriceps oder der raschen Anspannung desselben.

Klassifikation
Es werden grundsätzlich **drei Frakturformen** unterschieden: Längs- (A), Quer- (B) und Mehrfragmentfraktur (C). Diese werden jeweils nach ihrem Schweregrad gemäß der AO-Klassifikation weiter unterteilt.

Klinik
Als wichtiges Bindeglied im Kniestreckapparat zeigen alle Frakturen mit Dehiszenz der Frakturfragmente eine **Insuffizienz des Streckapparats.** Daraus folgt, dass eine aktive Streckung des Kniegelenks und dessen Fixierung nicht möglich sind. Meist bestehen zudem eine ausgeprägte Weichteilschwellung und eine Hämarthrose.

Diagnostik
Liegt eine Dehiszenz der Frakturfragmente vor, so ist eine Delle zu tasten. Differentialdiagnostisch ist auch an eine Ruptur der Sehne des M. quadriceps, des Lig. patellae oder an einen knöchernen Ausriss des Lig. patellae aus der Tuberositas tibiae zu denken (v. a. bei Kindern). Das diagnostische Mittel der Wahl ist die **konventionelle Röntgenaufnahme,** die allerdings bei Verdacht auf Patellafraktur **in drei Ebenen** (a. p., seitlich und axial) angefertigt werden muss. Durch die axiale Aufnahme können die Gelenkfacette besser eingesehen und evtl. vorhandene Absprengungen entdeckt werden (Abb. 1 und 2).

Therapie
Nicht dislozierte Längs- und Querfrakturen lassen sich konservativ behandeln. Hierfür stehen drei **Möglichkeiten der konservativen Therapie** zur Auswahl:

- funktionelle Behandlung mit Teilbelastung und aktiven Bewegungsübungen bis 40°, isometrischen Muskelübungen und Kryotherapie

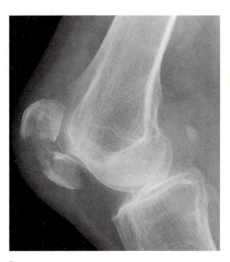

Abb. 1: Dislozierte Patellaquerfraktur. In der seitlichen Projektion zeigt sich ein häufiger Nebenbefund, welcher als Fabella, Os sesamoideum musculi gastrocnemii oder vesalisches Sesambein bezeichnet wird. Hierbei handelt es sich um ein Sesambein in der Ursprungssehne des M. gastrocnemius. [1]

- funktionelle Behandlung mit Sperrorthese; bei älteren Patienten und Patienten, bei denen die Compliance nicht gesichert ist
- Immobilisation im Oberschenkel-Gipsverband.

> Wird eine konservative Therapieform angestrebt oder erfolgt die operative Versorgung erst zu einem späteren Zeitpunkt, sollte eine Gelenkpunktion zur Verminderung des intraartikulären Drucks (Schmerzreduktion, sekundäre Weichteilschäden ↓) durchgeführt werden.

Als absolute Indikationen für eine **operative Therapie** gelten Querfrakturen mit einer Dehiszenz von ≥ 2 mm, Trümmerfrakturen und alle übrigen einfachen Frakturen mit Dehiszenz. Mittel der Wahl ist die **Zuggurtungsosteosynthese.** Sie entspricht einer intrafragmentären, dynamischen Kompressionsosteosynthese, die eine funktionelle Nachbehandlung voraussetzt (durch Beugung kommt es zu einer zusätzlichen Kompression der Fragmente, Abb. 3). Weitere Möglichkeiten bestehen in Drahtnaht (Cerclage), Verschraubung oder in kombinierten Verfahren.

Leider sind die postoperativen Ergebnisse nicht voll befriedigend. Etwa $\frac{1}{3}$ der Patienten klagt über belastungsabhängige Schmerzen und Einschränkungen in der Flexion. Als Erklärung dient der begleitende unfallbedingte Knorpelschaden.

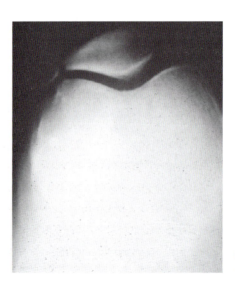

Abb. 2: Axiale Röntgenaufnahme bei Patellarandfraktur. [5]

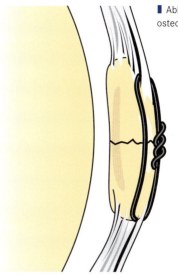

Abb. 3: Schematische Darstellung einer Zuggurtungsosteosynthese bei Patellaquerfraktur. [4]

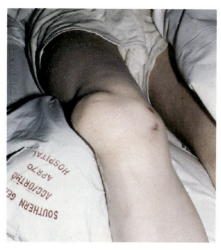

Abb. 4: Laterale Patellaluxation mit medialseitigen Prellmarken. [5]

Patellaluxationen

Man unterscheidet die **traumatische** von der **nichttraumatischen Luxation** aufgrund dysplastischer Veränderungen der Patella (z. B. habituelle Luxationen v. a. bei jungen Frauen).
Die Patella ist durch eine Reihe aktiver und passiver Stabilisatoren (z. B. Sulcus patellaris, kielförmige Gelenkfläche, Adduktoren) gegen eine Luxation gesichert. Eine Luxation nach lateral ist die Regel, Luxationen nach medial, proximal oder intraartikulär sind Raritäten.
Zu einer lateralen Luxation führt beispielsweise ein direktes Trauma auf die mediale Patellakante oder Anspannung des M. quadriceps bei innenrotiertem Femur und außenrotierter Tibia. In bis zu 5% der Fälle kommt es dabei auch zu Absprengungen osteochondraler Fragmente der Patella selbst oder des Femurkondylus. Eine forcierte Quadrizepskontraktion bei leicht gebeugtem und außenrotiertem Unterschenkel kann, je nach Prädisposition der Stabilisatoren, ebenfalls eine Luxation zur Folge haben. Meist reponiert die Patella bei Streckung des Kniegelenks von selbst. Sollte dies nicht der Fall sein, so ist eine sofortige Reposition unter Analgo-Sedierung angezeigt.

Klinik
Das klinische Bild einer nicht reponierten Patellaluxation ist aufgrund der Deformierung des Kniegelenks sehr imposant (Abb. 4). Ist hingegen die Patella spontan, und vielleicht ohne dass der Patient eine Luxation festgestellt hat, reponiert, kann ein anderes Krankheitsbild vorgetäuscht werden (z. B. VKB-Ruptur).

Diagnostik
Anamnese und klinische Untersuchung ermöglichen in den meisten Fällen die Diagnosestellung. Diese kann bei bereits reponierter Patella erschwert sein (s. o.). Bildgebende Verfahren (Röntgen in drei Ebenen) dienen dem Ausschluss knöcherner oder osteochondraler Läsionen (MRT).

Therapie
Bei Erstluxation bzw. bei Patienten ohne prädisponierende Faktoren ist die **konservative Therapie** Mittel der Wahl. Diese erfolgt nach Ausschluss osteochondraler Läsionen durch Immobilisation für 3–6 Wochen. Im Anschluss daran erfolgt eine funktionelle Therapie mit Stärkung der Stabilisatoren (Krankengymnastik mit Muskelaufbau der Adduktoren, M. quadriceps medialis). Operative Maßnahmen richten sich nach dem Alter des Patienten, der Ausprägung der zugrunde liegenden Faktoren und evtl. vorhandenen Begleitverletzungen. Mögliche operative Interventionen können das sog. Lateral release (laterale Retinakulumspaltung) oder die Operation nach Goldthwait sein. Das Lateral release kann sowohl offen als auch arthroskopisch und in Kombination mit einer medialen Raffung durchgeführt werden. Bei einer OP nach Goldthwait werden die Patellarsehne der Länge nach halbiert und der laterale Anteil nach medial gezogen und hier fixiert.

Zusammenfassung

- Zu 30% ist die **Patellafraktur** Resultat einer Dashboard injury. Die Klassifikation erfolgt in Längs-, Quer- und Mehrfragmentfrakturen gemäß AO-Klassifikation.
- Nichtdislozierte Frakturen können konservativ behandelt werden, operatives Mittel der Wahl ist die Zuggurtungsosteosynthese.
- Die – meist laterale – **Patellaluxation** ist insgesamt selten.
- Diagnosestellung erfolgt durch Anamnese und klinische Untersuchung.
- Nach Ausschluss von Begleitverletzungen kann eine konservative Therapie (Immobilisation und funktionelle Therapie) angestrebt werden.

Kniebinnenverletzungen I (Kreuzbänder)

Kniebinnenverletzungen – also Verletzungen von Strukturen im Kniegelenk wie Kreuzband oder Meniskus – sind äußerst häufig. Man kann sie grundsätzlich in **unfallbedingt** und **degenerativ** einteilen, wobei ca. 40% primär und 10% sekundär traumatisch bedingt sind.

> Mit 15–30% der Verletzungen im Sport nimmt die Knieverletzung eine zentrale Stellung ein. Risikosportarten sind hierbei insbesondere Kontaktsportarten wie beispielsweise Fußball oder Handball. Aber auch Volleyball, Squash oder der alpine Skilauf zählen zu den prädisponierenden Sportarten.

Das Kniegelenk wird vor allem durch vier große Bänder stabilisiert. Das **vordere Kreuzband** hat seinen Ursprung an der Innenfläche des lateralen Femurkondylus und setzt an der Area intercondylaris anterior der Tibia an. Sein Verlauf ist somit von oben-hinten-lateral nach unten-vorn-medial. Im Gegensatz dazu hat das **hintere Kreuzband** seinen Ursprung an der vorderen Innenfläche des medialen Femurkondylus und inseriert an der Area intercondylaris posterior der Tibia. Der Verlauf ist also von oben-vorn-medial nach unten-hinten-lateral. Abhängig von der Art der Kniebewegung werden unterschiedliche Anteile der Bänder gespannt, um eine gleichbleibende Sicherung zu gewährleisten. So verhindern sie ein Abgleiten der Femurkondylen von den flachen Gelenkpfannen der Tibia und wahren den Zusammenhalt des Gelenkkörpers. Auch der Bewegungsumfang der Innenrotation wird durch die Kreuzbänder eingeschränkt. Während die Kreuzbänder zu den Binnenbändern zählen, da sie in der Gelenkkapsel liegen (aber außerhalb der von Synovia ausgekleideten Gelenkhöhle), rechnet man die Kollateralbänder zu den Außenbändern. Das **Ligamentum collaterale tibiale** (klinisch Ligamentum collaterale mediale, LCM) verläuft vom Epicondylus medialis (femoris) zum Condylus medialis (tibiae). Es ist das breitere von beiden Außenbändern und birgt die Besonderheit, dass es mit dem Meniscus medialis und der Gelenkkapsel fest verwachsen ist. Analog dazu verläuft das **Ligamentum collaterale fibulare** (klinisch Ligamentum collaterale laterale, LCL) vom Epicondylus lateralis (femoris) zum Caput fibulae. Die Außenbänder sichern die Integrität des Gelenks während der Streckung und ermöglichen eine Rotation erst in Beugestellung.

Vorderes Kreuzband (VKB)

Zu den häufigen Pathomechanismen einer VKB-Ruptur zählen die Hyperextension, die forcierte Quadrizepskontraktion bei gebeugtem Kniegelenk oder ein **Valgus-Rotationsstress.** Hyperflexion sowie reine Varus-/Valgusbelastungen kommen jedoch auch in Frage.
In bis zu 75% der Fälle sind weitere Kniebinnenverletzungen vorhanden. Frauen sind häufiger betroffen.

Klinik
Der Patient berichtet häufig, ein peitschenschlagartiges Schnalzen oder ein „Plopp"-Geräusch vernommen zu haben. In den überwiegenden Fällen folgt dem Trauma ein schmerzhafter, blutiger Gelenkerguss mit Bewegungseinschränkung. Des Weiteren klagen die Patienten nach Rückgang der Schmerzsymptomatik über ein persistierendes Instabilitätsgefühl → **Giving-way-Syndrom** (spontanes Weggleiten des Unterschenkels).

Diagnostik
Klinische Untersuchung siehe Seite 10/11.
Liegt eine akute Verletzung des Kniegelenks vor, so ist eine klinische Untersuchung häufig nur eingeschränkt möglich. Eine Punktion des Gelenkergusses kann Aufschluss über den intraartikulären Schaden geben (blutig bei intraligamentärer Ruptur, Fettaugen bei knöcherner Läsion) und führt zugleich zur Schmerzreduktion. Bildgebende Verfahren dienen oft nur der Verifizierung der manuell erhobenen Diagnose bzw. dem Ausschluss knöcherner Läsionen. So kommen beispielsweise bei Kindern knöcherne Bandausrisse häufiger vor als Bandrupturen.

Hinteres Kreuzband (HKB)

HKB-Rupturen sind wesentlich seltener. Neben den Pathomechanismen der VKB-Ruptur kommen hierbei insbesondere **Anpralltraumen** mit einem ventro-dorsalen Kräftefluss in Frage. Im Gegensatz zum VKB ist hierbei eine wesentlich höhere Energie notwendig.

Klinik
Während bei chronisch-instabilen hinteren Kreuzbändern die Schmerzsymptomatik überwiegt, präsentiert sich die akute hintere Instabilität in einer unvollkommenen Streckung und einem leicht gebeugten Kniegelenk beim Gehen.

Diagnostik
Zu achten ist auf evtl. vorhandene Abschürfungen oder Ekchymosen (Hautblutungen) im Bereich der Tuberositas tibiae als Ausdruck eines direkten Traumas. Analog zur vorderen Schublade wird auch die hintere Schublade getestet. In der Seitenansicht kann der dorsale Durchhang gesehen werden. Dabei liegt der Patient mit zu 90° angewinkelten Beinen in Rückenlage. Aufgrund der fehlenden Stabilisierung sinkt der Tibiakopf des verletzten Kniegelenks nach hinten unten (Abb. 1).

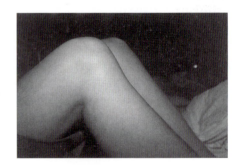
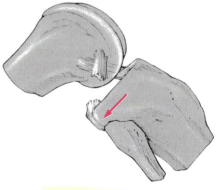

Abb. 1: Dorsaler Durchhang bei Läsion des hinteren Kreuzbands. [8]

Therapie

Die Therapieplanung richtet sich stark nach den Ansprüchen des Patienten. Liegt ein niedriges Aktivitätslevel vor, so kann eine muskuläre Stabilisierung des Gelenks durch Krankengymnastik versucht werden. Der Patient ist jedoch darüber aufzuklären, dass durch rezidivierende Subluxationen sowohl der Knorpel als auch die Menisken progredient zerstört werden. Klagt der Patient über bleibende Instabilität oder/und liegt ein hoher Anspruch an die Integrität des Kniegelenks vor, sollte eine Rekonstruktion der Bandstrukturen erfolgen. Hierbei hat sich der **autologe Sehnenersatz** etabliert (Sehnennaht und artifizielle Plastiken haben sich nicht durchsetzen können). Die operative Intervention sollte grundsätzlich erst dann durchgeführt werden, wenn das Kniegelenk als „reizlos" anzusehen ist. Das bedeutet, dass keine wesentliche Ergussbildung vorliegt und die Beweglichkeit mindestens Flex./Ext. 90/0/0 beträgt. Als Ersatzplastiken haben sich die Ligg. semitendinosus, gracilis und patellae bewährt, welche je nach Sehnendicke und OP-Technik kombiniert und auch knöchern implantiert werden können. Der Operation folgt ein aufwändiges Krankengymnastikprogramm, um möglichst eine Restitutio ad integrum zu erzielen (Abb. 2, 3 und 4).

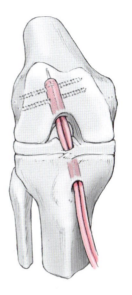
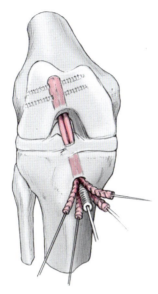

Abb. 3: Kreuzbandersatzplastik. Eine autologe Semitendinosussehne wird vierfach gelegt, arthroskopisch in einen vorgebohrten Kanal in das Femur eingebracht und dort mit Schrauben fixiert. Das distale Ende wird mit einer Schraube an die tibiale Wand gepresst. [8]

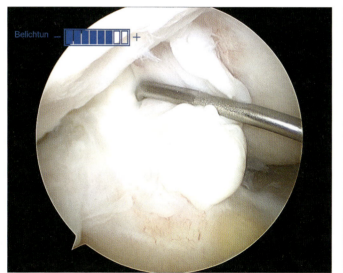

Abb. 2: Kniearthroskopie. Das gerissene und aufgequollene VKB lässt sich mit dem Tasthaken zur Seite drängen. [1]

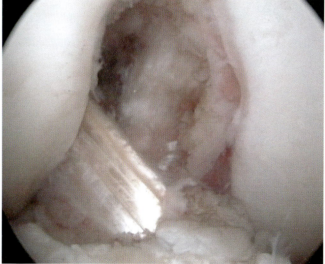

Abb. 4: Z. n. VKB-Plastik. Das neue Kreuzband zeigt sich straff gespannt und auch auf Tasthakenzug stabil. [1]

Zusammenfassung

* Verletzungen der Seitenbänder sind selten und werden deshalb hier nicht erwähnt.
* Kommt es zu einer Kombinationsverletzung aus VKB-Ruptur, Innenband- und Innenmeniskusläsion spricht man von einer **Unhappy triad**.
* Die VKB-Ruptur ist in 75% mit anderen Kniebinnenläsionen vergesellschaftet.
* Konservative Therapie ist möglich, operative Intervention ist meist zu bevorzugen.

Kniebinnenverletzungen II (Menisken)

Die Menisken des Kniegelenks dienen der Lastverteilung und -übertragung. Ihnen werden aber auch andere Eigenschaften, z. B. Vergrößerung der Gelenkfläche, Stabilisierung und Schmierung des Gelenks sowie Ernährung des Gelenkknorpels, zugesprochen.

Die beiden Menisken entsprechen sich weder in ihrer Form noch in ihrer Konfiguration. Der innere, mediale Meniskus ist halbmondförmig und besitzt ein schmales Vorder- und ein breites Hinterhorn. Der äußere, laterale Meniskus ist hingegen ring- oder C-förmig mit etwa gleich dicken Hörnern. Die Gefäßversorgung der Menisken erfolgt über einen perimeniskalen Kapillarplexus. Dieser durchdringt die Menisci in ihrer Breite zu 10–30%. Klinisch spricht man von einer roten, rot-weißen und weißen (avaskulären) Zone. Der überwiegende Anteil wird allerdings über die Synovialflüssigkeit per diffusionem versorgt. Aufgrund der anatomischen Gegebenheiten ist der Innenmeniskus ca. dreimal häufiger verletzt als der Außenmeniskus (Innenmeniskus ist an Gelenkkapsel und Innenband fixiert!).

Pathomechanismus
Ebenso wie andere Bindegewebssysteme unterliegen auch die Menisken einem Alterungsprozess, der über Jahre hinweg zu einer **Meniskusdegeneration** führt. Knapp die Hälfte aller Meniskusläsionen entsteht jedoch aufgrund von **Traumata** oder **chronischer Fehlbelastung**. Je nach Art und Lokalisation eines Meniskusrisses unterscheidet man unterschiedliche Formen (Abb. 5).

Klinik
Die vom Patienten geschilderte Schmerzsymptomatik kann sehr unterschiedlich sein und entspricht natürlich nicht immer dem Lehrbuchstandard. Typisch sind jedoch akut **einschießende Schmerzen bei bestimmten Bewegungen** (häufig in die Kniekehle ziehend), Schmerzen in Höhe des betroffenen Gelenkspalts und nicht selten eine **Einklemmungssymptomatik.** Häufig ist dann tatsächlich ein verlagertes Meniskusfragment dafür verantwortlich, sodass es zur aktiven und passiven Bewegungseinschränkung kommen kann.

> **Baker-Zyste:** Gerade ältere Patienten mit einer schon seit längerer Zeit bestehenden degenerativen Meniskusläsion berichten oft von einer Schwellung in der Kniekehle. Diese entspricht einer Ausstülpung der dorsalen Gelenkkapsel zwischen den Mm. gastrocnemius und semimembranosus als Ausdruck einer intraartikulären Druckerhöhung (Gelenkerguss!).

Diagnostik
Die Diagnostik einer Meniskusläsion ist primär eine klinische und in Zusammenschau der Befunde aus Anamnese (Unfallhergang, Beschwerdesymptomatik) und klinischer Untersuchung (s. S. 10/11) in einem hohen Prozentsatz zuverlässig möglich. Dennoch ist zumindest die Anfertigung von Röntgenbildern in zwei Ebenen obligat (Ausschluss einer knöchernen Läsion). Zur OP-Planung (Meniskusnaht möglich? Weitere Läsionen?) oder bei fragwürdigem klinischem Befund ist die Durchführung einer Kernspinuntersuchung indiziert (Abb. 6).

Therapie
Symptomatische, große oder instabile Meniskusläsionen sollten operativ behandelt werden. Während bis in die 1980er Jahre eine Arthrotomie zur Meniskuschirurgie nötig war (und mitunter sogar der gesamte Meniskus entfernt wurde), hat sich in den vergangenen 15 Jahren die **Arthroskopie** etablieren können. Durch dieses minimal-invasive Verfahren – meist sind nur zwei kleine ca. 0,5 cm große Portale nötig – erfolgt sowohl die Inspektion (Abb. 7) des gesamten Gelenks als auch die definitive Therapie (z. B. Meniskusteilresektion oder -naht, Knorpelglättung). Die Entscheidung, ob eine **Meniskusnaht** oder **Meniskusteilresektion** durchgeführt wird, hängt u. a. von folgenden Faktoren ab:

- Art und Lokalisation des Risses
- begleitende Knorpel-/Bandverletzungen
- Alter und Aktivitätsgrad des Patienten.

Das postoperative Procedere hängt maßgeblich vom intraoperativen Befund ab. Bei einer alleinigen Meniskusteilresektion

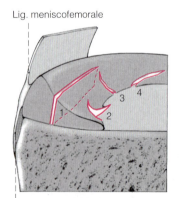
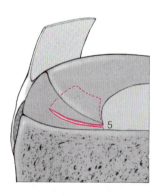
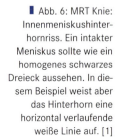

Abb. 5: Meniskusrissformen. 1 = Vertikal-(Korbhenkel-)Riss; 2 = Papageienschnabelriss; 3 = Radiärriss; 4 = lappenförmiger Riss; 5 = Horizontalriss. [8]

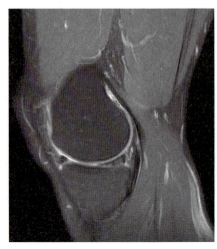

Abb. 6: MRT Knie: Innenmeniskushinterhornriss. Ein intakter Meniskus sollte wie ein homogenes schwarzes Dreieck aussehen. In diesem Beispiel weist aber das Hinterhorn eine horizontal verlaufende weiße Linie auf. [1]

Becken und untere Extremität

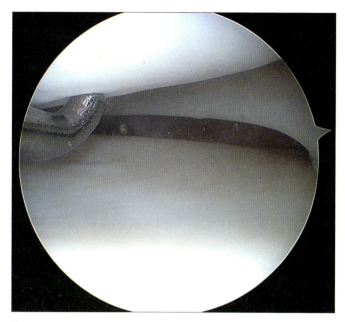

Abb. 7: Intraoperativer Befund eines intakten Innenmeniskus (oben Tasthaken und medialer Femurkondylus, unten Tibiaplateau). [1]

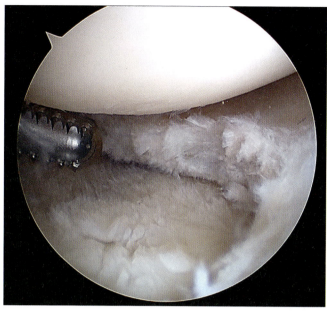

Abb. 8: Innenmeniskusteilresektion. Zu erkennen ist ein Z. n. Innenmeniskus-Teilresektion. Zurück bleibt ein stabiler Meniskus (die Fransen stören nicht). Femoral ist der Knorpel noch intakt, tibial bereits aufgebrochen. Links im Bild ist noch der Shaver zu sehen. [1]

ist in den überwiegenden Fällen unmittelbar postoperativ eine schmerzadaptierte Vollbelastung möglich. Liegen mehrere Verletzungen kombiniert vor (z. B. Knorpeldefekt, Kreuzbandruptur), kann hiervon abgewichen werden.

Meniskusteilresektion

Sind die inneren zwei Drittel des Meniskus (avaskulärer Bereich) von einem Riss betroffen, stellt dies die Indikation für eine Teilresektion dar. Dem Motto „so viel wie nötig, so wenig wie möglich" folgend, ist das Ziel der Operation, eine kontinuierliche Resektionslinie zu schaffen und einen stabilen Meniskusrest zu hinterlassen. Die Komplikationsrate liegt unter 2 % (Abb. 8).

Meniskusnaht

Natürlich kann die Naht des eingerissenen Meniskus offen erfolgen. Jedoch sollten diese Techniken speziellen Indikationen vorbehalten bleiben (wenn z. B. aufgrund einer weiteren Läsion ohnehin offen operiert werden muss). Die konsequente Weiterentwicklung der arthroskopischen Chirurgie hat weitere Optionen eröffnet. Wurde anfangs noch recht aufwändig in Outside-in- oder Inside-out-Technik genäht, so erlauben heute speziell entwickelte „Anker" eine **All-inside**-Versorgung. Hier werden über das Arthroskopieportal 2–3 Anker in das Gelenk eingebracht, über dem Einriss platziert, sozusagen durch diesen hindurch „geschossen" und in der Gelenkkapsel befestigt (Abb. 9). Über einen Knotenschieber kann der im Gelenk verbleibende Anker verknotet werden. Der Anker ist weich und löst sich im Verlauf auf. Um eine vermehrte Scherbelastung auf die Naht zu vermeiden, dürfen diese Patienten zunächst nicht voll belasten.

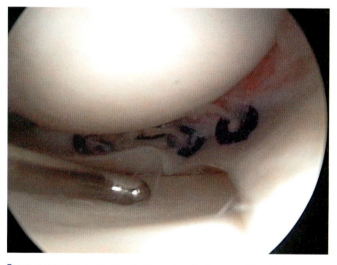

Abb. 9: Meniskusnaht. Z. n. Korbhenkelriss im Innenmeniskushinterhorn. Dieser wurde mit drei Ankern refixiert. [1]

Zusammenfassung

✱ Der Innenmeniskus ist weitaus häufiger betroffen als Außenmeniskus.

✱ Unterschiedliche Schmerzsymptomatik, häufig sind einschießende Schmerzen, Blockadegefühl, Schmerz über dem jeweiligen Gelenkspalt.

✱ Die klinische Untersuchung ist sehr sensitiv.

✱ Die Therapieoptionen hängen von der Art und Lokalisation des Einrisses ab.

Tibiaschaftfrakturen

Tibiaschaftfrakturen resultieren aus **übermäßigem Rotationsstress** (z. B. Skiunfälle), Stauchungsverletzungen (Sturz aus großer Höhe) oder direkten Traumen (z. B. Anpralltraumen). Der Unfallmechanismus hat zum Teil große Auswirkungen auf Frakturform und Weichteilschädigung.

Diagnostik

Noch vor einer radiologischen Untersuchung (❙ Abb. 1) müssen der neurovaskuläre Status nach der DMS-Systematik erhoben und die Aa. tibialis posterior und dorsalis pedis im Seitenvergleich palpiert werden. Dokumentation! Ist der Pulsstatus zweifelhaft oder nicht sicher zu erheben, so ist eine Doppler-Sonographie obligat. Die radiologische Untersuchung in zwei Ebenen muss die benachbarten Gelenke mit einschließen.

> Das **Kompartmentsyndrom** ist nach der tiefen Beinvenenthrombose die zweithäufigste Komplikation von Unterschenkelfrakturen. Hierunter versteht man eine Erhöhung des Gewebedrucks in einem geschlossenen Raum, die über eine Störung der Mikrozirkulation zu Funktionsstörungen führt. Da es sich um eine Mikrozirkulationsstörung handelt, schließt ein vorhandener Puls dieses Krankheitsbild nicht aus! Ein Kompartment-Monitoring ist bei fraglicher Druckerhöhung indiziert. Eine therapeutische Fasziotomie muss möglichst schnell erfolgen, eine Ischämiedauer von mehr als 6 h führt bereits zu irreversiblen Schäden.

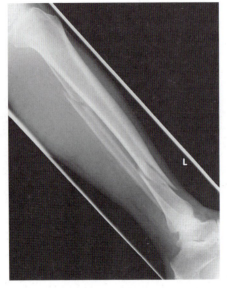

❙ Abb. 1: Torsionsfraktur der distalen Tibia, Fibulafraktur. [1]

Therapie

> Unmittelbar nach Aufnahme und Diagnosestellung sollte bei geschlossenen Frakturen eine Bruchspaltanästhesie erfolgen.

Das Einsatzgebiet der **konservativen Therapie** umfasst grundsätzlich alle geschlossenen Brüche. Neben dem konventionellen, primär gespaltenen Oberschenkel-Liegegips gibt es andere Methoden, die größtenteils auf einer Extension der Bruchenden beruhen. Beispielhaft für diese Verfahren soll hier die **Kalkaneusextension nach Böhler** (❙ Abb. 2) erläutert werden.

In Analgo-Sedierung und Lokalanästhesie wird ein Steinmann-Nagel mit 15 cm Länge und 4 mm Querschnitt von medial nach lateral durch das Fersenbein gebohrt. Über einen Extensionsbügel und eine Extensionsschnur (spezielles Extensionsbett!) wird nun ein Zug von 2–3 kg in axialer Richtung ausgeübt. Der Steinmann-Nagel muss medial und lateral durch zwei Bändchen in korrekter Rotationsstellung fixiert werden, um eine Achsenfehlstellung zu vermeiden. Röntgenkontrollen erfolgen unmittelbar nach der Reposition, nach 48 h sowie nach 1, 2 und 3 Wochen. Nach 2–3 Wochen kann die Kalkaneusextension durch einen Oberschenkel-Gehgips ersetzt werden.

Indikationen für ein **operatives Vorgehen** sind alle offenen Frakturen 2. und 3. Grads nach Tscherne (s. S. 12/13), Mitbeteiligung von Gefäßen und Nerven, Kompartmentsyndrom, Schaftfrakturen bei polytraumatisierten Patienten, konservativ nicht beherrschbare Frakturen u. a.

Um eine höchstmögliche Weichteilprotektion zu erzielen, ist eine Primäroperation noch vor der Ödemphase anzustreben. Ist dies nicht möglich, z. B. durch verzögerten Transport in die Klinik, so darf eine Operation erst nach Abschwellung des posttraumatischen Ödems (ca. 5–10 Tage) erfolgen. Dem Operateur stehen folgende Methoden zur Auswahl: Marknagelung, Fixateur externe, Platten-

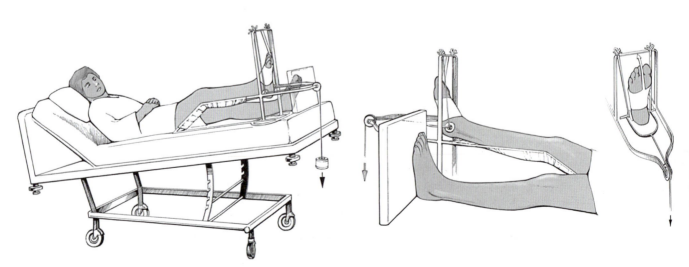

❙ Abb. 2: Extensionsbehandlung nach Böhler. [8]

Becken und untere Extremität

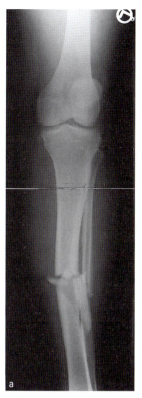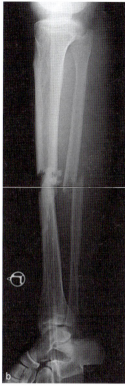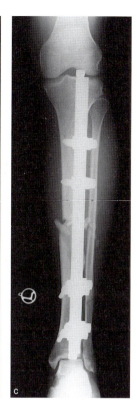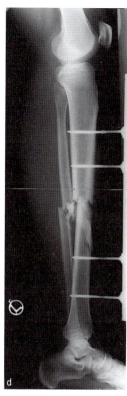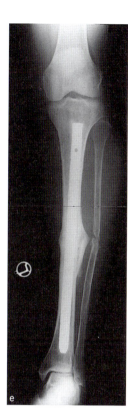

Abb. 3: Offene Unterschenkelfraktur. [8]
a, b) Unfallröntgenbild in 2 Ebenen.
c, d) Primärversorgung mit Hilfe eines Fixateur externe.
e) Verfahrenswechsel auf einen intramedullären Kraftträger nach Stabilisierung der Weichteile.

osteosynthese, isolierte Verschraubung (perkutan) und Oberschenkel-Gipsverband, kombinierte Therapieverfahren, z. B. Marknagel und Plattenosteosynthese (Fibulaplatte), Fixateur externe und Fibulaplatte.
Die Methode der Wahl stellt zweifelsfrei die Bruchversorgung mit einem **intramedullären Kraftträger** dar. Auch offene Frakturen können mit einem unaufgebohrten Tibiamarknagel (UTN) versorgt werden. Bestimmte Indikationen erfordern jedoch den Einsatz eines Fixateur externe (Abb. 3): Bei offenen Frakturen 3. Grads und schweren Weichteilverletzungen (offen oder geschlossen) sollte diese Technik als Primärversorgung gewählt werden. Mittels Schanz-Schrauben oder Steinmann-Nägeln werden die Fragmente fixiert und über ein Rohrsystem miteinander verspannt.
Zu den Komplikationen des Fixateur externe zählen Infektion der Pinkanäle und verzögerte Knochenheilung. Nachdem sich die Weichteilsituation beruhigt hat, kann ein Verfahrenswechsel hin zu einer Marknagelung angestrebt werden.

Hierzu werden die Pins entfernt und ein UTN eingebracht.
Durch den Einsatz von Plattenosteosynthese-Verfahren bei offenen Frakturen kann es zu einem folgenschweren Knocheninfekt kommen (Abb. 4). Im abgebildeten Fall musste die eingebrachte Platte nach einem Knochen- und Weichteilinfekt entnommen und durch einen Fixateur externe ersetzt werden.

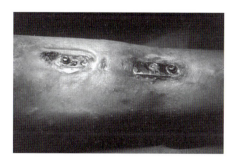

Abb. 4: Weichteilinfekt mit freiliegender Osteosyntheseplatte. [8]

Zusammenfassung

* Bei Tibiaschaftfrakturen liegt oft eine ausgeprägte Weichteilverletzung vor.
* Die Diagnostik muss die benachbarten Gelenke mit einbeziehen.
* Geschlossene Frakturen lassen sich durch konservative Maßnahmen beheben (Kalkaneusextension nach Böhler). In den meisten Fällen wird jedoch operativ versorgt. Mittel der Wahl ist dann die intramedulläre Marknagelung.

Malleolarfrakturen

Anatomie und Biomechanik des oberen Sprunggelenks gehören zum täglichen Brot des Orthopäden. Im Rahmen dieses Kapitels beschränken wir uns deshalb auf grundlegende knöcherne und ligamentäre Strukturen. Tibia und Fibula umgreifen als sog. **Malleolengabel** den Talus im oberen Sprunggelenk (OSG) und sichern so eine exakte knöcherne Gelenkführung. Der elastische Zusammenhalt von Schien- und Wadenbein wird gewährleistet durch einen kapsulär-ligamentären Komplex, die Syndesmose. Diese untergliedert sich in vier Anteile:

▸ Lig. interosseum zwischen Tibia und Fibula, eine dreieckige Faserplatte, die Pufferfunktion übernimmt
▸ zwei Syndesmosenbänder, ein ventrales und ein dorsales
▸ die Membrana interossea als wohl wichtigste Unterstützung der Syndesmose.

Die Stabilität des OSG wird durch die Außen- und Innenbänder zusätzlich verstärkt (▌ Abb. 1).
Der Unfallmechanismus hat direkt Auswirkung auf das Frakturmuster und basiert immer auf einer (Sub-)Luxation der Talusrolle. Aus ▌ Tabelle 1 sind unterschiedliche Fraktur- und entsprechende häufige Unfallmuster ersichtlich.

Klassifikation

Die Einteilung der Malleolarfrakturen erfolgt nach Lauge-Hansen in Supinations/Pronations-Eversions/Abduktions-Verletzungen oder nach der gebräuchlicheren **Klassifikation nach Weber und Danis**:

▸ **Weber A:** Außenknöchelfraktur auf Höhe des Gelenkspalts oder distal davon, ohne Syndesmosenbeteiligung; evtl. Innenknöchelfraktur
▸ **Weber B:** Außenknöchelfraktur auf Höhe der Syndesmose mit fakultativer Läsion der Syndesmose; evtl. Innenknöchelfraktur
▸ **Weber C:** suprasyndesmale Außenknöchelfraktur mit Ruptur der Membrana interossea; evtl. Innenknöchelfraktur (▌ Abb. 2)
▸ **Maisonneuve-Fraktur:** „hohe Weber-C-Fraktur". Sie stellt eine Sonderform der Weber-C-Fraktur dar: Innenknöchelfraktur mit subkapitaler Fibulafraktur, Syndesmosenruptur sowie Ruptur der Membrana interossea
▸ **trimalleolare Fraktur:** Fraktur beider Malleolen und der Tibiahinterkante, welche auch als Volkmann-Dreieck bezeichnet wird.

Fraktur	Unfallmechanismus
Weber A	Supinations-Adduktions-Trauma
Weber B	Pronations-Eversions-Trauma
Weber C	Pronations-Eversions-Trauma
Maisonneuve-Fraktur	Distorsionstrauma, bimalleolar
trimalleolare Fraktur	Pronations-Hyperflexions-Trauma

▌ Tab. 1: Verschiedene Typen der Malleolarfraktur mit entsprechenden Unfallmechanismen.

Klinik

Schmerzen, Schwellung und Verfärbung infolge eines Hämatoms kennzeichnen die knöcherne Läsion am Sprunggelenk.

Diagnostik

Die Röntgenaufnahme in zwei Ebenen (a. p. und seitlich) ist hier federführend. Mit ihr kann die definitive Diagnose gestellt und anhand des Frakturverlaufs indirekt auf evtl. vorhandene Bandverletzungen geschlossen werden. Zur besseren Beurteilung der Malleolengabel sollte in der **a. p. Aufnahme der Fuß um 20° innenrotiert** sein.

> Bei isolierten Innenknöchelfrakturen muss der gesamte Unterschenkel („langes Bild") zum Ausschluss einer Maisonneuve-Fraktur dargestellt werden.

Therapie

Die Therapie jeder Malleolarfraktur muss auf die exakte Wiederherstellung anatomischer und funktioneller Verhältnisse am OSG abzielen. Bereits kleinste Inkongruenzen können eine spätere Arthrose nach sich ziehen. Eine **konservative Therapie** kann angestrebt werden, wenn

▸ die Fraktur nicht disloziert ist,
▸ eine anatomisch korrekte Reposition gelingt und
▸ die Reposition für den Zeitraum der Heilung gehalten werden kann.

Bei schweren Allgemeinerkrankungen sowie ungünstigen lokalen Verhältnissen (z. B. Ulcus cruris) kann ebenfalls eine konservative Therapie indiziert sein.
Nicht dislozierte Brüche werden zunächst mit einem gespaltenen Unterschenkelgips versorgt, der nach Abschwellung durch einen geschlossenen Unterschenkelgehgips für 6 Wochen ersetzt werden kann. Bei verschobenen Brüchen wird ventro-medial ein Lokalanästhetikum in den Gelenkspalt eingebracht, um eine schmerzfreie Reposition zu ermöglichen.

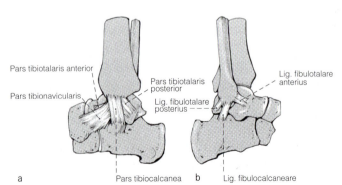

▌ Abb. 1: Bänder des OSG. [8]
a) Lig. deltoideum und seine Anteile.
b) Bänder des Außenknöchels.

Die Fraktur wird danach ebenfalls zunächst in einem gespaltenen US-Gipsverband und nach ca. 1 Woche in einem US-Gehgipsverband immobilisiert. In einigen schwierigen Fällen kann auch eine **Kalkaneusextension** (s. S. 66/67) oder eine gelenküberbrückende Immobilisation mit einem Fixateur externe nötig sein.

> Besteht eine Luxation, muss das Gelenk sofort (!) reponiert werden, da es ansonsten zu Druckschäden an Haut und Weichteilgewebe kommen kann.

Eine **operative Therapie** muss so schnell wie möglich (innerhalb der ersten 6–8 h) oder nach 4–6 Tagen (sobald dies die Weichteilsituation zulässt) erfolgen.
Es sind mehrere Zugangsvarianten sowie „Operationstaktiken" bekannt, die je nach Frakturmuster gewählt werden. Grundsätzlich wird versucht, zunächst den Außenknöchel, dann den Innenknöchel zu stabilisieren. Hierzu stehen dem Operateur die üblichen Implantate (Schrauben, Platten, Drahtcerclagen) zur Verfügung. Erst im Anschluss an die Osteosynthese werden die ligamentären Läsionen mit einer Adaptationsnaht versorgt. Bandrupturen der Membrana interossea werden mittels Stellschrauben versorgt.

Die konservative Behandlung führt gelegentlich zu einer Pseudarthrose am Malleolus medialis, die operativ behoben werden kann. Fehlstellungen, die konservativ nicht beseitigt wurden oder erst sekundär auftreten, können ebenfalls zu einer Korrekturosteotomie zwingen. Persistierende Gelenkinkongruenzen und Knorpelschäden ziehen mit einem hohen Prozentsatz (ca. 35%) nach 10–20 Jahren eine **posttraumatische Arthrose** nach sich, die teilweise zu therapieresistenten Schmerzen führt. Neben der bisher üblichen Arthrodese (Gelenkversteifung) ist seit Längerem auch der prothetische Ersatz des OSG möglich (Abb. 3).

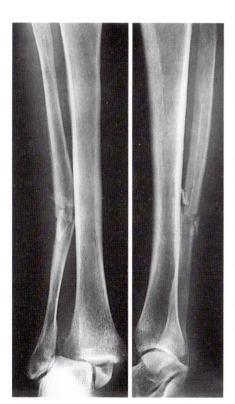

Abb. 2: Bimalleolare Luxationsfraktur Weber C. Die Innenknöchelfraktur wurde anschließend mit einer Zuggurtungscerclage, die Fibulafraktur mit einer Plattenosteosynthese und die Syndesmosenruptur mit einer Stellschraube versorgt. [8]

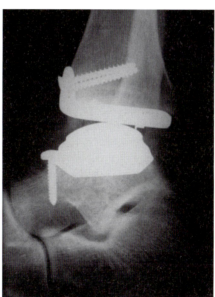
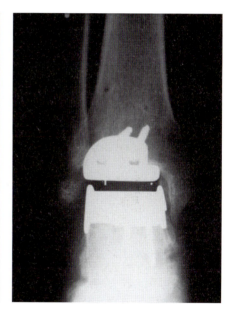

Abb. 3: Endoprothetischer Ersatz des OSG. [8]

Zusammenfassung

* Malleolarfrakturen zählen zu den häufigsten Frakturen. Der Unfallmechanismus beruht immer auf einer (Sub-)Luxation der Talusrolle.
* Die klinisch etablierte Klassifikation erfolgt nach Weber (A, B, C). Röntgen in zwei Ebenen ist ausreichend.
* Die Therapie (konservativ oder operativ) muss eine anatomische und funktionelle Wiederherstellung des OSG ermöglichen.
* Bei persistierender Gelenkinkongruenz oder Knorpelschäden ist eine posttraumatische Arthrose wahrscheinlich.

Verletzungen des Bandapparats am Sprunggelenk und

Bandläsionen des OSG

Verletzungen am Sprunggelenk machen bis zu 16% des Tagesgeschehens in Unfallambulanzen aus. Der Altersgipfel der Verunfallten liegt zwischen dem 23. und 32. Lebensjahr. Zu 85% entfallen Bandverletzungen auf Anteile des Außenbands, nur zu 5% ist das Innenband betroffen. Die Außenbandläsionen verteilen sich zu 65% auf das Lig. fibotalare anterius. In 20% der Fälle tritt eine Kombinationsverletzung zusammen mit dem Lig. fibulocalcaneare auf (s. S. 68, Abb. 1).
Rupturen des lateralen Bandapparats resultieren hauptsächlich aus Plantarflexion, Supination und Inversion. Dabei reißt zunächst das Lig. fibulotalare anterius, danach das Lig. fibulocalcaneare und erst zuletzt das Lig. fibulotalare posterius.

Klassifikation
- **Grad 1:** Zerrung der Gelenkkapsel bzw. des Lig. fibulotalare anterius (LFTA), keine Instabilität, geringfügige Schwellung, Hämatom
- **Grad 2:** Teilruptur des LFTA und des Lig. talocalcaneare (LTC), leichte Instabilität, geringer Talusvorschub
- **Grad 3:** Totalruptur und Abriss des LFTA und LTC, massiv instabil und Taluskippung ≥ 15°
- **Sprunggelenksluxation:** komplette Ruptur aller drei Außenbänder, Knorpelläsion.

Klinik
Schwellung und Druckschmerz entlang der Zerreißungszone sind typisch. Das Ausmaß der Schwellung lässt allerdings keine Aussage über den Schweregrad der Verletzung zu.

Diagnostik
Die klinische Untersuchung beginnt mit der Palpation der kontralateralen Seite, um einen Überblick über die tatsächliche Bandstabilität zu erlangen. Danach wird das verletzte Sprunggelenk auf seine Stabilität hin überprüft. Indem der Untersuchende mit der einen Hand den Unterschenkel und mit der anderen den Rückfuß umfasst, können Aufklappbarkeit (Taluskippung) und Talusschublade (Translationsbewegung) getestet werden.
An erster Stelle der bildgebenden Verfahren steht die Röntgenaufnahme in zwei Ebenen (die a. p. Aufnahme soll in 25° Innenrotation erfolgen). Patienten, die nach einer Woche noch über Schmerzen sowie mangelnde Belastbarkeit klagen, sollten einer MRT-Untersuchung zugeführt werden. Mit Hilfe der Sonographie ist eine gezielte Banddiagnostik nur durch Spezialisten möglich.

Therapie
Grundsätzlich wird bei Grad 1–3-(Erst-)Verletzungen **konservativ** behandelt. Die Therapie beinhaltet lokale Kälteapplikation, elastische Bandagierung, Hochlagerung und Schonung. Treten sehr starke Schmerzen auf, kann der Fuß auch für 2–3 Tage immobilisiert werden. Eine frühfunktionelle Belastung, ggf. in Orthesen, wird angestrebt.
Die Indikation zur **Operation** muss sehr eng gestellt werden:

- Grad-3-Verletzung bei Sportlern und Berufen mit Sprunggelenkbelastung (Dachdecker)
- Sprunggelenkluxation mit Ruptur aller drei Bänder
- Begleitverletzungen.

Die operativen Möglichkeiten umfassen die einfache Bandnaht in Einzelknopftechnik bzw. die Bandreinsertion (und Verankerung) bei Abrissverletzungen.

Achillessehnenruptur

Prädisponiert sind Männer im 30.–50. Lebensjahr mit unregelmäßiger, dann häufig aber exzessiver sportlicher Betätigung. Zugrunde liegen sowohl eine Sehnendegeneration als auch eine mechanische Überbelastung, die sich zum einen in einer starken Wadenkontraktion (kräftiges Abstoßen beim Loslaufen) oder in einem Sturz nach vorn (Skifahren) ausprägen kann.

Klinik
Der Patient berichtet von einem plötzlich einschießenden Schmerz, zeitgleich mit einem Krachen oder einem „Schnalzgeräusch". Druckschmerzhaftigkeit und Ekchymosen sind fast immer vorhanden.

Diagnostik
Makroskopisch ist eine Diskontinuität der Achillessehne erkennbar (Abb. 1), eine durchgehende Palpation der Sehne ist nicht möglich (Seitenvergleich!). Ein Zehenspitzenstand ist auf der erkrankten Seite nicht möglich.

> Cave: Aufgrund der erhaltenen Sehnen des M. tibialis posterior, des M. fibularis und der langen Flexoren kann eine Plantarflexion auch gegen geringen Widerstand erfolgen!

Standard ist der **Wadenkneiftest nach Thompson**. Der Patient liegt auf dem Bauch, seine Füße überragen das Ende der Untersuchungsliege. Der Untersucher drückt gleichzeitig von lateral und medial auf die Wade und kann so beim Gesunden eine Plantarflexion des Fußes auslösen. Bei gerissener Achillessehne ist dies nicht mehr möglich → Test positiv.
Röntgenaufnahmen müssen zum Ausschluss von ossären Ausrissen erfolgen. Die Sonographie ermöglicht eine präzise Darstellung der Sehnenstümpfe sowie der Diastase.

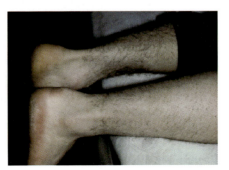

Abb. 1: Ruptur der rechten Achillessehne mit deutlich sichtbarer Delle. [5]

Achillessehnenruptur

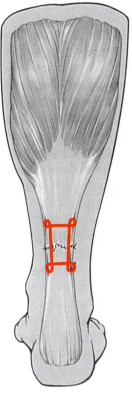

Abb. 2: Achillessehnennaht in Bunnell-Technik. [8]

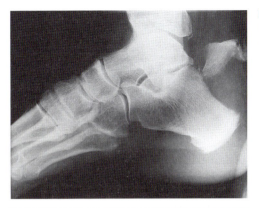
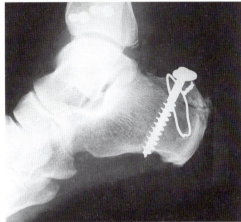

Abb. 3: Operative Versorgung einer Entenschnabelfraktur mit Zugschraube und Cerclage. [8]

Therapie

Bei älteren (antikoagulierten) Patienten sowie bei erhöhtem Operationsrisiko kann eine **konservative Therapie** versucht werden. Dabei wird der Fuß zunächst in Spitzfußstellung mittels US-Gips immobilisiert. Nach ca. 3 Tagen kann der Gipsverband abgenommen und durch einen Tape-Verband ersetzt werden (für weitere 3 Wochen). Zusätzlich bekommt der Patient eine Schuhabsatzerhöhung (beidseits ca. 2 cm) und kann den Fuß fortan voll belasten. Junge, (sportlich) aktive Patienten und Patienten mit knöchernem Sehnenausriss sollten einer **operativen Therapie** zugeführt werden.

Liegt lediglich ein Riss der Sehne vor, so wird dieser mit einer Durchflechtungsnaht (Abb. 2) sowie zusätzlichen Adaptationsnähten versorgt. Bei Abrissfrakturen, sog. Entenschnabelfrakturen, erfolgt die Versorgung offen durch Einbringen einer Zugschraube und evtl. einer Zuggurtungsschlinge (Cerclage) (Abb. 3).

Zusammenfassung

- Bandläsionen des OSG sind sehr häufig und betreffen zu über 80% das Außenband.
- Pathognomonisch ist eine Verletzung in Plantarflexion, Supination und Inversion.
- Es werden vier Schweregrade unterschieden, wobei nur die Sprunggelenkluxation mit Ruptur aller drei Bänder operativ versorgt wird.
- Die Achillessehnenruptur tritt gehäuft bei Männern im 30.–50. Lebensjahr auf.
- Eine konservative Therapie ist möglich, operative Maßnahmen sollten bei sportlich aktiven Patienten vorgezogen werden. Eine Durchflechtungsnaht ist Mittel der Wahl.

Angeborene Fußfehlstellungen

Abbildung 1 soll einleitend die grundsätzlichen Abweichungen von der normalen (sagittalen) Fußachse aufzeigen.

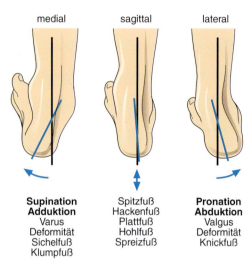

Abb. 1: Formales Prinzip der Fußdeformitäten. [13]

Klumpfuß

Klumpfüße sind in der Mehrzahl der Fälle angeboren. Erworbene Klumpfüße sind meist auf Traumata, Narbenzug bei Verbrennungen, spastische oder poliomyelitische Lähmungen zurückzuführen.

Weltweit schwankt die Inzidenz zwischen zwei (Europa) und sieben (Asien) Neuerkrankungen pro 1000 Neugeborene und Jahr. Das männliche Geschlecht ist mehr als doppelt so häufig betroffen wie das weibliche. In ca. 50% der Fälle tritt der Klumpfuß bilateral auf.

Ätiologie

Ätiologisch muss man von einem multifaktoriellen Geschehen ausgehen. Dennoch wird derzeit ein neuromuskuläres Geschehen als Hauptursache für den Klumpfuß angesehen. Zum einen zeigen histomorphologische Untersuchungen ein Ungleichgewicht zwischen roten und weißen Muskelfasern (mit einem Mangel an weißen Fasern), zum anderen wird ein gehäuftes Auftreten bei Spina bifida und Arthrogryposis multiplex congenita (angeborene, meist symmetrische Gelenkfehlstellungen und -versteifungen) beobachtet.

Klinik

Den angeborenen Klumpfuß zeichnen vor allem vier Merkmale aus: muskuläres Ungleichgewicht und Kontrakturen, knöcherne Fehlbildungen (z. B. Talushypoplasie), Gelenkfehlbildungen und Subluxationen sowie Kapsel-Band-Kontrakturen.

Das klinische Erscheinungsbild ist charakterisiert durch **Wadenatrophie,** Längendifferenz von Unterschenkel und Fuß, **Vorfußsupination** und **Rückfußvarus, Spitzfuß** (Vorfuß ist in Plantarflexion fixiert), **Vorfußadduktion** und mediale Hohlfußstellung (Abb. 2).

Diagnostik

Die Sicherung der Diagnose erfolgt mit Röntgenaufnahmen in der 14.–15. Lebenswoche. Ziele sind die Beurteilung der Krankheitsausprägung anhand bestimmter Winkel (Talonavikularwinkel, Talometatarsale-I-Winkel) sowie die Dokumentation eines präoperativen Ist-Zustands.

Therapie

Erste **konservative Therapiemaßnahmen** sollten so früh wie möglich erfolgen. Zur Verwendung kommen Tape-Verbände, welche täglich gewechselt werden müssen, oder redressierende Gipsverbände (Abb. 3).

Sind innerhalb von 4 Monaten keine nennenswerten Therapieerfolge zu verzeichnen, ist der Wechsel zur **operativen Therapie** indiziert. Dabei wird versucht, das muskuläre Gleichgewicht, die Ausrichtung der Fußwurzel und die Fußmobilität wiederherzustellen.

Plattfuß

Der angeborene Plattfuß (Pes planovalgus congenitus) ist eine Absenkung oder komplette Abflachung des Fußlängsgewölbes. Die Prävalenz beträgt 1–3,5%. Im Gegensatz zum Klumpfuß besteht keine Geschlechtsdisposition. Häufig ist der angeborene Plattfuß mit anderen Fehlbildungen vergesellschaftet.

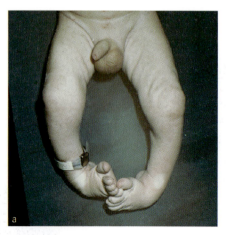
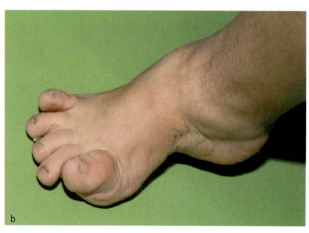

Abb. 2: Angeborener Klumpfuß bei einem Säugling (a) und unbehandelter Klumpfuß eines Erwachsenen (b). [5, 4]

Becken und untere Extremität

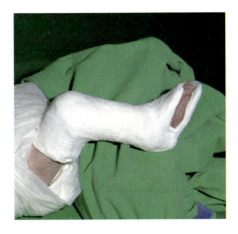

Abb. 3: Retentionsgipsverband in 90° Knieflexion und plantigrader Einstellung im OSG. [13]

Diagnostik
Das Röntgenbild zeigt eine Steilstellung des Talus mit (Sub-)Luxation im Talonavikulargelenk (Abb. 4).

Therapie
Konservative Maßnahmen gleichen denen des Klumpfußes, zeigen jedoch nur geringen Erfolg. Operative Optionen umfassen vor allem die Korrektur der Talusfehlstellung.
Weitere Fußfehlstellungen sind:

- **Hackenfuß:** Fuß ist in Dorsalextension fixiert, Steilstellung des Kalkaneus.
- **Hohlfuß:** Das Fußlängsgewölbe ist extrem ausgeprägt, u. a. weil der Vorfuß im Chopart-Gelenk (Gelenklinie, welche zwischen dem Taluskopf und dem Fersenbein einerseits und dem Os naviculare und dem Os cuboideum andererseits verläuft) nach plantar abknickt.
- **Spreizfuß:** Durch Absenkung des Quergewölbes kommt es zu einer Verbreiterung des Vorfußes durch Auseinanderweichen der Metatarsalia.
- **Knick-Senk-Fuß:** Valgusstellung der Ferse mit Abflachung des medialen Fußgewölbes.

Ätiologie
Das häufige Auftreten mehrerer Fehlbildungen (Syndaktylien, Finger- und Zehendefekte) legt eine **multifaktorielle Ätiologie** nahe. Ähnlich dem Klumpfuß wird ein muskuläres Ungleichgewicht als ursächlich erachtet, Skelett- und Bandveränderungen scheinen sekundär hinzuzutreten.

Klinik
Der anfangs schmerzfreie, unter Belastung zunehmend schmerzende Fuß zeigt folgende Charakteristika: **Auswärtsdrehung der Ferse, Talussteilstellung, Rück- und Vorfußpronation, Abduktion des Vorfußes.**

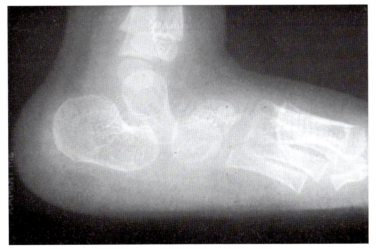

Abb. 4: Plattfuß. Deutlich erkennbare Abflachung des Längsgewölbes, Talussteilstellung. [4]

Zusammenfassung

✖ Klumpfüße treten in ca. 50% der Fälle bilateral auf, werden auf ein multifaktorielles Geschehen zurückgeführt und entsprechen einer kombinierten Fehlstellung aus Vorfußsupination, Rückfußvarus, Spitzfuß und Vorfußadduktion. Operative Maßnahmen sind frühzeitig zu ergreifen.

✖ Der Plattfuß imponiert durch sein mäßig bis gar nicht ausgeprägtes Längsgewölbe und die radiologisch nachweisbare Talussteilstellung.

Fehlstellungen der Zehen

Hallux valgus

Unter einem Hallux valgus versteht man eine Lateraldeviation der Großzehe im Grundgelenk, die einen oder beide Füße betreffen kann. Obwohl ein familiäres Vorkommen beschrieben wird und grundsätzlich beide Geschlechter betroffen sein können, werden rund 90% der Korrekturoperationen an Frauen durchgeführt.

Ätiologie

Eine kongenitale Fehlstellung des Metatarsale I kann vorliegen. Weitaus häufiger kommt es jedoch zu einer Überlastungsfehlstellung aufgrund spitz zulaufender Schuhe mit zu hohen Absätzen. Der hierbei entstehende Spreizfuß führt zu einer Lateraldeviation der Großzehe im Grundgelenk, zum Hervortreten des Metatarsale-I-Köpfchens nach medial und einer Lateralwanderung der Beuge- und Strecksehnen mit konsekutivem Abduktionseffekt auf die Großzehe. Somit besteht der Hallux valgus aus einer Weichteildeformität (Kontraktur der lateralen und Ausweitung der medialen Kapsel) und einer knöchernen Deformität (Pseudoexostose und vergrößerter Intermetatarsalwinkel).

Klinik

Das medial, pseudoexostotisch vorspringende Metatarsalköpfchen bestimmt die Klinik. Bildet sich hier ein Schleimbeutel aus, kann es durch Entzündung und Fistelbildung zu erheblichen Schmerzen kommen. ▪ Abbildung 1 zeigt einen Hallux valgus rechts mit Hammerzehe und Klavus (Hühnerauge) an D II.

Diagnostik

Röntgenaufnahmen in dorso-plantarer und seitlicher Projektion dienen vor allem der Beurteilung des präoperativen Ausgangszustands (▪ Abb. 1). Wichtig sind hierbei der **Hallux-Valgus-Winkel** (bis ca. 15°), der **Intermetatarsalwinkel** (bis ca. 8°) und eventuelle sekundär entstandene arthrotische Veränderungen.

Therapie

Präventiv oder bei vorhandener Prädisposition sollte auf ausreichend weite Schuhe mit nicht zu hohen Absätzen geachtet werden. Nachts kann eine redressierende Hallux-valgus-Schiene getragen werden, wobei hier die langfristigen Ergebnisse leider keine befriedigenden Erfolge verzeichnen lassen. Entzündliche Begleitprozesse lassen sich mit der Gabe von nichtsteroidalen Antirheumatika lindern. Die Indikation zur **Operation** richtet sich stark nach Ausprägung der Fehlstellung und Alter des Patienten. Korrigiert werden muss immer sowohl die Weichteil- als auch die knöcherne Komponente. Eine Option ist die **Chevron-Osteotomie:** Dabei werden nach Abtragung der Pseudoexostose und Kapselresektion das Metatarsalköpfchen in einem 60°-Winkel osteotomiert und das Metatarsaleköpfchen medialisiert. Die Nachbehandlung umfasst lediglich einen Redressionsverband für 6 Wochen und das Tragen eines speziellen Nachbehandlungsschuhs.

Hammer-, Krallen- und Klauenzehen

Hammerzehe

Beugekontraktur des proximalen Interphalangeal-(PIP-)Gelenks oder, seltener, des DIP-Gelenks. Ein Klavus kann entlang der gesamten Phalanx auftreten (▪ Abb. 2a). Man unterscheidet des Weiteren eine **flexible** von einer **fixierten** Hammerzehe.

Klauenzehe

Fehlstellung mit (Sub-)Luxation des Metatarsophalangealgelenks, Beugekontraktur des PIP-Gelenks und Überstreckung des Endglieds. Ein Spitzenklavus kommt aufgrund des fehlenden Bodenkontakts nicht vor.

Krallenzehe

(Sub-)Luxation des Metatarsophalangealgelenks, Beugekontraktur des PIP- und DIP-Gelenks. Ein Spitzenklavus kommt aufgrund des fehlenden Bodenkontakts nicht vor (▪ Abb. 2b).

Ätiologie und Pathogenese

Unterschiedliche Ursachen führen zu den o. g. Krankheitsbildern. Neben traumatischen und chronisch-entzündlichen

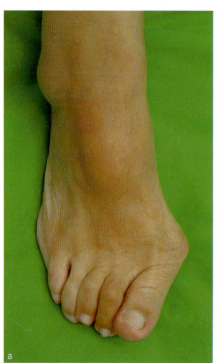
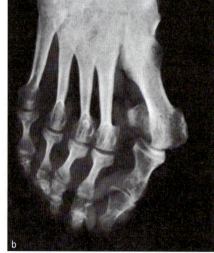

▪ Abb. 1: Hallux valgus. [4]
a) Klinisches Bild eines Hallux valgus mit Hammerzehe an D2 und Klavus.
b) Röntgenbild. Beachte die Subluxationsstellung.

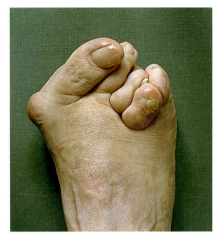

Abb. 3: Nebeneinander mehrerer Vorfußdeformitäten bei chronischer Polyarthritis. Neben einem Spreizfuß treten die Krallenzehen an D III und D IV sowie die Hammerzehe an D II merklich hervor. [4]

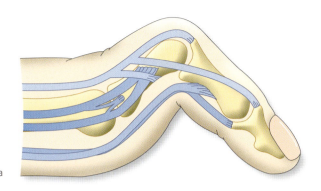

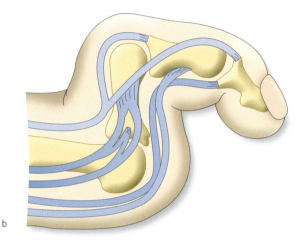

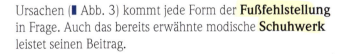

Abb. 2: Hammerzehe (a) und Krallenzehe (b).

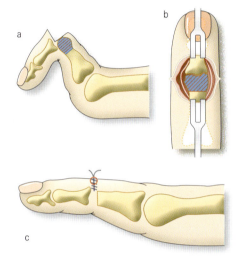

Abb. 4: Köpfchenresektion nach Hohmann.
a) Abtragung des Klavus.
b) Resektion des Köpfchens.
c) Naht der Strecksehne, Hautverschluss.

Ursachen (Abb. 3) kommt jede Form der **Fußfehlstellung** in Frage. Auch das bereits erwähnte modische **Schuhwerk** leistet seinen Beitrag.

Klinik
Schmerzhafte Verhornungen führen den Patienten zum Arzt. Diese treten an den entsprechenden Prädispositionsstellen auf (s. o.).

Therapie
Lediglich leicht ausgeprägte Fehlstellungen lassen sich konservativ behandeln. Hierbei kommen Tape-Verbände, Einlagen und spezielles Schuhwerk zur Anwendung. Eine operative Therapieoption ist die Köpfchenresektion nach Hohmann (Abb. 4). Diese kann, je nach Ausgangssituation, auf Weichteileingriffe (Sehnenrelease, Inzision der Seitenbänder u. a.) erweitert werden. Nebenbei werden die Klavi z. B. durch Keratolytika entfernt.

Zusammenfassung
✖ Der Hallux valgus ist gekennzeichnet durch eine Lateraldeviation der Großzehe und Spreizfuß bei Überlastungsfehlstellung. Pseudoexostotisches Metatarsalköpfchen und Klavi bereiten dem Patienten zum Teil erhebliche Schmerzen. Therapeutisch (langfristig) sinnvoll ist lediglich ein operatives Vorgehen (Chevron-Osteotomie).

✖ Hammer-, Klauen- und Krallenzehen sind überwiegend Folge einer anderweitigen Fußdeformität. An den jeweiligen Prädispositionsstellen finden sich Klavi. Auch hier sind konservative Therapieoptionen wenig erfolgreich, operativ wird u. a. die Köpfchenresektion nach Hohmann empfohlen.

Arthrose

Unter Arthrose versteht man eine **primär nichtentzündliche, degenerative und irreversible Gelenkzerstörung,** verursacht durch ein Missverhältnis zwischen Belastung und Belastbarkeit. Der Begriff der Präarthrose, oder präarthrotische Veränderungen, umschreibt Form- und Funktionsstörungen, die auf bestimmte nachweisbare Faktoren (angeborene/erworbene Krankheiten, Trauma) zurückzuführen sind und in ihrem Verlauf zu einer **Sekundärarthrose** führen. **Primäre Arthrosen,** also Arthrosen ohne erkennbare Ursache, zeigen einen eher monartikulären Verlauf. Polyarthrosen dagegen befallen mindestens drei unterschiedliche Gelenktypen. Weiter unterscheidet man die aktivierte Arthrose im Stadium der Synovitis von der latenten Arthrose. Folgende Synonyme sind gebräuchlich: Arthrosis deformans, Osteoarthrose, Osteoarthritis und Osteoarthrosis. Arthrosen häufig befallener Gelenke haben spezielle Bezeichnungen erhalten: Hüftgelenk = Koxarthrose, Kniegelenk = Gonarthrose, Schultergelenk = Omarthrose, Daumensattelgelenk = Rhizarthrose, PIP-Gelenk = Bouchard-Arthrose, DIP-Gelenk = Heberden-Arthrose und Großzehengrundgelenk = Hallux rigidus.
Aussagen zu Prävalenz und Inzidenz der Arthrose sind u. a. deshalb schwer zu treffen, da **kein zwingender Zusammenhang zwischen** der vom Patienten geschilderten **Klinik und** angefertigten **Röntgenbildern** besteht. Unterschiedlichen Studien zufolge lässt sich die Arthroseprävalenz in etwa so abschätzen: ca. 15% im Alter zwischen 35 und 44 Jahren, 40% zwischen 55 und 64 Jahren und 60% zwischen dem 75. und 84. Lebensjahr. Frauen erkranken wesentlich häufiger an Arthrose als Männer und zeigen einen gravierenderen Krankheitsverlauf meist mit Beteiligung mehrerer Gelenke. Zu den am häufigsten betroffenen Gelenken zählen das Femoropatellargelenk, der Schulterkomplex, die Fingerend- und Mittelgelenke sowie das Daumensattelgelenk. Die Arthrose des Hüftgelenks ist seltener und kommt, ebenso wie die Arthrose des Kniegelenks, häufiger bei Patienten vor, die bereits eine Fingerpolyarthrose haben.

Ätiologie

Die oben erwähnte Ursache der Arthrose – Belastung und Belastbarkeit – ist in den letzten Jahren um **exogene und endogene Faktoren** ergänzt worden. Die derzeitige Vorstellung ist eine primäre Dysregulation des Chondrozytenstoffwechsels mit folgendem Abbau der Knorpelmatrix durch endogene Faktoren wie Geschlecht, Rasse, Zytokine und Hormone einerseits und exogene Faktoren wie Toxine, Medikamente und Mikrotraumata andererseits. Von Bedeutung ist ferner, ob das Gelenk im Sinne einer Präarthrose vorgeschädigt ist. Begünstigende Umstände sind in ∎ Tabelle 1 zusammengefasst.
Der pathologische Verlauf ist gekennzeichnet durch ein typisches Nebeneinander destruktiver und proliferativer Veränderungen, welche zunächst auf den Gelenkknorpel beschränkt sind. Hier kommt es, überwiegend im Hauptbelastungsbereich, zur punktuellen Auffaserung, im weiteren Verlauf zur völligen (flächenhaften) Abtragung mit Freilegung des Knochens (∎ Abb. 1). Es bildet sich die sog. Knochenglatze. Subchondral bildet sich anfänglich ein Sklerosewall aus, der später in eine Osteophytose übergeht. Subchondrale Zysten (Geröllzysten) sprechen für den Abbau umschriebener Knochennekrosen, klinisch spricht man vom dekompensierenden Knochen. Die Gelenkkapsel neigt aufgrund rezidivierender Synovitiden zu Fibrosierung und Schrumpfung. Auch periartikuläres Muskelgewebe ist betroffen und zeigt Hartspann, Verkürzung und Atrophie.

Klinik

In den meisten Fällen geht der Arthrose ein langjähriges **symptomfreies Intervall** voraus, wobei bereits erste radiologische Veränderungen vorliegen können. Der Krankheitsbeginn wird von den Patienten häufig als Steifigkeit beschrieben und ist in der Regel begleitet von **diffusen Gelenk- und Muskelschmerzen.** Im weiteren Verlauf kommt der sog. **Anlaufschmerz** hinzu, der vor allem morgens nach dem Aufstehen und nach längerem Sitzen auftritt, nach kurzer Zeit aber wieder verschwindet. Weitere Symptome können sein: Ermüdungsschmerzen, Kontrakturen und Deformitäten.

> Charakteristisch ist der belastungs- und bewegungsabhängige Schmerz, welcher zu Tagesbeginn gering ausgeprägt ist, im Verlauf jedoch zunimmt. Nachts bestehen in der Regel keine Schmerzen. Tritt eine begleitende Synovitis hinzu, kommt es zu einem alles überlagernden Dauer-, Ruhe- und Nachtschmerz.

Diagnostik

Anamnestisch sind o. g. Beschwerden zu erheben. Die klinische Untersuchung, welche eingehend auf Seite 8/9 erklärt wurde, beinhaltet einmal mehr Inspektion, Palpation und die entsprechenden Funktionstests. Der Goldstandard der bildgebenden Diagnostik ist die Röntgenaufnahme in zwei Ebenen. Typische radiologische Veränderungen am arthrotischen Gelenk sind **Gelenkspaltverschmälerung** (Knor-

Ätiologie	Erkrankungen
Kongenital	Chondrodysplasien, Hüftdysplasie
Erworben	Epiphyseolysis capitis femoris, Genu varum/valgum, Osteochondrosis dissecans, Meniskopathien
Posttraumatisch	Achsabweichungen, persistierende Inkongruenzen
Arthropathien	Gicht, Diabetes mellitus, Hypothyreose, Hämophilie
Arthritiden	Rheumatischer Formenkreis, reaktive Arthritiden, Infektarthritiden

∎ Tab. 1: Begünstigende Umstände für die Entwicklung einer Arthrose.

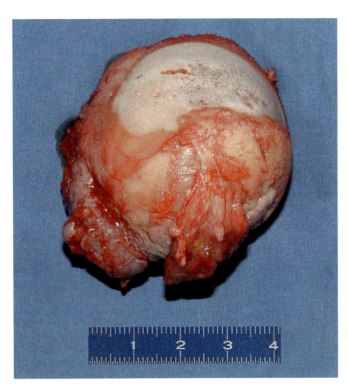

Abb. 1: Ausgeprägte Knochenglatze bei einem zur Hüft-TEP-Implantation entnommenen Hüftkopf. [1]

pelmasse ↓), **subchondrale Sklerosierung, osteophytäre Anbauten, subchondrale Zysten** und Deformierung. Jedoch lässt die Bildgebung keine Rückschlüsse auf Beschwerdesymptomatik und klinischen Befund zu.

> Wichtig ist die Zusammenschau von Anamnese, klinischer Untersuchung und bildgebenden Verfahren.

Weitere bildgebende Verfahren haben einen geringen Stellenwert und werden allenfalls bei bestimmten Fragestellungen hinzugezogen. Aufgrund fehlender laborchemischer Parameter lassen sich keine arthrosespezifischen Aussagen treffen. Differentialdiagnostisch können entzündlich-rheumatische Erkrankungen oder Infektionen abgegrenzt werden.

Therapie
Wichtig für die Therapieentscheidung bzw. Therapieplanung ist der persönliche Leidensdruck des Patienten. Der Arzt sollte deshalb nach Einschränkungen im täglichen/sozialen Leben fragen.
Vor Therapiebeginn sollte der Patient durch ein umfangreiches Beratungsgespräch über seine (progrediente) Erkrankung aufgeklärt werden. Ihm muss bewusst sein, dass seine Mitarbeit ausschlaggebend für den Krankheitsverlauf ist. Die Therapie basiert auf vier Pfeilern:

Allgemeine Maßnahmen
Vermeidung und Reduktion gelenkbelastender Tätigkeiten, Gewichtsreduktion und Gymnastik.

Physiotherapie
Die physiotherapeutischen Maßnahmen zielen auf die Beseitigung und Vermeidung störender Kontrakturen und Spannungen ab und bewirken oft eine Schmerzlinderung. Hierzu zählen: Wärme-/Kältebehandlung (je nach Patient), Stromapplikation, Ultraschall, Massagen und Extensionen. Bewegungstherapeutisch (aktiv besser als passiv) versucht man, die Gelenkbeweglichkeit zu erhalten sowie Kraft und Koordination zu stärken.

Medikamentöse Therapie
Nichtsteroidale Antirheumatika (NSAR) haben sich aufgrund ihrer ausgeprägten antiinflammatorischen Wirkung besonders bei aktivierten Arthrosen bewährt. Leichte Arthroseschmerzen sind mit peripheren Analgetika, wie beispielsweise Acetylsalicylsäure oder Paracetamol, starke oder auf NSAR nicht ansprechende Schmerzen mit Metamizol oder schwachen Opiaten (z. B. Tramadol) zu behandeln. Intraartikuläre Glukokortikoidinjektionen sind ausschließlich der aktivierten Arthrose vorbehalten. Intraartikuläre Hyaluronsäureinjektionen sollen die Proteoglykanproduktion der Chondrozyten erhöhen und somit die mechanischen Eigenschaften des Knorpels verbessern. Zeitgleich wird die Viskosität der Synovialflüssigkeit erhöht.

Operative Therapie
Die Indikation für eine operative Versorgung stellt sich bei erheblichem Leidensdruck des Patienten, erfolglosen konservativen Maßnahmen und Aussicht auf Funktionsverbesserung. Grundsätzlich sind zwei verschiedene Optionen zu unterscheiden: gelenkerhaltende und gelenkersetzende Operationen. Zu den gelenkerhaltenden Operationen zählen Lavage, Débridement (Knorpelglättung) und Umstellungsosteotomie. Sie setzen geringere Arthrosegrade voraus und sind aufgrund möglicher Folgeeingriffe und der aufwändigen Nachbehandlung auf jüngere Patienten beschränkt. Gelenkersetzende Operationen zählen an Hüfte und Knie bereits zum „Mittel der Wahl". Mehr zu den operativen Möglichkeiten auf Seite 80/81.

Zusammenfassung
- Die Inzidenz steigt mit zunehmendem Alter, Frauen sind häufiger betroffen als Männer.
- Frakturen mit Gelenkbeteiligung stellen präarthrotische Veränderungen dar.
- Charakteristisch sind bewegungs- und belastungsabhängige Schmerzen („Anlaufschmerz").
- Beschwerdebild und Röntgenbild müssen nicht zwingend miteinander korrelieren.
- Multimodale Therapie. Die Therapie der Wahl bei älteren Patienten ist der endoprothetische Ersatz.

Koxarthrose

Der Erkrankungsgipfel liegt zwischen dem 50. und 60. Lebensjahr, wobei streng zwischen einer radiologischen und klinischen Diagnosestellung unterschieden werden muss. Radiologischen Kriterien zufolge leiden 14% der Bevölkerung jenseits des 55. Lebensjahrs an einer Koxarthrose, nur 5% zeigen auch eine entsprechende Klinik (s. u.). In 30–40% der Fälle tritt die Coxarthrose beidseits auf.

> Es besteht kein zwingender Zusammenhang zwischen der radiologischen Bildgebung und der vom Patienten geschilderten Symptomatik. So kann eine radiologisch gesicherte massive Koxarthrose mit Beschwerdefreiheit einhergehen.

Ohne Kenntnis der Ätiologie spricht man von einer **primären** Coxarthrose. Ist die Ätiologie bekannt (z. B. kongenitale Hüftdysplasie), handelt es sich um eine **sekundäre** Koxarthrose. Zu den Risikofaktoren zählen vor allem das Alter, Geschlecht und die ethnische Herkunft (so erkranken Asiaten und Schwarzafrikaner seltener). Übergewicht allein ist kein Risikofaktor. Jedoch konnte in Studien gezeigt werden, dass die Koexistenz von Übergewicht und einer präarthrotischen Veränderung häufiger zu einer behandlungsbedürftigen Koxarthrose führt als in einer Kontrollgruppe. Dies ließ sich auch für die Kombination Übergewicht, weibliches Geschlecht und Nikotinkonsum nachweisen.

Klinik

Anamnestisch berichten die Patienten von einem **schleichenden Krankheitsbeginn** mit zunächst nur geringer **Schmerzsymptomatik bei Belastung.** Hinzu kommen dann Schmerzen, die in die Leiste, das Gesäß und den Oberschenkel oder sogar bis ins Knie ausstrahlen können. Des Weiteren geben die Patienten eine **schnelle Ermüdbarkeit** sowie ein Steifigkeitsgefühl an. Grundsätzlich bestehen die Schmerzen zunächst in der Früh nach dem Aufstehen **(Anlaufschmerz)** und lassen im Tagesverlauf zunächst nach, bevor sie zum Abend hin erneut zunehmen. Im weiteren Krankheitsverlauf kommt es jedoch zu rezidivierenden Synovitiden, die diese charakteristische Schmerzsymptomatik überdecken können und zu belastungsunabhängigen Dauerschmerzen führen.

Diagnostik

Klinisch zeigt sich die Koxarthrose anfänglich in einer **Innenrotations- und Abduktionshemmung.** In fortgeschrittenen Stadien kann bereits ein deutliches Hinken auffallen. Hierbei kann es sich um ein Schon-, Verkürzungs- oder Insuffizienzhinken handeln. Häufig ist auch ein (kompensiertes) **Streckdefizit** vorhanden, welches mit dem Thomas-Handgriff festgestellt werden kann. Langfristig entwickeln sich eine Oberschenkelmuskelatrophie und/oder eine Beuge-Außenrotations-Adduktionsfehlstellung. Das diagnostische Mittel der Wahl sind Röntgenaufnahmen in zwei Ebenen. Anstelle der rein seitlichen Projektion wird eine **Aufnahme nach Lauenstein** angefertigt. Der Patient befindet sich dazu in Rückenlage, 90° Beugung und 45° Abduktion im Hüftgelenk. Charakteristische Veränderungen, welche auf eine Arthrose hindeuten sind Gelenkspaltverschmälerung, subchondrale Sklerosierung, subchondrale Zysten („Geröllzysten") und Osteophyten (Abb. 1). Ist eine Schmerzsymptomatik oder deren Ausmaß nicht eindeutig dem Hüftgelenk zuzuordnen, z. B. bei gleichzeitig vorhandenen degenerativen Veränderungen der LWS, so kann eine intraartikuläre Infiltration mit Lokalanästhetika weiterhelfen.

Therapie

Da eine kausale Therapie (Regeneration des Knorpels) nicht möglich ist und die Arthrose einen progredienten Verlauf zeigt, ist vorrangiges Ziel, den Krankheitsverlauf abzubremsen und eine Schmerzreduktion herbeizuführen. Hierbei sind konservative Maßnahmen den operativen so lang wie möglich vorzuziehen. Die konservative Therapie umfasst Allgemeinmaßnahmen wie Gewichtsreduktion, sportliche Betätigung ohne Stoßbelastung (Schwimmen, Radfahren) oder das Tragen von weichen Schuhen (Gelkissen). Muskelatrophie und Kontrakturen lassen sich durch Krankengymnastik verbessern. Elektrotherapie kann ebenfalls eine Schmerzlinderung herbeiführen. Intraartikuläre Infiltrationen mit Lokalanästhetika (kurz wirksam) und Steroiden (lang wirksam) können durchgeführt werden, bergen jedoch auch einige Gefahren (Osteonekrosen, Infekt) und zeigen zudem einen nur kurz andauernden Effekt (Tage bis wenige Wochen). Standardmäßig erfolgt die Rezeptierung von nichtsteroidalen Antirheumatika (NSAR), wobei hier auf die Nebenwirkungen geachtet werden muss. Steht das entzündliche Geschehen nicht im Vordergrund, sind oft auch Paracetamol und Acetylsalicylsäure wirksam.

Indikationen zur operativen Inter-

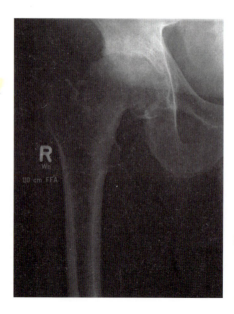

Abb. 1: Die Aufnahme einer 60-jährigen Patientin zeigt die radiologischen Zeichen der Arthrose: Gelenkspaltverschmälerung, subchondrale Sklerosierung, Zystenbildung und osteophytäre Anbauten. [1]

Spezielle Themen

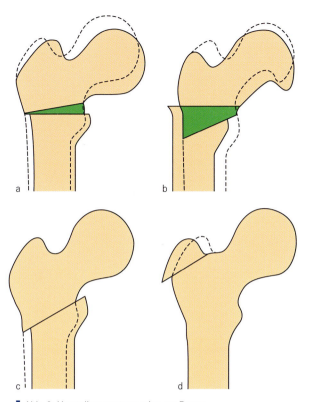

Abb. 2: Umstellungsosteotomien am Femur.
a) Varisierungs-Medialisierungsosteotomie.
b) Valgisierungs-Lateralisierungs-Verkürzungsosteotomie.
c) Medialisierende Schrägosteotomie.
d) Lateralisationsosteotomie des Trochanter major.

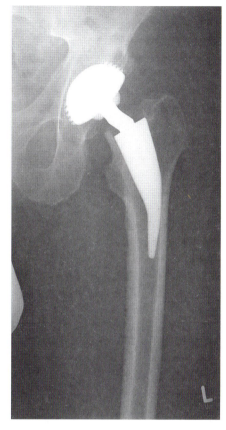

Abb. 3: Sog. Kurzschaftprothese, zementfrei eingebracht. [1]

vention sind somit das Versagen konservativer Maßnahmen, der Leidensdruck des Patienten, objektiv feststellbare Bewegungseinschränkungen und ein realistisch eingestufter Erwartungshorizont. Aufgrund der teilweise langwierigen Rehabilitation muss im Vorfeld der Operation die Compliance des Patienten eingeschätzt und mit der Operationstechnik abgestimmt werden (hoher Leidensdruck spricht eher für ausreichende Kooperation). Grundsätzlich werden **gelenkerhaltende von gelenkersetzenden Operationen** unterschieden. In Anbetracht der begrenzten Haltbarkeit von Prothesen ist bis zum 60. Lebensjahr bei mäßigen bis mittelschweren Koxarthrosen ein gelenkerhaltendes Vorgehen zu favorisieren. Hierzu zählt die intertrochantäre Femurosteotomie, welche oft kombiniert wird mit einer Trochanter-major-Versetzung, Beckenosteotomien und/oder Tenotomien (Abb. 2). Ziel dieser Maßnahmen ist die Verbesserung der Gelenkkongruenz (→ gleichmäßigere Druckverteilung über den Gelenkkopf) und der Gelenkmechanik (→ größerer Kraftarm). Je nach Studie sind die Patienten auch noch Jahre nach dem Eingriff zu 70% beschwerdefrei. In der Operationsplanung sollte eine evtl. später stattfindende endoprothetische Versorgung mit einkalkuliert werden (Abb. 3).

Der endoprothetische Ersatz des Hüftgelenks konnte sich in den vergangenen Jahren bei allen Formen der Koxarthrose durchsetzen. Der Operateur kann aus einem nahezu unermesslichen Sortiment verschiedenster Modelle, Größen und Implantationstechniken auswählen (s. S. 80/81). Wichtig sind in allen Fällen eine sorgfältige Operationsplanung, möglichst atraumatisches Vorgehen, genaues Einpassen der Prothese, Asepsis sowie eine perioperative Antibiotikaprophylaxe. Postoperativ ist großes Augenmerk auf ein konsequentes Nachbehandlungsschema mit Mobilisation, muskulärer Stärkung sowie Koordinations- und Ausdauertraining zu legen.

Zusammenfassung

- Der Erkrankungsgipfel liegt zwischen dem 50. und 60. Lebensjahr, in 30–40% der Fälle beidseits.
- Es besteht kein zwingender Zusammenhang zwischen der radiologischen Bildgebung und der Beschwerdesymptomatik.
- Eingeschränkte bzw. aufgehobene Innenrotationsfähigkeit ist typisch.
- Konservative Verfahren beinhalten Krankengymnastik, Elektrotherapie und NSAR-Gabe. Bei Patienten ≥ 60 Jahren ist die endoprothetische Versorgung Mittel der Wahl.

Endoprothetik

Der endoprothetische Ersatz eines Gelenks gehört mittlerweile zu den Standardeingriffen der orthopädischen Chirurgie. In Deutschland werden jährlich ca. 200 000 Hüftgelenke und ca. 60 000 Kniegelenke teilweise oder komplett ersetzt. Mehr noch als bei anderen Eingriffen ist der künstliche Gelenkersatz geprägt von persönlichen Präferenzen oder klinikspezifischen Standards. In diesem Kapitel soll die Endoprothetik am Hüft- und Kniegelenk kurz erklärt werden.

Hüftendoprothetik

Die klassische Indikation zum Ersatz des Hüftgelenks ist die **primäre Koxarthrose** mit entsprechender Klinik (s. S. 78/79). Seltener sind sekundäre Koxarthrosen (z. B. infolge Hüftdysplasie, Epiphyseolysis capitis femoris oder M. Perthes). Auch **Traumata** können primär endoprothetisch versorgt werden. So kann beispielsweise eine mediale Schenkelhalsfraktur bei entsprechendem Alter des Patienten eine Indikation zum Gelenkersatz darstellen.

Diagnostik

Bei der **Anamneseerhebung** werden vom Patienten die typischen Beschwerden angegeben (Anlaufschmerz, belastungsabhängige Schmerzen, Gehstreckeneinschränkung). Die klinische Untersuchung des Hüftgelenks wurde auf Seite 8/9 beschrieben. Charakteristisch für eine Koxarthose ist die schon sehr früh im Krankheitsverlauf **eingeschränkte Innenrotationsfähigkeit** (in der klinischen Untersuchung häufig vergesellschaftet mit einem für den Patienten typischen Hüftschmerz). Bildgebende Untersuchungen beschränken sich, mit wenigen Ausnahmen, auf Röntgenbilder in zwei Ebenen.

Der künstliche Hüftgelenkersatz stellt trotz seiner häufigen Durchführung eine Operation mit deutlichen Risiken dar. Aus diesem Grund müssen präoperativ mögliche Differentialdiagnosen abgeklärt werden. Hierzu zählen, gerade bei älteren Patienten, degenerative Veränderungen an der Lendenwirbelsäule. Ist man sich seiner Diagnose nicht gänzlich sicher und/oder bestehen sowohl degenerative Veränderungen an der LWS als auch an der Hüfte, so kann eine intraartikuläre Infiltration des Hüftgelenks mit einem Lokalanästhetikum weiterhelfen.

OP-Planung

Abgesehen von traumatischen Ereignissen, welche zu einer Operation führen, ist die Hüftendoprothetik ein rein **elektives Verfahren**. Aus diesem Grund ist, nicht zuletzt aus forensischen Gründen, eine **gründliche Planung** erforderlich. Hierzu zählt die ausführliche **Aufklärung** des Patienten. Angesprochen werden muss u. a. Nerven-/Gefäßverletzungen, Infektionen, Beinlängendifferenzen, Thrombosegefahr und Prothesenlockerung (diese tritt durchschnittlich nach 15 Jahren auf). Ein **Aufnahmelabor** mit Entzündungsparametern (Leukos, CRP) ist auch deshalb anzufertigen, da unerkannte Infektionen (z. B. der Harnwege) ein erhöhtes Infektionsrisiko des Prothesenmaterials darstellen. Des Weiteren ist der Patient über den postoperativen Verlauf, stationären Aufenthalt und Reha-Maßnahmen aufzuklären.

Zuletzt sollte der Operateur eine **Planung am Röntgenbild** vornehmen, um sich besser auf den Eingriff vorbereiten zu können. Hierbei können sowohl die Prothesengröße und die Einbringtiefe ausgemessen als auch etwaige Beinlängendifferenzen bedacht und eingeplant werden. Zugleich lassen sich mögliche Probleme der Operation erkennen. Das Prothesenmaterial kann sowohl **zementiert, zementfrei** als auch **kombiniert** eingebracht werden (zementfrei eingebrachte Pfanne, zementierter Prothesenschaft). Die Vorteile der zementierten Verankerung sind u. a. eine schnelle Vollbelastung und dadurch frühzeitige Mobilisation mit Verringerung der Sekundärkomplikationen (z. B. Thrombose, Pneumonie). Als nachteilig ist der relativ hohe Knochenverlust bei Revisionsoperationen (z. B. bei Prothesenwechsel, da hier der Zement erst entfernt werden muss) anzusehen. Daraus folgt, dass bei jüngeren Patienten (≤ 65 Jahre, Abb. 1) vorzugsweise ein zementfreies Vorgehen angestrebt wird (hohe Wahrscheinlichkeit, dass die Prothese gewechselt werden muss), wohingegen bei älteren Patienten eine zementierte Implantation erfolgt.

Komplikationen

Intraoperativ kann es zu **Femurschaftfrakturen** oder Absprengungen des

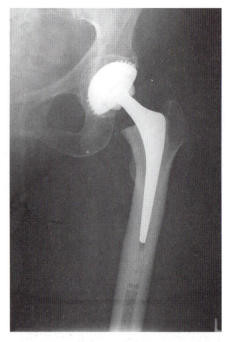

Abb. 1: Teilzementierte Hüftgelenkprothese. Die Pfanne wird in das Azetabulum eingedreht, der Prothesenschaft ist zementiert. [1]

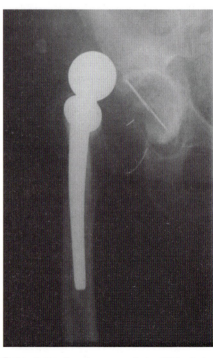

Abb. 2: Luxation einer zementierten Hüftgelenkprothese. [1]

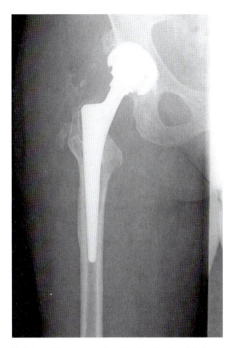

Abb. 3: Heterotope Ossifikation im Bereich des Trochanter major nach Hüft-TEP. [1]

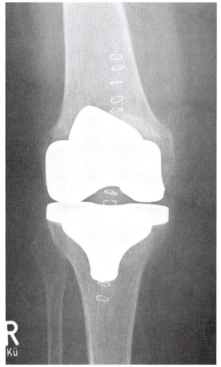
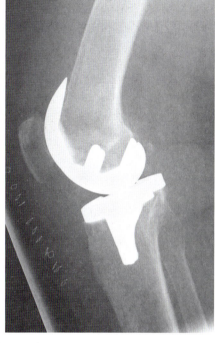

Abb. 4: Bikondylärer Oberflächenersatz (Kniegelenktotalendoprothese). [1]

Trochanter major kommen. Nicht zuletzt aus diesem Grund ist eine Durchleuchtungskontrolle nach dem Einsetzen der Implantate erforderlich. Therapie der Wahl ist dann meist die Frakturversorgung mit Hilfe einer Drahtcerclage. **Infektionen der Prothese** können in „Früh-Infekt" ≤ 1 Monat und „Spät-Infekt" ≥ 1 Monat eingeteilt werden. Da die Prothesenoberfläche einerseits für Antibiotika schwer zugänglich ist und andererseits eine Biofilm-Bildung begünstigt, ist die Therapie der Wahl meist der zweizeitige Prothesenwechsel. Nicht selten sind auch **Prothesenluxationen** nach vermehrter Flexion und Innenrotation im Hüftgelenk. Grund hierfür kann u. a. die Schädigung der Gluteusmuskulatur oder auch die Fehlpositionierung der Implantate sein (▌ Abb. 2). Um postoperativ das Risiko von **heterotopen Ossifikationen** (Knochenneubildung außerhalb des eigentlichen Skelettsystems, ▌ Abb. 3) zu verringern, kann präoperativ eine Strahlentherapie oder perioperativ die Gabe von nichtsteroidalen Antirheumatika (z. B. Diclofenac) erfolgen.

Knieendoprothetik

Die Indikation zum endoprothetischen Ersatz des Kniegelenks wird maßgeblich durch den Leidensdruck des Patienten gestellt. Ähnlich wie bei der Koxarthrose leiden die Patienten unter einer eingeschränkten oder gänzlich aufgehobenen schmerzfreien Gehstrecke. Das Röntgenbild in zwei Ebenen verifiziert die Verdachtsdiagnose und gibt zusätzlich Auskunft, ob es sich um eine Pangonarthrose handelt, also das gesamte Gelenk betroffen ist, oder nur der mediale Gelenkspalt aufgebraucht ist (sog. mediale Gonarthrose). Liegt letztere Situation vor, so kann ein **unikondylärer** Oberflächenersatz erfolgen. Hierbei wird lediglich das betroffene Kompartiment endoprothetisch ersetzt. Anderenfalls erfolgt ein **bikondylärer Oberflächenersatz** (▌ Abb. 4).

Zusammenfassung

✳ Die primäre Koxarthrose ist die häufigste Indikation zum endoprothetischen Ersatz.

✳ Aufgrund des elektiven Charakters ist eine sorgfältige OP-Planung wichtig.

✳ Zementierte und zementfreie Implantationen sind möglich und abhängig vom Alter des Patienten.

✳ Der endoprothetische Ersatz des Kniegelenks ermöglicht einen uni- und bikondylären Oberflächenersatz.

Osteochondrosis dissecans

Die Osteochondrosis dissecans (OD) stellt eine umschriebene aseptische Nekrose von Knorpel und subchondralem Knochen der Gelenkflächen dar. Prädilektionsstellen sind die Femurkondylen, die Talusrolle und das Capitulum humeri am Ellenbogengelenk. Im Verlauf löst sich das defekte Knorpel-/Knochenfragment aus seinem Umfeld heraus und wird als sog. Dissektat in das Gelenk abgestoßen.
Grundsätzlich werden zwei Erkrankungsformen unterschieden: eine häufigere **juvenile Form** (offene Epiphysenfugen) mit einem Erkrankungsbeginn ab dem 10. Lebensjahr und eine **adulte Verlaufsform,** die kurz vor, mit oder nach dem Schluss der Epiphysenfugen beginnt. Die juvenile Form tritt beim männlichen Geschlecht ca. doppelt so häufig in Erscheinung wie beim weiblichen. In beiden Formen kommt es zum gehäuften Auftreten bei sportlich aktiven Kindern.
Neben der juvenilen und adulten Form gibt es eine, als **Morbus Panner** bezeichnete, seltene systemische Verlaufsform. Hierbei kommt es zu multiplen Läsionen, wobei vorwiegend beide Knie- und Ellenbogengelenke betroffen sind.

Ätiologie

Die Ätiologie konnte bis heute nicht sicher geklärt werden. Aufgrund von familiären Häufungen (und multiplen Läsionen) und der Assoziation mit sportlicher Betätigung werden sowohl hereditäre Faktoren als auch Traumata als Erklärungsgrundlage favorisiert. Wahrscheinlich ist von einer **multifaktoriellen Genese** auszugehen, die u. a. Aspekte wie Ossifikationsstörungen der Epiphysenfuge, (repetitive) Mikrotraumata, Ischämie, mechanische Fehl- und Dauerbelastung und eine genetische Prädisposition berücksichtigt.
Entstehung und Fortgang der Krankheit folgen immer dem gleichen Schema. Bei zunächst noch intakter knorpeliger Gelenkoberfläche bildet sich eine **subchondrale Knochennekrose** aus. Es folgt eine Abgrenzung (Demarkation) des nekrotisierenden Fragments gegenüber dem gesunden Knochen mit konsekutiver Ablösung in die Gelenkhöhle.

Die einzelnen Phasen der Osteochondrosis dissecans können nach pathologisch-anatomischen, radiologischen und arthroskopischen Kriterien eingeteilt werden (Tab. 1).
Häufigster Manifestationsort ist in bis zu 85% der Fälle das Kniegelenk. Typische Lokalisation ist hier die latero-dorsale Kante der medialen Femurkondyle. Ist das Sprunggelenk betroffen, so findet sich die Läsion zumeist an der Talusrolle (hier konnte ein Zusammenhang mit rezidivierenden Distorsionen gesichert werden).

Klinik

Anamnestisch geben die Patienten einen **ruhe- oder belastungsabhängigen Schmerz** unterschiedlicher Dauer an. Hinzu kommen schmerzbedingte **Bewegungseinschränkungen** oder eine rezidivierende **Gelenkblockade** (hierzu muss nicht zwingend ein Dissektat vorhanden sein). Eine Knieschwellung im Sinne eines Gelenkergusses kann vorhanden sein.

Diagnostik

Die klinische Untersuchung ergibt meist nur einen Druckschmerz im Bereich der Läsion (Begleitsynovitis). Meniskuszeichen können positiv sein. Bei freiem Dissektat kann ein Beuge- oder Streckdefizit vorliegen. Die Diagnose einer OD erfolgt primär durch eine radiologische Untersuchung. Röntgenaufnahmen in zwei Ebenen sind hierbei Standard. Diese können durch eine Tunnelaufnahme nach Frick (30° Beugung, Strahlengang in a. p. Richtung. Hierbei ist eine bessere Beurteilung der Femurkondylen möglich) ergänzt werden.
Im Anfangsstadium ist die OD im Röntgenbild nur sehr schwer zu erkennen, später zeigt es eine Aufhellung im subchondralen Knorpel, gefolgt von einem deutlichen Sklerosewall um die nekrotische Zone. Ist das Fragment bereits aus dem Knochen herausgelöst, ist eine Mulde, das sog. **Mausbett,** deutlich sichtbar (Abb. 1).
Die MRT-Untersuchung stellt zwar nicht die diagnostische Routineuntersuchung dar, ermöglicht aber, durch ihre hohe Sensitivität und Spezifität, eine sehr frühe Stadieneinteilung und wird besonders zur präoperativen Planung eingesetzt (Abb. 2).

> Differentialdiagnosen der OD: osteochondrale Frakturen, endokrine Ossifikationsstörungen, Meniskusschäden und die Gelenkchondromatose. Letztere ist eine benigne tumoröse Veränderung mit multiplen freien Gelenkkörpern, die im Gegensatz zur Osteochondrosis dissecans kein Mausbett hinterlassen, aber eine ähnliche Einklemmungssymptomatik zeigen und frühzeitig zum Gelenkverschleiß führen.

Stadium	Merkmal
Stadium I	Subchondrale Osteonekrose
Stadium II	Sklerosierung bzw. Demarkation
Stadium III	Dissektat in situ
Stadium IV	Freier Gelenkkörper („Gelenkmaus")

Tab. 1: Stadieneinteilung der Osteochondrosis dissecans nach Bruns.

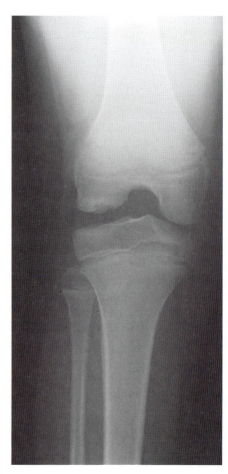

Abb. 1: Tunnelaufnahme nach Frick. Deutlich sichtbar ist der Defekt an der lateralen Femurkondyle. [1]

Spezielle Themen

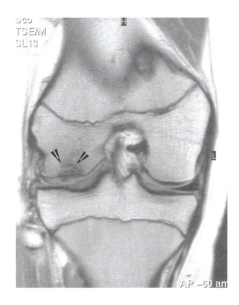

Abb. 2: T1-gewichtetes MRT. Die signalarme Demarkationslinie (Pfeile) zeigt die Größe des Defekts an. Die Knorpeloberfläche ist noch intakt. [12]

Therapie

Eine **konservative Therapie** sollte nur in den Stadien I–II erfolgen. Hierbei zeigt die juvenile Verlaufsform eine deutlich bessere Heilungstendenz. Empfohlen wird neben der Gabe von Antiphlogistika und Physiotherapie die Entlastung an Unterarmgehstützen für 4–6 Wochen.
Eine Sportkarenz ist dringend einzuhalten. In Abständen von 3 Monaten sollten MRT-Kontrollaufnahmen angefertigt werden, um ein Fortschreiten der Erkrankung frühzeitig zu erkennen. Bei persistierenden Beschwerden (nach 3–6 Monaten) oder einer Verschlechterung der Befunde im MRT sollte ein operatives Vorgehen diskutiert werden. Ziel der **operativen Intervention** muss es sein, die noch intakte Gelenkfläche zu erhalten bzw. zu rekonstruieren und die subchondral ausgebildete Sklerosierung zu beseitigen. Aus diesem Grund werden bei intakter Knorpelintegrität (Stadium I und II) Verfahren bevorzugt, die den Knorpel schonen. Hierzu wird mit Hilfe von Stanzen unterschiedlicher Größe die subchondrale Sklerosezone von retrograd (vom Knochen kommend auf den Gelenkspalt zu) aufgebrochen. Ist die Knorpeloberfläche bereits beschädigt (Stadium III und IV, ▌ Abb. 3 und 4), wählt man anterograde Verfahren. Das bedeutet, es wird der Versuch unternommen, noch teilfixierte bzw. losgelöste Knorpelfragmente zu refixieren (resorbierbare bzw. nichtresorbierbare Pins, Fibrinkleber) bzw., sollte dies nicht mehr möglich sein, die Knorpeloberfläche auf andere Weise zu rekonstruieren (OATS, ACT, s. S. 84/85).

Prognose

Die Prognose hängt stark vom **Alter** des Patienten, dem **Stadium** und der **Größe des Defekts** ab. Kinder schneiden in allen Stadien besser ab als Erwachsene (v. a. wenn die Epiphysenfuge noch nicht geschlossen ist). Kleine Defekte sind prognostisch günstiger zu bewerten als große. Vergleicht man konservative und operative Verfahren in den Stadien III und IV, so schneidet die operative Intervention deutlich besser ab. Nichtsdestotrotz stellt die Osteochondrosis dissecans eine präarthrotische Veränderung mit einem erhöhten Arthroserisiko dar.

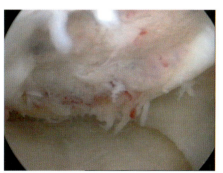

Abb. 3: Intraoperativer Befund eines umschriebenen OD-Defekts mit herausgelöstem Dissektat. [1]

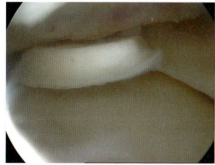

Abb. 4: Intraoperativer Befund des freien Gelenkkörpers. [1]

Zusammenfassung

- Die Ätiologie ist unbekannt, eine multifaktorielle Genese wird diskutiert.
- Es findet ein stadienhafter Verlauf mit aseptischer Knochennekrose als Auslöser statt.
- Die Klinik ist nicht spezifisch, belastungsabhängige Schmerzen und Gelenkblockaden sind häufig.
- In den Stadien I und II wird konservativ therapiert, operative Intervention findet in retrograder bzw. anterograder Technik statt.
- Im Kindesalter besteht eine hohe Spontanheilungsrate.

Knorpelchirurgie

Ein klassisches Verletzungsmuster in der Orthopädie ist die chondrale oder osteochondrale Läsion eines Gelenks. Natürlich kann es auch ohne Trauma dazu kommen (z. B. Osteochondrosis dissecans). Vorrangiges Ziel muss es dann sein, eine intakte Knorpeloberfläche zu rekonstruieren.

Eine körpereigene Knorpelregeneration ist nur bei sehr kleinen Läsionen möglich. Meist kommt es zur partiellen Regeneration durch einsprossenden, mechanisch minderwertigen Faserknorpel.

> Um verschiedenen mechanischen Anforderungen gerecht zu werden, gibt es drei unterschiedliche Formen von Knorpel (hyaliner, elastischer und Faserknorpel). Gemeinsames Merkmal aller drei Formen ist u. a. die fehlende Gefäßversorgung. Die Ernährung erfolgt nur durch Diffusion von Kapillaren des umgebenden Bindegewebes oder durch die Synovialflüssigkeit der Gelenkhöhle. So erklärt sich die unzureichende Regenerationsfähigkeit. Die Knorpeltypen unterscheiden sich durch die von den Chondrozyten gebildete Knorpelmatrix. So enthalten die Matrix hyalinen Knorpels vor allem Kollagen II, die des elastischen Knorpels Kollagen II und elastische Fasern (Elastin und Fibrillin) und die Matrix des Faserknorpels vor allem Kollagen Typ I. Hyaliner Knorpel kommt während des Knochenwachstums in den Epiphysenfugen, als Knochenoberfläche in den Gelenken und in den Wänden von Nase, Larynx, Trachea und den Bronchien vor.

Klassifikation

Die Klassifikation des vorliegenden Knorpelschadens ist v. a. deshalb von großer Wichtigkeit, um aus vielen therapeutischen Optionen die stadiengerechte auszuwählen. Eine allgemein anerkannte Einteilung anhand von MRT-Untersuchungen gibt es bis heute noch nicht. Die etablierten Klassifikationssysteme basieren weiterhin auf arthroskopisch erhobenen Befunden. Dazu zählt die international anerkannte Standardklassifikation nach Outerbridge (■ Tab. 1).

Bildgebende Diagnostik

Die Kernspintomographie ist hier Mittel der Wahl. Um den Knorpel bestmöglich darzustellen, sind u. a. protonendichte, T2-gewichtete oder Fast-low-angle-shot-Sequenzen (FLASH) zu bevorzugen. Zugleich eignet sich das MRT auch, im Gegensatz zur Arthroskopie, zur Beurteilung des subchondralen Knochens. Liegen Signalalterationen in diesem Bereich vor, so spricht dies indirekt für eine Knorpelläsion.

Outerbridge	Beschreibung
I	Intakte, allenfalls leicht erweichte oder aufgeraute Oberfläche
II	Tiefe der Läsion < 50% der Knorpeldicke
III	Tiefe der Läsion > 50% der Knorpeldicke, aber nicht bis auf den Knochen reichend
IV	Knorpelläsion mit Durchbruch des subchondralen Knochens

■ Tab. 1: Klassifikation der Knorpelläsionen nach Outerbridge.

> Eine Signalanhebung im subchondralen Knochen nach Trauma (Knochenkontusion) resultiert aus einer vermehrten Wassereinlagerung in diesem Bereich und wird als Bone bruise bezeichnet.

Therapie

Die Wiederherstellung einer möglichst intakten Knorpeloberfläche ist vorrangiges Ziel der Knorpelchirurgie. Voraussetzung dafür ist jedoch ein bandstabiles und achsengerechtes Gelenk, sodass u. U. Korrekturoperationen (z. B. Umstellungsosteotomie) dem eigentlichen Eingriff vorgeschaltet werden müssen. Die therapeutischen Optionen hängen stark von der Größe des Knorpeldefekts ab. Hier werden einige Therapiemöglichkeiten in der Reihenfolge eines an Größe zunehmenden Knorpeldefekts vorgestellt:

Débridement und Mikrofrakturierung

Das Débridement, also das Entfernen lockerer, instabiler Knorpelanteile, dient v. a. der Vorbereitung des Defekts auf weitere therapeutische Maßnahmen.

Nur Defekte II nach Outerbridge können allein durch das Débridement behandelt werden. Dabei wird versucht, den Rand des Defekts zu stabilisieren, um ein weiteres Einreißen zu verhindern.

Liegt eine umschriebene III-Läsion von etwa 1–3 cm² vor, so ist die Therapie der Wahl die sog. Mikrofrakturierung (■ Abb. 1). Über einen arthroskopischen Zugang wird ein spezieller „Stößel" („Ahle") in das Gelenk eingebracht, und der subchondrale Knochen wird stellenweise aufgeschlagen. Die aus dem Markraum einwandernden Zellen sollen dann das Reparationsgewebe (Faserknorpel) bilden und den Defekt verschließen. Im Vergleich zu hyalinem Knorpel ist dieses Reparationsgewebe qualitativ minderwertig, kann jedoch über einen beschränkten Zeitraum die Gelenkfunktion wiederherstellen und zu einem deutlichen Rückgang der Schmerzsymptomatik führen.

OATS-Plastik (Osteochondral autograph transfer system)

Diese Knorpel-Knochen-Transplantation ist bisher das einzige Verfahren zur Versorgung der Defektzone mit hyalinem Knorpel. Hierzu wird mit einer Stanze ein intaktes Knorpel-Knochen-Stück entnommen und in den Defekt eingesetzt.

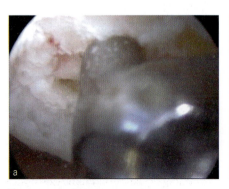 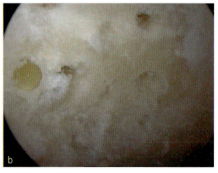

■ Abb. 1: Mikrofrakturierung. [1]
a) Mit einem „Stößel" wird die subchondrale Platte durchbrochen.
b) Z. n. Mikrofrakturierung.

Grundsätzlich wird diese Technik arthroskopisch durchgeführt, bei bestimmten Defektlokalisationen kann ein offenes Vorgehen indiziert sein (▌Abb. 2). Angewandt wird diese Methode bei **III–IV-Läsionen**, wobei die Größe 4 cm² nicht überschreiten sollte (limitierte Anzahl an Spenderzylindern).

Autologe Chondrozytentransplantation (ACT)

Die autologe Chondrozytentransplantation ist eine vielversprechende Technik, die in den letzten Jahren Einzug in den klinischen Alltag gehalten hat und bisher, obwohl es sich hierbei nicht um „echten" hyalinen Knorpel handelt, sehr ermutigende Ergebnisse aufweisen kann. Angewandt wird sie bei Knorpeldefekten einer Größe von 2–9 cm² mit erhaltenem subchondralen Knochen (anderenfalls würde die OATS-Plastik bevorzugt werden). In einer ersten Arthroskopie erfolgt die Knorpelzellentnahme. Aus dem Biopsat werden dann im Zelllabor Chondrozyten gewonnen, zur Proliferation angeregt und auf ein Vlies aufgetragen. Dieses wird in einer zweiten Operation auf den Defekt aufgebracht (▌Abb. 3).

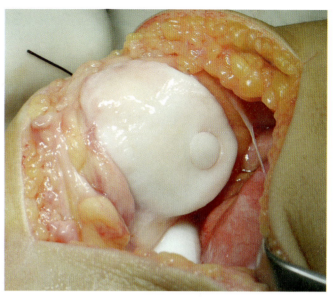

▌Abb. 2: OATS-Plastik. Bei retropatellarem Knorpeldefekt erfolgte eine offene OATS-Plastik. Beachte die nahezu intakte Knorpeloberfläche. [1]

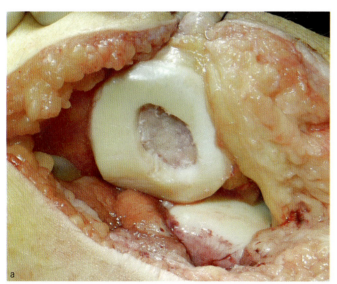
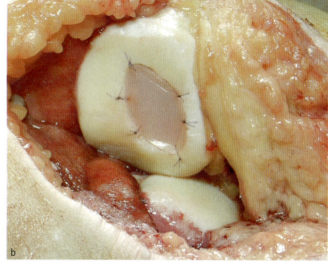

▌Abb. 3: ACT. [1]
a) Retropatellarer Knorpeldefekt nach Débridement.
b) Aufgelegtes und fixiertes Transplantat.

Zusammenfassung

- Die Rekonstruktion einer weitestgehend intakten Knorpeloberfläche ist primäres Ziel.
- Die Klassifikation erfolgt noch immer anhand arthroskopisch erhobener Befunde, die am weitesten verbreitete ist die Einteilung nach Outerbridge.
- Die therapeutischen Optionen hängen stark vom Schweregrad und der Größe des Defekts ab.
- Postoperativ kann beim Débridement eine Teilbelastung des Gelenks erfolgen, bei den anderen genannten Methoden ist eine 6-wöchige Entlastung indiziert.

Knocheninfektionen

Zu den Knocheninfektionen werden die Osteitis und die Osteomyelitis gezählt, je nachdem, ob vorrangig der Knochen selbst oder der Markraum betroffen ist. Weiter unterscheidet man **primäre** (endogene) und **sekundäre** (exogene) Infektionen. Primäre Infektionen kommen durch hämatogene Streuung eines bakteriellen Infektherds zustande, sekundäre Formen posttraumatisch oder iatrogen (z. B. Operationen). Erstreckt sich der Krankheitsverlauf über mehr als 6 Wochen, so spricht man von einer chronischen Infektion (❚ Abb. 1). Außerdem kennt die Nomenklatur **unspezifische und spezifische** (Tbc, Lues, Typhus) Knocheninfektionen. Während die primären Knocheninfekte aufgrund verbesserter hygienischer Verhältnisse und einer verbesserten Antibiotikatherapie zumindest in der westlichen Welt an Bedeutung verloren haben, ist ein Zuwachs der sekundären Infekte zu verzeichnen. Dieser Anstieg ist zum einen durch eine Zunahme der Unfallrate zu erklären (insbesondere im Straßenverkehr mit häufig schwerwiegenden Weichteilverletzungen), aber auch durch die weiterhin steigende Anzahl an endoprothetischen Ersatzoperationen.

Akute hämatogene Osteomyelitis

Ätiologie

Die akute hämatogene Osteomyelitis ist fast ausschließlich ein Krankheitsbild des **Kindes- und Jugendalters** (Säuglings- und juvenile Osteomyelitis) und befällt bevorzugt den **metaphysären Anteil der langen Röhrenknochen** (❚ Abb. 2). Durch Einschwemmung bakterieller Erreger kommt es sehr rasch zu einer perivaskulären nekrotisierenden Entzündungsreaktion, die sich aufgrund der dünnen Kortikalis bis in den subperiostalen Raum ausbreiten kann. Nach Abhebung des Periosts ist der äußere Anteil der Kortikalis von der Gefäßversorgung abgetrennt. Gleichzeitig kommt es zu einer Thrombosierung der Aa. nutriciae mit konsekutivem Verlust der Blutversorgung der inneren Kortikalisanteile und Ausbildung eines für das Krankheitsbild typischen **Kortikalissequesters** (❚ Abb. 3). Reaktiv beginnt das abgehobene Periost mit der Neubildung von Knochen, sodass es zur Einbettung bzw. Umschließung des in Eiter schwimmenden Sequesters kommt („Totenlade"). Liegt die Metaphyse intrakapsulär (Hüftgelenk, distale Femurmetaphyse), kann ein Einbruch des Infekts ins Gelenk erfolgen. Eine **Fistelbildung** nach außen ist möglich. Das Erregerspektrum kann potentiell alle pathogenen Keime umfassen. Zu 90% handelt es sich allerdings um eine Infektion mit **Staphylokokken** (80% *S. aureus*).

Klinik

Das klinische Bild entspricht dem einer schweren Infektion und ist geprägt von Fieber und Schüttelfrost sowie allgemeinen Krankheitserscheinungen. Bereits frühzeitig treten **starke Schmerzen** in der betroffenen Extremität auf. Ist ein Gelenk mit betroffen, kommt es zu funktionellen Einbußen, evtl. Zwangshaltung. Als Komplikationen können lebensbedrohliche Sepsis oder der Übergang in einen chronischen Verlauf auftreten. Wachstumsstörungen und Deformitäten sind Folgeerscheinungen.

Diagnostik

Die **Laboruntersuchung** spiegelt die Entzündungsreaktion wider (stark erhöhte BSG, CRP, Leukozytose). Ein **Erregernachweis aus Abszess- oder Gelenkpunktat** bzw. Eiterabstrich bei Fistel muss erfolgen. Die radiologische Untersuchung zeigt erst nach 1–2 Wochen erste Befunde in Form von Mineralverarmung und ggf. Weichteilverschattungen (→ Hinweis auf subperiostalen Abszess, Empyem). Im weiteren Verlauf kommt es zu unscharf begrenzten, fleckförmigen

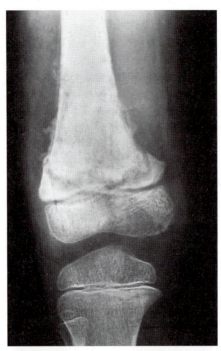
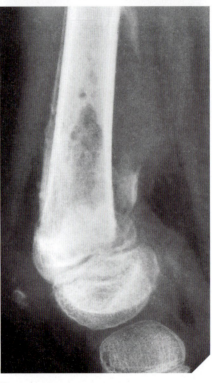

❚ Abb. 2: 8-jähriger Junge mit akuter Osteomyelitis. Die a. p. und die Seitenaufnahme zeigen eine ausgedehnte Destruktion von Kortikalis und Markraum in Metaphyse und Schaft des distalen Femurs. [14]

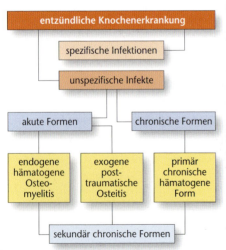

❚ Abb. 1: Übersicht Knocheninfektionen.

Verdichtungen neben punktuellen Aufhellungen, Osteolysen und Sequesterbildung.
Differentialdiagnostisch müssen ein Osteosarkom und ein Ewing-Sarkom ausgeschlossen werden!

Therapie
Nach dem Anlegen einer Blutkultur muss umgehend mit einer **Antibiotikatherapie** begonnen und nach Erregernachweis adaptiert fortgeführt werden. Zur Druckentlastung und zur Anlage einer **Spüldrainage** ist eine Knochentrepanation erforderlich. Knöcherne Defekte können mit autologem Knochenmaterial gefüllt werden.

> Eine sekundäre oder exogene Osteomyelitis entsteht durch Einschleppung extrakorporaler Keime bei offenen Brüchen oder im Rahmen operativer Eingriffe. Ihr Verlauf ist weniger dramatisch, dafür geht sie häufig in eine chronische Form über.

Chronische Osteomyelitis

Ätiologie
Die chronische Osteomyelitis entwickelt sich aus der akuten Verlaufsform durch Persistenz virulenter Keime. Das Erkrankungsmuster mit Befall der **Meta- und Diaphysen** ähnelt dem der akuten Form. Durch reaktive An- und Umbauvorgänge kommt es zu einer ungleichmäßigen Verdichtung der Knochenstruktur (Abb. 4).

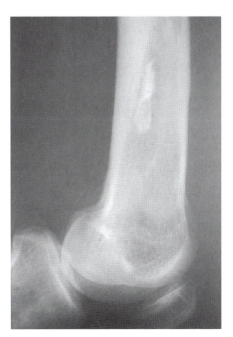

Abb. 3: Sequester im distalen Femur. [5]

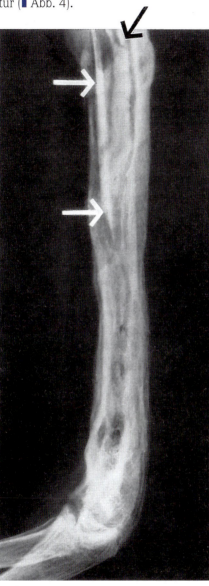

Abb. 4: Chronische Osteomyelitis des Humerus. Kleiner (schwarzer Pfeil) und großer (weiße Pfeile) Sequester im proximalen Anteil. Mehrere Kavernen im distalen Teil des Humerus. [4]

Klinik
Der Patient klagt über (Ruhe-)Schmerzen, Bewegungseinschränkung und evtl. rezidivierende Fistelsekretion. Es finden sich die klassischen **Entzündungszeichen**: Dolor, Rubor, Calor, Tumor und Functio laesa. Die Haut ist, je nach Aktivitätsgrad der Entzündung, überwärmt, infiltriert, gespannt, gerötet. Als Komplikationen können u. a. auftreten: Erysipel, Anämie, Amyloidose.

Diagnostik
Die Entzündungsparameter sind stets erhöht. Radiologisch zeigen sich Sequester und Sklerosierung.

Therapie
Im Vordergrund muss die Eröffnung des erkrankten Knochens sowie der entstandenen Höhlen stehen. Vorhandene Sequester werden entfernt **(Sequestrotomie)**, eine **Spüldrainage** wird eingelegt (Abb. 5). Bei instabilen Knochen werden diese fixiert. Eine begleitende **Antibiotikatherapie** ist unumgänglich.

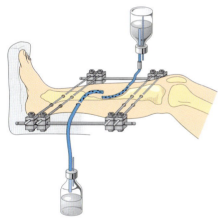

Abb. 5: Schematische Darstellung einer Spüldrainage. [4]

Zusammenfassung

✱ Knocheninfektionen werden unterteilt in akut und chronisch sowie endogen und exogen.

✱ Die endogene Osteomyelitis betrifft bevorzugt Kinder und Jugendliche bis ins Erwachsenenalter.

✱ Diagnostisch beweisend sind stark erhöhte Entzündungsparameter und Veränderungen im Röntgenbild (Sequester, Osteolysen).

✱ Antibiotikatherapie und Knochentrepanation sind für den Verlauf der Erkrankung entscheidend.

Orthopädische Onkologie

Primäre Knochentumoren sind sehr selten und fallen mit ca. 0,2% aller Tumoren kaum ins Gewicht. Es werden benigne und maligne Knochentumoren unterschieden (Tab. 1). Hinzu kommt eine Gruppe von **tumorähnlichen Läsionen,** die das Erscheinungsbild des Knochentumors „simulieren", meist aber keiner weiteren Diagnostik oder Therapie bedürfen.

Weitaus häufiger als primäre Knochentumoren sind **Skelettmetastasen** eines anderen Karzinoms. In 80% liegen als Primärtumor ein Mamma-, Prostata-, Bronchialkarzinom oder Karzinome der Niere vor. Seltener sind Karzinome des Gastrointestinaltrakts. Meist ist das Achsenskelett, also Wirbelsäule und Becken, betroffen. Während **primäre Knochentumoren v. a. im Kindes- und Jugendalter** in Erscheinung treten, steigt die Prävalenz von **Skelettmetastasen ab dem 40. Lebensjahr.**

> Als Differentialdiagnose eines Tumors muss immer an einen Knocheninfekt gedacht werden.

Klassifikation

Die Einteilung der Knochentumoren in ein Staging-System erleichtert die Therapieplanung und ermöglicht Aussagen über deren Prognosen. Für Tumoren des Muskuloskelettal-Systems konnte sich die **Enneking-Klassifikation** durchsetzen (Tab. 2, hier maligne Tumoren, eine ähnliche Klassifikation existiert auch für benigne Tumoren). Unterschieden wird dabei die Differenzierung des Tumors in Low- und High-grade, intra- und extrakompartimental sowie das Vorhandensein von Metastasen. Die Mehrzahl der malignen Tumoren muss als High-grade eingestuft werden (Metastasierungswahrscheinlichkeit > 20%). Intra- und extrakompartimental beschreibt, ob der Tumor noch auf den Knochen beschränkt ist (oder bereits die Kortikalis durchbrochen hat).

Klinik

Die **Beschwerdesymptomatik** ist zunächst meist **unspezifisch und diffus.** Erstes Merkmal ist fast immer der Schmerz, wobei gerade benignen Tumoren ein langes schmerzfreies Intervall vorausgehen kann. Die Schmerzen sind oft von unterschiedlicher Länge und kommen sowohl belastungsabhängig als auch in Ruhe und nachts vor. Allgemeinsymptome (Fieber, Verschlechterung des Allgemeinzustands, Gewichtsverlust) werden lange Zeit verneint und sind Anzeichen eines bereits fortgeschrittenen Stadiums.

Vielfach ist es eine Schwellung unklarer Genese, die den Patienten zum Arzt führt (Abb. 1). Bei gelenknahen Prozessen sind Bewegungseinschränkungen nicht selten. Spontanfrakturen treten klassischerweise bei zystischen Läsionen oder fortgeschrittenen malignen Prozessen auf.

Diagnostik

Zu Beginn muss ein **kompletter Ausgangsstatus** erhoben werden. Dazu zählt neben einer umfangreichen orthopädischen Untersuchung die detaillierte Beschreibung des Defekts (Umfangsmessung im Seitenvergleich, Größe, Konsistenz, Verschieblichkeit, Schmerzcharakter), um einen späteren – postoperativen – Vergleich ziehen zu können. Laborchemische Untersuchungen des Bluts sind überwiegend unspezifisch, dienen aber der Abgrenzung zu entzündlichen Erkrankungen und Krankheiten des blutbildenden Systems.

Zunächst sollte ein Röntgenbild in zwei Ebenen angefertigt werden. Dieses kann erste Hinweise auf ein pathologisches Geschehen geben und bereits die Differentialdiagnosen einschränken.

> „Your eyes see, what your mind knows." (William Osler)

	Primär benigne Knochentumoren	Primär maligne Knochentumoren
Knochenbildende Tumoren	Osteom, Osteoidosteom, Osteoblastom	Osteosarkom
Knorpelbildende Tumoren	Kartilaginäre Exostosen, Chondrome, Chondroblastome	Chondrosarkom
Andere	Riesenzelltumor, Lipom, juvenile Knochenzyste, aneurysmale Knochenzyste, M. Paget	Ewing-Sarkom, Fibrosarkom, Plasmozytom, Lymphom, Liposarkom

Tab. 1: Verteilung primärer Knochentumoren.

Stadium	Merkmale
I-A	Low-grade, intrakompartimental, keine Metastasen
I-B	Low-grade, extrakompartimental, keine Metastasen
II-A	High-grade, intrakompartimental, keine Metastasen
II-B	High-grade, extrakompartimental, keine Metastasen
III-A	Low- und High-grade, intrakompartimental, Metastasen vorhanden
III-B	Low- und High-grade, extrakompartimental, Metastasen vorhanden

Tab. 2: Staging nach Enneking, maligne Knochentumoren.

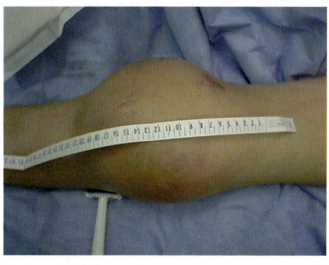

Abb. 1: Kniegelenk mit riesiger Schwellung, einem Osteosarkom am distalen Femur entsprechend (Junge, 14 Jahre). [1]

Ein strukturiertes Vorgehen bei der Beurteilung der Bildgebung sollte trainiert werden; dieses kann wie folgt aussehen:

- **Wo liegt die Läsion?** In welchem Knochen: Diaphyse, Metaphyse, Epiphyse?
  - epiphyseale Defekte: Chondroblastom (Epiphyse offen), Riesenzelltumor (Epiphyse geschlossen), M. Paget, Brodie-Abszess
  - metaphysäre Defekte: grundsätzlich alles!
  - diaphyseale Defekte: Ewing-Sarkom, Lymphome, Leukämie.
- **Wie groß ist die Läsion?** Größe und Ausbreitung? Liegen Metastasen vor? Größere Läsionen oder im Verlauf schnell wachsende Defekte sind aggressiver. Mehrere Defekte können vorkommen bei Plasmozytom, Hämangiomen, M. Ollier, Metastasen, Leukämie.
- **Was macht die Läsion mit dem Knochen?** Wie sehen die Ränder aus? Osteolytische oder osteoblastische Defekte? Beides? Die Begrenzung kann feinfleckig permeativ (hochmaligne), wie Mottenfraß (maligne) oder landkartenartig begrenzt (geringes Wachstum) aussehen.
- **Wie reagiert der Knochen auf die Läsion?** Reaktion vorhanden oder nicht (langsames Tumorwachstum – der Knochen hat Zeit zu reagieren)? Periostreaktionen? Sunburst-Phänomen, Zwiebelschalen, Codman-Dreieck (Periostsporn), Spiculae?

Beispiele sind in ▌Abbildungen 2 und 3 dargestellt.
Weiterführende bildgebende Diagnostik wie Computertomographie (Staging, detaillierte Analyse knöcherner Strukturen, ▌Abb. 4), Magnetresonanztomographie (Darstellung der Weichteile, Tumorausbreitung) und Angiographie (präoperative Gefäßdarstellung, ggf. präoperative Embolisation stark vaskularisierter Tumoren) folgen dem Nativröntgen.
Zur definitiven Klärung eines Knochentumors und zur Therapieplanung muss eine Biopsie erfolgen. Diese ist obligat so zu wählen, dass eine im Anschluss durchgeführte Operation den Biopsiekanal mit einschließen kann.

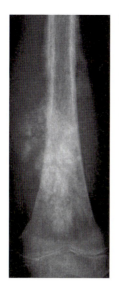

▌Abb. 2: Distale Femurmetaphyse. Großer, bösartig aussehender Tumor mit osteolytischen und osteoblastischen Anteilen. Die Grenzen des Tumors sind nicht definierbar, die Periostreaktionen nicht organisiert → Osteosarkom. [1]

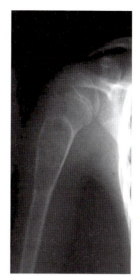

▌Abb. 3: Proximale Humerusmetaphyse. Gut abgrenzbare Ränder. Skleroserand. Lytisch ohne Septierung. Keine Periostreaktion, keine Störung der Kortikalis → juvenile Knochenzyste. [1]

Therapie
Operative Therapiemaßnahmen haben das Ziel, den Tumor in toto zu entfernen, ohne neoplastisches Gewebe zurückzulassen. Ein extremitätenerhaltendes Vorgehen ist möglich, wenn 1. die Exzision dem Ergebnis der Amputation ebenbürtig ist und 2. die Extremität postoperativ funktionsfähig ist. Adjuvante Therapieoptionen umfassen **Chemotherapie** (Osteosarkom, Ewing-Sarkom) und **Strahlentherapie** (Ewing-Sarkom, Plasmozytom, Metastasen).

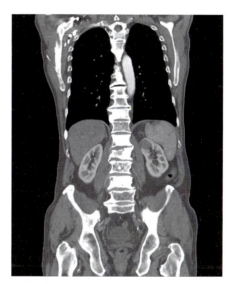

▌Abb. 4: CT-Staging-Untersuchung. Diffus in die Wirbelsäule metastasiertes Bronchialkarzinom. [1]

Zusammenfassung
- Primäre Knochentumoren sind selten, ossäre Metastasierung jedoch häufig.
- Allgemeinsymptome fehlen über einen langen Zeitraum, erstes Symptom sind häufig Schmerzen oder unklare Schwellungen.
- Ein strukturiertes Vorgehen in der Befundung des Röntgenbilds ermöglicht die Einschränkung der Differentialdiagnosen.
- Zur definitiven Klärung ist immer eine Biopsie erforderlich.

Benigne Knochentumoren

Knochenbildende Tumoren

Das **Osteoidosteom** zählt mit ca. 10% zu den häufigen benignen Knochenläsionen, wobei das männliche Geschlecht 2–4-mal häufiger betroffen ist als das weibliche. Der Erkrankungsgipfel liegt **zwischen dem 2. und 3. Lebensjahrzehnt**. Beschrieben wurde es schon **in nahezu allen Knochen**, häufig findet man es in langen Röhrenknochen. Charakteristisch sind nächtliche Schmerzen. Da die Läsion Prostaglandine produziert, führt die Gabe von NSAR in vielen Fällen zu einer Beschwerdelinderung („Aspirin-Test"). Im Nativ-Röntgenbild zeigt sich eine zentrale Osteolyse, die von einem Sklerosesaum umgeben ist („Nidus", ▌Abb. 1). Für die Therapieplanung ist ein CT empfohlen. Die Szintigraphie hebt die stark vaskularisierte Läsion deutlich hervor. Wurde die Läsion früher reseziert, so ist man mittlerweile auf minimal-invasive Verfahren umgestiegen **(CT-gesteuerte Thermoablation)**.

Knorpelbildende Tumoren

Osteochondrom

Das **Osteochondrom**, auch kartilaginäre Exostose genannt, ist mit knapp 45% die häufigste gutartige knöcherne Läsion (12% aller Knochentumoren). Man geht davon aus, dass es sich beim Osteochondrom um **versprengte Knorpelzellen der Wachstumsfuge** handelt. Hinweis darauf ist u. a. eine eigene Wachstumsfuge, welche ihre Aktivität mit Abschluss der Pubertät beendet. Meist entwickelt sich der Tumor in der Nähe der Metaphysen und breitet sich tropfen- oder fingerförmig in die Umgebung aus (▌Abb. 2). Die basalen Anteile verknöchern. Hin und wieder kommt es über dem knorpeligen Anteil zur Ausbildung einer eigenen Bursa (B. exostatica).

Klinik
Ist die Ausdehnung des Tumors lokal begrenzt, bleibt er meist unentdeckt. In allen anderen Fällen führt die Raumforderung zu Irritation des umliegenden Weichteilmantels mit Kompression und Verdrängung von Nerven und Gefäßen. Bei vorhandener Bursa kommt es häufig zur Bursitis. Deformierungen sind möglich.

Diagnostik
Meist ist die einfache Röntgenaufnahme zur Diagnosestellung ausreichend. Mittels CT-Untersuchungen können die Dicke der Knorpelkappe ausgemessen und der charakteristische Übergang des ursprünglichen Knochens in die Exostose dargestellt werden. Die Szintigraphie erlaubt es, nach multiplen Läsionen zu suchen. **Cave:** Aktivität in den Läsionen lässt keinen Rückschluss auf deren Dignität zu! Differentialdiagnostisch müssen Osteosarkom und Chondrosarkom ausgeschlossen werden.

Therapie
Die Therapie besteht in der kompletten Abtragung im gesunden Knochen einschließlich des Periosts. Im Anschluss daran können evtl. vorhandene Fehlstellungen korrigiert werden. Die Prognose des Osteochondroms ist gut. Eine maligne Entartung ist selten (1%). Hinweise hierauf sind multiple Herde, verkalkte Knorpelhauben und weiteres Wachstum nach der Pubertät.

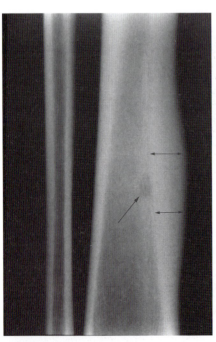
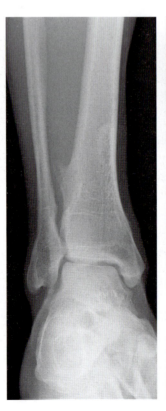
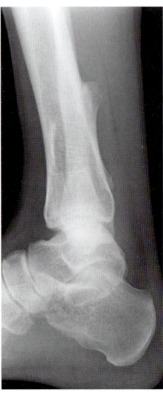

▌Abb. 1: Osteoidosteom. Im Nativröntgen fällt eine stark aufgetriebene Tibiakortikalis auf (medial, ↔). → markiert die exzentrisch gelegene Aufhellung, welche dem Nidus entspricht. [12]

▌Abb. 2: Kleine Exostose an der rechten distalen Tibia eines 23-jährigen Patienten. Zufallsbefund. [1]

Chondrome

Diese sind durch die Bildung reifen Knorpelgewebes charakterisiert. Treten sie zentral auf, spricht man von einem **Enchondrom,** bei einer mehr exzentrischen Lage von einem juxtakortikalen oder periostalen Chondrom.
Das Chondrom ist ein häufiger Knochentumor, wobei die Inzidenz aufgrund der **asymptomatischen Klinik** unklar ist. Typische Lokalisation ist das Handskelett. Grundsätzlich kann der Tumor in jedem Alter auftreten, zeigt allerdings eine Häufung in der **2.–4. Lebensdekade.** Frauen und Männer sind gleichermaßen betroffen.

Klinik
Der klinische Verlauf ist in den überwiegenden Fällen asymptomatisch. Häufig kommt es im Verlauf zu einer pathologischen Fraktur. In 25% der Fälle entartet der Tumor maligne. Bei multiplen Chondromherden spricht man von einer Skelettchondromatose. Sind diese Herde bevorzugt auf einer Körperhälfte zu finden, spricht man vom **Morbus Ollier** (Chondrome und Hämangiome = **Mafucci-Syndrom**).

Diagnostik
Bildgebende Verfahren sind meist ausreichend, um eine Diagnose stellen zu können. Chondrome stellen sich in der Röntgenaufnahme als scharf abgegrenzte, ovale bis längliche oder streifenförmige Aufhellungen dar (Abb. 3). Diese sind bevorzugt in den kurzen Röhrenknochen der Hände und Füße zu finden. Stammnahe Chondrome sind potentiell maligne!

Therapie
Operative Maßnahmen umfassen die Entfernung des Tumors und Auffüllung der Höhle mit autologer Spongiosa.

Riesenzelltumor

Dieser zählt zu den benignen Knochentumoren. Nichtsdestotrotz wird in 2–10% der Fälle eine pulmonale Metastasierung beschrieben. Im Gegensatz zu den meisten anderen Knochentumoren kommt der Riesenzelltumor (Osteo-

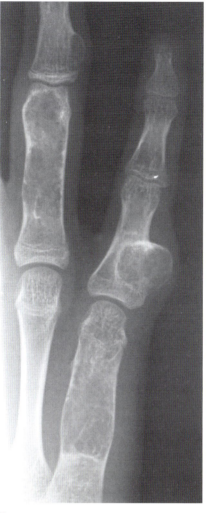

Abb. 3: Periostales Chondrom mit blasiger Auftreibung der Kortikalis. [1]

klastom) **bevorzugt bei Frauen** vor. Das bevorzugte Erkrankungsalter liegt **zwischen 10 und 30 Jahren,** wobei eine Manifestation bei offenen Epiphysen untypisch ist. Klassischerweise tritt der Riesenzelltumor in den langen Röhrenknochen auf, in ca. 50% rund um das Kniegelenk.

Therapie
Therapie der Wahl ist die intraläsionale Kürettage.

Tumor-like lesions

Hierzu zählt die juvenile Knochenzyste (Abb. 4). Sie tritt bevorzugt bei Jungen im Alter von 9–15 Jahren auf. Diagnostiziert wird sie meist nur zufällig oder wenn es im Verlauf zu einer pathologischen Fraktur kommt (ca. 70%). Die solitäre Zyste mit stark ausgedünnter Kortikalis entwickelt sich metaphysär (sog. aktive Zyste) und wandert im Verlauf diaphysenwärts (latente Zyste).

Therapie
Therapie der Wahl ist die **Kürettage** mit Spongiosaauffüllung oder/und Kortisoninstillation. Eine radikale Resektion wird nur selten durchgeführt. Trotz häufiger Rezidive ist die Prognose gut.

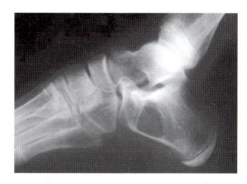

Abb. 4: Juvenile Knochenzyste am Kalkaneus. [1]

Zusammenfassung
- Das Osteochondrom ist der häufigste gutartige Knochentumor.
- Benigne Knochentumoren bleiben oft unerkannt oder treten im Rahmen von pathologischen Frakturen erstmalig ans Licht.
- Eine umfassende bildgebende Diagnostik ist anzustreben (Therapieplanung), auch wenn das einfache Röntgenbild die Differentialdiagnosen einzuschränken vermag.

Maligne Knochentumoren

Osteosarkom

Das Osteosarkom stellt mit ca. 2–3 Neuerkrankungen pro 1 Mio. Einwohner und Jahr **ein Drittel aller primär malignen Knochentumoren**. Männer sind doppelt so häufig betroffen wie Frauen. Es finden sich zwei Altersgipfel: 60% erkranken in der zweiten Lebensdekade, 40% sind älter als 40 Jahre. Weniger als 5% erkranken vor dem 10. Lebensjahr. Distales Femur und proximale Tibia sind zu ca. 50% betroffen. Bei älteren Patienten sind Manifestationen am axialen Skelett und an den platten Knochen häufiger.

Klinik
Die Patienten suchen den Arzt häufig aufgrund von Schmerzen oder einer unklaren Schwellung (derb bis knochenhart) auf, ansonsten liegt eine **eher uncharakteristische Symptomatik** vor. Bei größeren Tumoren können bereits Bewegungseinschränkungen bestehen.

Diagnostik
Das Labor zeigt eine fast immer **erhöhte alkalische Phosphatase**, die BSG ist meist, jedoch nicht immer erhöht. In der Röntgenaufnahme finden sich **vorwiegend metaphysär** gelegene Knochendestruktionen und parallel Zeichen der Knochenneubildung.

> Radiologische Hinweise auf Malignität sind unscharfe, ausradierte Osteolyse, wolkige, ausgefranste oder tropfenförmige Verdichtungen, irreguläres Periost und gestörte Knochenkontur.

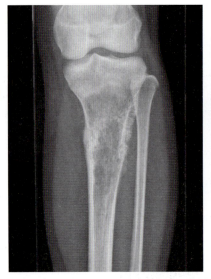
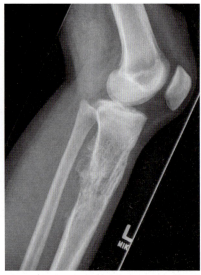

Abb. 1: 16-jährige Patientin mit Osteosarkom an der proximalen Tibia. [1]

Abbildung 1 zeigt ein typisches Osteosarkom. Neben dem Röntgen gibt die Kernspintomographie Aufschluss über die Tumorausdehnung (Abb. 2). Grundsätzlich sollte die Diagnostik ein umfangreiches Staging beinhalten, da **zum Zeitpunkt der Erstvorstellung bereits 10–20% metastasiert** haben (in 80–90% in die Lunge). Vor einer etwaigen Resektion muss zudem das Vorhandensein von sog. **Skip-Läsionen**, kleinen Metastasen etwas distal oder proximal des Primärtumors, geklärt werden. Außerdem kann eine Angiographie zur besseren Operationsplanung erforderlich sein. Entscheidend für die Diagnosestellung ist jedoch die Biopsie.

Therapie
Durch konsequente Modifikation der Therapieschemata konnte die Überlebenswahrscheinlichkeit in den letzten Jahrzehnten drastisch erhöht werden. Eine **Chemotherapie** wird vor (neoadjuvant) und nach der Resektion (adjuvant) durchgeführt. **Strahlensensibilität besteht** bei Osteosarkomen **nicht**. Ein extremitätenerhaltender Eingriff **(En-bloc-Resektion)** steht der Amputation gegenüber.
Die Langzeitüberlebensrate liegt aufgrund der angewandten Chemotherapieprotokolle mittlerweile bei 60–80%.

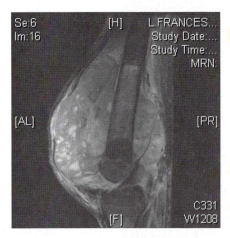

Abb. 2: Dieser MRT-Befund entspricht der Schwellung bei Osteosarkom des 14-jährigen Patienten von Seite 88, Abbildung 1. [1]

Chondrosarkom

Nach dem Osteosarkom ist das knorpelige Substanz produzierende Chondrosarkom der **zweithäufigste primäre Knochentumor**. Der Erkrankungsgipfel liegt zwischen dem 4. und 6. Lebensjahrzehnt, wobei das männliche Geschlecht deutlich häufiger betroffen ist. In den überwiegenden Fällen geht der Tumor von stammnahen Skelettabschnitten (Becken) aus. Grundsätzlich kann ein primäres von einem sekundären, z. B. aus einem Enchondrom entstehenden Chondrosarkom unterschieden werden. Weitere Unterscheidungsmerkmale klassifizieren die Aggressivität.

Diagnostik
Im Nativröntgen findet man Osteolysen und variabel ausgeprägte, punkt- oder fleckförmige Kalzifikationen. Abbildungen 3 und 4 zeigen ein riesiges Chondrosarkom, das seinen Ursprung im Os pubis hat.

Therapie
Leider ist das Chondrosarkom **weder für Chemo- noch für Strahlentherapie zugänglich**, sodass als **einzige Therapieoption** die **Resektion im Gesunden** bleibt. Die Prognose ist stark vom Grading abhängig, das 10-Jahres-Überleben liegt zwischen 40% und 70% (nahezu 100% bei G1-Tumoren).

Ewing-Sarkom

Das Ewing-Sarkom stellt ca. 10% aller primär malignen Knochentumoren. Das männliche Geschlecht ist etwa doppelt so häufig betroffen wie das weibliche, und ca. **90% der Erkrankungen treten vor dem 20. Lebensjahr auf.** Ort der Manifestation ist vorwiegend die untere Extremität (60%), bevorzugt proximale Metaphyse und Diaphyse.

Klinik

Im Allgemeinen präsentieren sich die Patienten schon früh mit Schmerzen. Fieber kann vorhanden sein. Laborchemische Untersuchungen zeigen eine erhöhte BSG, Anämie und Leukozytose.

Diagnostik

In der radiologischen Diagnostik präsentiert sich der Tumor häufig als große, destruktiv wachsende Geschwulst mit osteolytischen Aspekten (Abb. 5). Das Periost kann zwiebelschalenartig in mehreren Schichten abgehoben sein. Eine Begrenzung zum Markraum und zur Spongiosa ist nicht erkennbar. Die Unterscheidung vom Osteosarkom ist radiologisch nahezu nicht möglich.

Therapie

Die Behandlung dieses sehr aggressiven Tumors umfasst eine **multi-modale Chemotherapie,** Bestrahlung (im Gegensatz zum Osteosarkom ist das Ewing-Sarkom sensibel gegenüber Gamma-Strahlen) und die chirurgische **Resektion** im Gesunden. Durch dieses Regime konnte die Langzeit-Überlebensrate auf 60–70% gesteigert werden. Trotzdem liegt die Prognose von Ewing-Patienten hinter der von Osteosarkom-Patienten zurück.

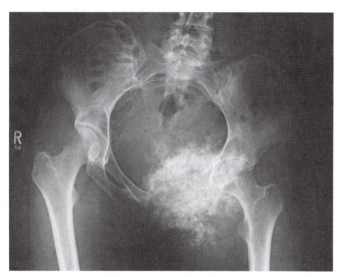

Abb. 3: Chondrosarkom enormen Ausmaßes, typische Verkalkungen. [1]

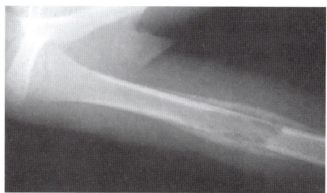

Abb. 5: Ewing-Sarkom mit deutlicher Knochenzerstörung und periostaler Reaktion. [5]

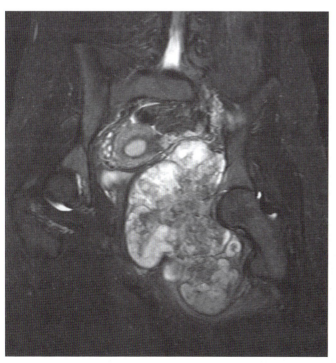

Abb. 4: MRT Chondrosarkom. [1]

Zusammenfassung

- Das Osteosarkom ist der häufigste maligne primäre Knochentumor; es finden sich zwei Altersgipfel. In 10–20% der Fälle liegt bei Erstvorstellung bereits eine Metastasierung vor.
- Multimodale Chemotherapie und operative Intervention sind Standard. Die Langzeitüberlebensrate liegt bei 60–80%.
- Verkalkungen im Nativröntgen weisen auf ein Chondrosarkom hin. Die Therapie beschränkt sich hier auf die Resektion im Gesunden.
- Das Ewing-Sarkom bevorzugt die untere Extremität, 90% aller Erkrankungen treten vor dem 20. Lebensjahr auf. Therapieoptionen umfassen Chemotherapie, Bestrahlung und Resektion.

Osteodystrophia deformans Paget

Die Osteodystrophia deformans Paget wurde erstmals 1877 von Sir James Paget beschrieben und ist eine **lokalisierte Osteopathie eines oder mehrerer Knochen.** Das Krankheitsbild ist in England und Ländern mit hoher angelsächsischer Bevölkerungszahl (Australien, Neuseeland) relativ häufig. Die Prävalenz beträgt in manchen Gebieten Englands für über 40-Jährige bis zu 8,5% (Deutschland: ca. 1%). In der schwarzen Bevölkerung dagegen ist die Erkrankung eine Seltenheit. Eine familiäre Häufung ist bekannt.

Ätiologie

Die **Ätiologie ist unbekannt.** Diskutiert wird eine virale Genese. Die Zunahme der Anzahl und Aktivität der Osteoklasten führt zum vermehrten Abbau von Knochensubstanz und sekundär zur Zunahme der Osteoblasten mit konsekutivem, übereiltem Knochenanbau (**Zunahme des Turnovers,** verminderte mechanische Stabilität).
Den eigentlichen Knochenveränderungen geht eine lokale Gefäßerweiterung mit erheblicher Durchblutungssteigerung voran. Im histologischen Schnitt findet man ein Nebeneinander von mindermineralisiertem und desorganisiertem Faser- und Lamellenknochen (▌ Abb. 1). Vereinzelt kommt es zu starker Mineralisierung. Der betroffene Knochen ist verdickt, grob strukturiert und in fortgeschrittenem Stadium deformiert (▌ Abb. 2).

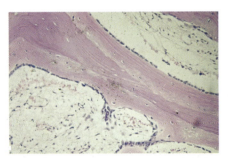
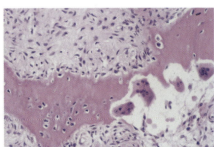

▌ Abb. 1: Linkes Bild: normal organisierter Knochen. Rechtes Bild: strukturell desorganisiertes Nebeneinander von Lamellen- und Faserknochen. [5]

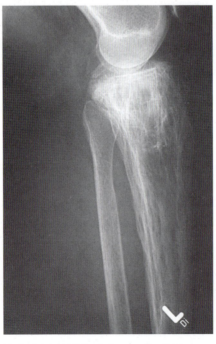

▌ Abb. 2: Grobsträhnige Zeichnung der Spongiosa und Auflockerung der Kortikalis sprechen für einen Morbus Paget. [1]

Klinik

Die Osteodystrophia deformans Paget zeigt einen schleichend einsetzenden Krankheitsverlauf. Bei bis zu 30% ist die Diagnose ein **Zufallsbefund** (z.B. anlässlich einer Röntgenuntersuchung oder aufgrund einer erhöhten alkalischen Phosphatase). Das Krankheitsbild richtet sich nach den befallenen Knochen (in der Regel monostotisch oder oligoostotisch, selten polyostotisch). Grundsätzlich können alle Knochen betroffen sein, eine gewisse Häufung zeigt sich wie folgt:

▶ Wirbelsäule, lumbaler Anteil ca. 76%
▶ Schädel ca. 65%
▶ Femur ca. 49%
▶ Tibia ca. 25%
▶ Klavikula ca. 11%
▶ Sternum ca. 7%.

Zu den **Symptomen** zählen:

▶ überwärmte, klopfempfindliche Areale im betroffenen Knochen, ziehende Schmerzen
▶ Verbiegungen, insbesondere der langen Röhrenknochen, z.T. mit
  – sekundärer Arthrose in Hüft-, Knie-, Sprunggelenken oder
  – Spontanfrakturen
  – Kopfschmerzen, Hör- und Sehstörungen (z.B. bei Zunahme der Schädelgröße kann es zur Kompression nervaler Strukturen kommen).

> **Paget-Sarkom:** Maligne Entartungen sind selten (ca. 1%), betreffen häufig Humerus, Becken oder Femur. Hinweise auf maligne Entartung können sein: erhebliche Zunahme der Schmerzen, Umfangszunahme der Extremität, Aufhellungsareale in ehemals verdichteten Zonen. Therapie des Paget-Sarkoms: Strahlentherapie, Amputation, Exartikulation. Die 5-Jahres-Überlebensrate beträgt nur 8%.

Diagnostik

Im Labor zeigen sich je nach Krankheitsaktivität **Serumkalzium und alkalische Phosphatase erhöht.** Radiologisch findet man ein Nebeneinander von Auf- und Abbauprozessen der knöchernen Strukturen. Osteoporotisch oder **osteolytisch veränderte Areale** wechseln sich mit **grobsträhnig verdickten** Strukturen ab. Bei Verdacht auf M. Paget sollte ein **Ganzkörperszintigramm** angefertigt werden. Dies ermöglicht einen Überblick über die Ausdehnung des pathologischen Prozesses und erleichtert Zielaufnahmen der betroffenen Bezirke (Abb. 3). Eine histologische Untersuchung ist nur in fraglichen Fällen nötig, führt dann aber zweifelsfrei zur Diagnose.

> Differentialdiagnostisch ist an folgende Erkrankungen zu denken: Osteodystrophia fibrosa generalisata (Recklinghausen-Krankheit), chronische Osteomyelitis, Metastasen.

Therapie

Ziel ist es, die Symptome zu lindern, den erhöhten Knochenstoffwechsel zu reduzieren und Sekundärkomplikationen zu verhindern. Eine Therapieindikation ist gegeben, wenn die Patienten symptomatisch werden oder Knochenareale in mechanisch beanspruchten Zonen liegen.

Die medikamentöse Therapie des M. Paget hat das Ziel, die Osteoklastenaktivität zu hemmen. Kalzitonine erreichen nur eine Osteoklastenhemmung von ca. 50% und werden daher nur bei leichten Krankheitsverläufen eingesetzt. **Bisphosphonate sind das Mittel der Wahl,** in Deutschland sind u. a. zugelassen Etidronat, Risedronat und Zoledronsäure. Es muss unterschieden werden zwischen primären, also von der Erkrankung selbst ausgehenden, und sekundären Schmerzen (z. B. Kniearthrose durch Fehlstellung). Letzteren versucht man auch mit NSAR, Physiotherapie und orthopädie-technischer Versorgung (Orthese) Herr zu werden. Häufig ist jedoch eine operative Intervention bei Sekundärschmerzen nicht zu umgehen (Abb. 4).

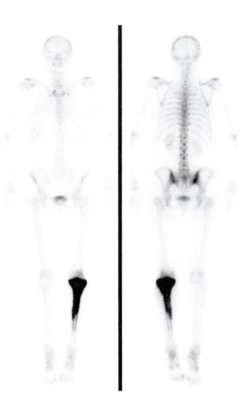

Abb. 3: Ganzkörperszintigramm einer Patientin mit Verdacht auf M. Paget. [1]

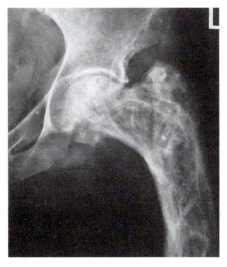 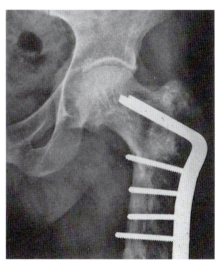

Abb. 4: Varisierungsosteotomie bei M. Paget und medikamentös erfolgloser Therapie. [11]

Zusammenfassung

- Die Prävalenz des M. Paget liegt in Deutschland bei ca. 1%.
- Ursächlich ist ein erhöhter Knochen-Turnover (exzessive Überaktivität der Osteoklasten mit konsekutiver Überaktivität der Osteoblasten).
- 30% der Patienten sind beschwerdefrei.
- Maligne Entartung ist möglich.
- Eine Erhöhung der alkalischen Phosphatase charakterisiert den Krankheitsprozess und dient als Verlaufsparameter.
- Bisphosphonate sind Mittel der Wahl. Korrekturosteotomien sind weitere mögliche Therapieoptionen.

Rheumatoide Arthritis

Die rheumatoide Arthritis (RA), auch **chronische Polyarthritis,** ist eine entzündliche Systemerkrankung **unbekannter Ätiologie,** welche die mit Synovialgewebe ausgekleideten Organe befällt. Durch sekundäre Sehnen-, Knorpel- und Knochendestruktion kann sie zu schwerer Behinderung führen. Die Prävalenz der rheumatoiden Arthritis liegt weltweit bei etwa 1%, wobei Frauen dreimal so oft erkranken wie Männer. Grundsätzlich können alle Altersgruppen betroffen sein, es finden sich jedoch Häufungen zwischen dem 45. und 65. Lebensjahr bei Männern sowie zwischen dem 25. und 35. und nach dem 50. Lebensjahr bei Frauen. Circa 5% aller Frauen jenseits des 55. Lebensjahrs leiden an einer rheumatoiden Arthritis.

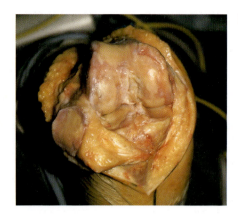

■ Abb. 1: Pannusbildung am Kniegelenk. Kniegelenk zum endoprothetischen Ersatz eröffnet. [5]

Ätiologie
Die genaue Ursache der RA ist bis heute noch nicht bekannt. Derzeit wird davon ausgegangen, dass es aufgrund eines Triggers (z. B. Infektion) zu einer Initial(ent)zündung kommt, die durch genetische Disposition, metabolische Störungen, endokrine oder nervöse Einflüsse aufrechterhalten wird. Später folgt eine **Verselbstständigung der autoaggressiven Prozesse** mit dem pathomorphologischen Substrat einer massiven **Rundzellinfiltration** in die Synovialis mit Follikelbildung und Transformation der Synovialisdeckzellen. Durch die **fortschreitende Proliferation des Stratum synoviale** kommt es zur Bildung eines Pannus (■ Abb. 1). Dessen Metaboliten zerstören den Gelenkknorpel. Bei Fortschreiten der Krankheit greift dieser destruktive Prozess auch auf den Knochen über und führt zu zunehmender Bewegungseinschränkung, Fehlstellungen, Subluxationen und schließlich zu fibröser und knöcherner Ankylose (fibröse oder knöcherne Versteifung mit vollständigem Bewegungsverlust).

Klinik
Die rheumatoide Arthritis beginnt meist schleichend und ist häufig durch ein **uncharakteristisches Prodromalstadium** mit allgemeiner Müdigkeit, Abgeschlagenheit, Gewichtsverlust, subfebrilen Temperaturen, Parästhesien und Durchblutungsstörungen an den Händen und Füßen gekennzeichnet. Manchmal berichtet der Patient bereits in diesem frühen Stadium von morgendlicher Steifigkeit der Fingergelenke, die sich nach 30 min bis 3 h wieder lösen kann. Eine Häufung von **Tendovaginitiden** im Bereich des Handgelenks (Karpaltunnelsyndrom) oder eine passagere Intervertebralarthritis im HWS-Bereich ist oft bezeichnend für eine bisher noch nicht entdeckte chronische Polyarthritis.
Diesen ersten Anzeichen einer beginnenden RA schließt sich nach Wochen bis Jahren das eigentliche Frühstadium an. Es ist charakterisiert durch spindelförmige, polsterhaft-schwammige, **symmetrische (!) Schwellungen** vor allem von Mittel- und Grundgelenken der Finger und Zehen. Bei akutem (symmetrischem) Befall großer Gelenke sowie peri- oder extraartikulärer Strukturen muss an einen atypischen Beginn gedacht werden!
Das Spät- oder Endstadium der chronischen Polyarthritis ist gekennzeichnet durch eine **progressive Gelenkzerstörung** mit Funktionseinschränkungen/-verlust und Fehlstellungen bis hin zur Verkrüppelung.

> Die charakteristische Symmetrie kann im Anfangsstadium noch fehlen!
> Zu den klassischen Fehlstellungen der Hand zählen: Ulnardeviation der Finger, Schwanenhalsdeformität (Beugung der Fingergrund- und -endgelenke, Extension der Fingermittelgelenke), Knopflochdeformität (Beugung des PIP- und Hyperextension des DIP-Gelenks).

Häufigste **extraartikuläre Manifestation** der Erkrankung ist der Rheumaknoten. Dieses charakteristische Granulom ist in der Regel mit dem Vorhandensein des Rheumafaktors (s. u.) assoziiert und findet sich an den Streckseiten der Gelenke im Bereich von Sehnen, Bändern und Faszien. Purpura, Petechien, Keratoconjunctivitis sicca, Lungenfibrose und Amyloidose sind weitere extraartikuläre Erkrankungen, welche mit der RA assoziiert sind.

Diagnostik
Erste Verdachtsmomente auf den Befund einer RA erschließen sich aus den oben bereits beschriebenen körperlichen Befunden (■ Tab. 1). Im Frühstadium können die erhobenen Laborparameter unspezifisch sein, ansonsten sind **erhöhte Entzündungsparameter** (BSG, CRP) analog der Entzündungsaktivität zu erwarten. Der **Rheumafaktor** ist zu Beginn meist negativ, in 80% der Fälle im fortgeschrittenen Stadium aber nachweisbar. Im Rahmen der medikamentösen Therapie sind im Verlauf noch weitere Laboruntersuchungen nötig (Blutbild, Leberwerte u. a.). Erste pathologische Befunde im Röntgenbild sind ein vergrößerter Weichteilschatten und gelenknahe Demineralisationen bevorzugt der kleinen Gelenke. Destruktionszeichen, Usuren, Zysten und Gelenkspaltverschmälerungen treten dann im Verlauf von Monaten hinzu.
Eine chronische Arthritis liegt vor, wenn

▶ mind. vier der in ■ Tabelle 1 aufgeführten sieben Kriterien erfüllt sind und
▶ die Kriterien 1–4 seit mind. 6 Wochen bestehen.

Spezielle Themen

	Kriterium	Definition
1	Morgensteifigkeit	Morgensteifigkeit der Gelenke von mind. 1 h Dauer bis zum vollständigen Abklingen
2	Arthritis von drei oder mehr Gelenkregionen	Mind. drei Gelenkbereiche müssen gleichzeitig eine Weichteilschwellung oder einen Erguss aufgewiesen haben (durch einen Arzt festgestellt); die 14 möglichen Gelenkregionen sind rechts oder links PIP-, MCP-, Hand-, Ellenbogen-, Knie-, Sprung- und MTP-Gelenke
3	Arthritis von Gelenken der Hand	Mind. eine Gelenkregion geschwollen (wie oben) in einem Hand-, MCP- und/oder PIP-Gelenk
4	Symmetrische Arthritis	Gleichzeitiger Befall der gleichen Gelenkregion auf beiden Körperseiten (bilateraler Befall von PIP-, MCP- oder MTP-Gelenken gilt auch ohne absolute Symmetrie)
5	Rheumaknoten	Subkutane Knoten über Knochenvorsprüngen, Streckseite oder in Gelenknähe (durch einen Arzt festgestellt)
6	Rheumafaktor im Serum nachweisbar	Abnormaler Titer des Serum-Rheumafaktors mit irgendeiner Methode, die in weniger als 5% der normalen Kontrollpersonen positiv ist
7	Radiologische Veränderungen	Für die chronische Polyarthritis typische radiologische Veränderungen auf einer p. a. Aufnahme der Hand (Finger- und Handgelenke): Erosionen oder eindeutige Knochenentkalkung, lokalisiert an den betroffenen Gelenken oder unmittelbar an diese angrenzend

Tab. 1: Kriterien für die Klassifikation der rheumatoiden Arthritis (erstellt vom American College of Rheumatology 1997).

> Der Rheumafaktor (RF) ist ein gegen die Fc-Region menschlicher Immunglobuline gerichteter Autoantikörper. Eine Assoziation mit dem HLA-DRB-1-Polymorphismus besteht. Er ist nicht spezifisch für eine chronische Polyarthritis, sondern tritt auch bei einer Reihe anderer Erkrankungen des rheumatischen Formenkreises auf. Hinzu kommt, dass 25% der über 60-Jährigen seropositiv für den RF sind.

Therapie

Der Therapieerfolg hängt maßgeblich von der Compliance des Patienten sowie der Erstellung eines interdisziplinären Therapieplans ab. Eine kausale Therapie der chronischen Polyarthritis ist bisher nicht möglich. Die **medikamentöse Therapie** unterscheidet Präparate, welche die Schmerzsymptomatik lindern (z. B. NSAR), und Medikamente, welche den Progress der Erkrankung bremsen/stoppen sollen. Zu Letzteren zählen die sog. Basistherapeutika oder DMARD (Disease-modifying antirheumatic drugs; Azathioprin, Methotrexat, Ciclosporin, Hydroxychloroquin, Gold, TNF-α-Blocker). Der genaue Wirkmechanismus dieser Medikamente ist noch nicht verstanden.

Parallel zur medikamentösen Therapie wird auch mit **physikalischen Maßnahmen** begonnen. Dazu zählen isometrische Übungen und aktive Muskelübungen, z. B. in Form von Ergotherapie.

Als **operative Maßnahmen** können eine Synovektomie (Entfernung des veränderten Synovialisgewebes), die Radiosynoviorthese (intraartikuläre Radionuklidbestrahlung) oder der endoprothetische Gelenkersatz in Erwägung gezogen werden. Grundsätzlich ist die Prognose der rheumatoiden Arthritis als günstig zu werten. Sie ist allerdings vom Zeitpunkt der Diagnosestellung und von der Schwere des Krankheitsverlaufs abhängig. Aufgrund der heutigen medikamentösen und physikalischen Möglichkeiten gelingt manchmal eine über Jahre anhaltende Remission. Selbst bei bereits erfolgtem Funktionsverlust ermöglicht eine operative Intervention häufig eine Besserung. Trotz der in den letzten Jahren verbesserten Therapiemöglichkeiten schreitet die RA allerdings bei einem Teil der Patienten unaufhaltsam fort und führt bei ca. 10% der Erkrankten im Laufe der Jahre zur Invalidität (Abb. 2).

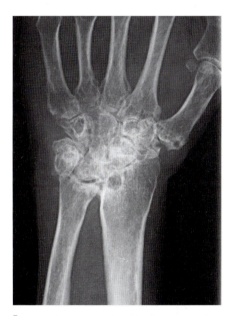

Abb. 2: Rheumatoide Arthritis, Spätstadium. [1]

Zusammenfassung

✖ Die genaue Ursache der RA ist nicht bekannt. Durch massive Proliferation des Stratum synoviale kommt es zur Destruktion des Gelenkknorpels und schließlich auch des Knochens.

✖ „Morgensteifigkeit" der Fingergelenke sowie gehäuftes Auftreten von Tendovaginitiden führen den Patienten zum Arzt.

✖ Eine kausale Therapie existiert nicht, symptomatisch kommen vor allem Analgetika und Entzündungshemmer zum Einsatz.

✖ Die Prognose ist relativ gut.

Seronegative Spondyloarthritiden

In die Gruppe der seronegativen Spondyloarthritiden gehören die Spondylitis ankylosans (M. Bechterew), das Reiter-Syndrom und die Arthritis psoriatica. Gemeinsam zeigen sie folgende Merkmale: gleichzeitige entzündliche Beteiligung des Achsenskeletts und der peripheren Gelenke, Sakroiliitis, Rheumafaktor nicht nachweisbar, Assoziation mit HLA-B27.
Die Therapie der Arthritis psoriatica und des Reiter-Syndroms gleicht derjenigen der rheumatoiden Arthritis (s. S. 96/97).

Morbus Bechterew

Definition
Der M. Bechterew, auch Spondylitis ankylosans genannt, ist eine zunächst allmählich beginnende und meist in Phasen verlaufende entzündlich-rheumatische Erkrankung, welche im Iliosakralgelenk beginnt und im Verlauf die Wirbelsäule erfasst. Charakteristisch für diese Erkrankung ist die progrediente Einsteifung der Wirbelsäule in einer kyphotischen Fehlhaltung. Eine Beteiligung der peripheren Gelenke kann vorkommen.

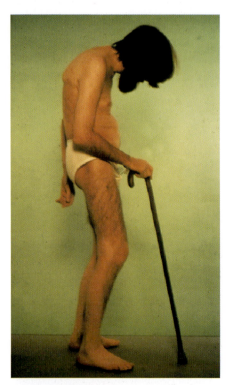

Abb. 1: Vollbild des M. Bechterew. Beachte den Verlust der Lendenlordose und die fixierte Flexion der HWS und BWS sowie der Hüfte. [5]

Ätiologie
Die Prävalenz des Morbus Bechterew variiert weltweit. Für die europäische Bevölkerung wird sie mit 0,5–1% angegeben. Männer sind etwa viermal so häufig betroffen wie Frauen. Ein Erkrankungsgipfel ist zwischen dem 15. und 30. Lebensjahr zu verzeichnen. Der M. Bechterew ist von anderen, seropositiven (Rheumafaktor positiv) rheumatischen Erkrankungen zu unterscheiden, da, beispielsweise im Gegensatz zur chronischen Polyarthritis, ein asymmetrischer Gelenkbefall einzelner Gelenke vorliegt.
Die Ätiologie konnte bislang noch nicht eindeutig geklärt werden. Man geht heute von einem Zusammenwirken endogener (hereditärer) und exogener (Erreger) Komponenten aus. Zur Diskussion steht ein defektes Immunantwort-Gen auf Chromosom 6, welches für die Ausprägung von B27 verantwortlich ist.

> Das in der Bevölkerung ansonsten selten (7%) ausgeprägte HLA-B27-Antigen ist bei Bechterew-Patienten zu 95% positiv nachweisbar.

Klinik
Charakteristisch für diese Krankheit sind **nächtliche, tief sitzende Rückenschmerzen.** Häufig kommt es auch zu wechselseitigen Gesäßschmerzen mit Ausstrahlung in die Oberschenkel. Bei Bewegung geben die Patienten eine Beschwerdebesserung an. Diese frühen Symptome werden von allgemeinen Krankheitszeichen wie Müdigkeit, Blässe, nächtlichem Schwitzen oder Fieber begleitet. Ein peripherer Gelenkbefall (Arthritis) in der Frühphase zeigt sich bei etwa der Hälfte der Patienten. Das fortgeschrittene Stadium macht sich durch **progrediente Bewegungseinschränkung** einzelner Wirbelsäulenabschnitte bemerkbar. Bis es zum Vollbild des M. Bechterew kommt, vergehen 5–8 Jahre (Abb. 1).

Diagnostik
Vor allen technischen Untersuchungen voran stehen Anamnese und klinische Untersuchung (z. B. Schober-Zeichen, Finger-Boden-Abstand, Kinn-Brustbein-Abstand). Die laborchemische Untersuchung zeigt in etwa **80% eine erhöhte BSG** sowie andere Entzündungszeichen. Ein **HLA-B27-Nachweis** macht die Diagnose wahrscheinlich. Ein positiver HLA-B27-Nachweis ohne Symptomatik hat keine Bedeutung.
Als erstes bildgebendes Verfahren kann die Röntgenaufnahme der Iliosakralgelenke herangezogen werden. Hier zeigt sich im Idealfall ein **„buntes Bild"** mit unruhiger Gelenkkontur, Knochendefekten, Gelenkspaltverschmälerung bis hin zur knöchernen Überbauung. Im Laufe der Erkrankung kommt es zu einer fortschreitenden Verknöcherung des Band- und Kapselapparats der Wirbelsäule mit dem Endbild der **Bambusstabwirbelsäule** (Abb. 2).

Therapie
Im Mittelpunkt der Therapie steht die Erhaltung der Beweglichkeit durch tägliche Bewegungsübungen und sportliche Betätigung (**Physiotherapie;** Schwimmen, Radfahren, Skilanglauf u. a.). Zur **medikamentösen Therapie** kommen vor allem nichtsteroidale Antiphlogistika zum Einsatz, aber auch mit TNF-α-Inhibitoren ließen sich in den letzten Jahren gute Erfolge erzielen. Ein operatives Vorgehen kann indiziert sein, beispielsweise wenn es aufgrund der progredienten Kyphosierung der BWS zu einer Einschränkung des Blickfelds kommt.

Reiter-Syndrom

> Unspezifische Urethritis, Konjunktivitis, Mono- bzw. Oligoarthritis. „Can't see, can't pee or bend a knee."

Ätiologie
Es ist anzunehmen, dass das Reiter-Syndrom eine reaktive Arthritis darstellt, wobei das auslösende Agens noch nicht identifiziert werden konnte.

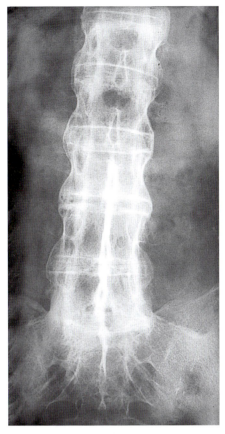
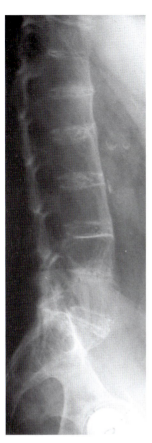

Abb. 2: Klassisches Bild einer vollständig verknöcherten LWS (ähnlich einem Bambusstab). [4]

Klinik
Häufig **akut und sehr schmerzhaft** beginnende Arthritis bevorzugt der Knie- und Fußgelenke. Anamnestisch muss sehr genau nach Urethritis (Abb. 3) und Konjunktivitis, welche der Arthritis meist vorausgehen und vielfach flüchtig ablaufen, gefragt werden.

Diagnostik
Die Anamnese kann erste Hinweise geben (Konjunktivitis? Urethritis?), es muss jedoch genau nachgefragt werden; Labor: Entzündungsparameter erhöht, HLA-B27-Nachweis in 80% positiv, Rheumafaktor negativ. Der Urin ist steril, ebenso das Gelenkpunktat.

Therapie
Nichtsteroidale Antiphlogistika, Krankengymnastik und physikalische Maßnahmen dominieren die Therapie. Rezidive sind häufig. Bei chronischer Arthritis muss eine Basistherapie erfolgen.

Arthritis psoriatica

Circa **5% aller Psoriasis-Patienten** erkranken zusätzlich an einer seronegativen Arthritis. In 80% der Fälle sind periphere Gelenke betroffen, zu 20% das Achsenskelett.
Die Erkrankung ist gleichmäßig auf Männer und Frauen verteilt.

Klinik
Die Psoriasisarthritis ähnelt in ihrem Auftreten und Verlauf der chronischen Polyarthritis, hat allerdings eine günstigere Prognose. Sie zeigt einen asymmetrischen, oligoartikulären Befall der Finger- und Zehengelenke (und hier aller drei Gelenke eines Fingers).

Diagnostik
Im Labor findet man erhöhte Entzündungszeichen und in mehr als 50% der Fälle einen positiven HLA-B27-Nachweis. In 70% treten Hauterscheinungen vor der Arthritis auf und helfen so bei der Diagnosefindung.

Therapie
Die therapeutischen Optionen gleichen denen der chronischen Polyarthritis. Hinzuzufügen ist, dass eine Besserung der Hauterscheinungen meist mit einer Besserung der Arthritis einhergeht.

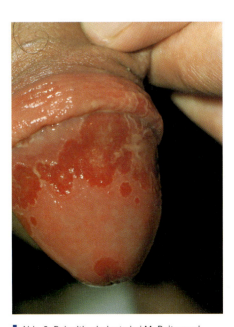

Abb. 3: Balanitis circinata bei M. Reiter und abgelaufener Urethritis. [15]

Zusammenfassung
- Seronegative Spondyloarthritiden zeigen klinische Gemeinsamkeiten.
- Es besteht eine Assoziation mit dem HLA-B27-Antigen, der Rheumafaktor ist negativ.
- Rückenschmerzen ≥ 3 Monate bei Patienten jünger als 45 Jahre müssen an einen M. Bechterew denken lassen.
- „Can't see, can't pee or bend a knee" sprechen für einen M. Reiter.
- Therapeutische Maßnahmen entsprechen denen der chronischen Polyarthritis.

Reaktive Arthritis und juvenile chronische Arthritis

Reaktive Arthritis

Reaktive Arthritiden sind entzündliche Gelenkerkrankungen, die sich im Anschluss an eine bakteriell induzierte gastrointestinale oder urogenitale Infektion manifestieren. Man spricht aus diesem Grund auch von infektvermittelten oder parainfektiösen Arthritiden. Ein kultureller Erregernachweis im Gelenkpunktat ist nicht möglich (sterile Synovialitis). Während eine HLA-B27-Assoziation besteht, fehlen Rheumafaktoren. Die reaktive Arthritis zählt somit zu den seronegativen Spondarthritiden (obwohl sie nur periphere Gelenke betrifft). Bei etwa 5% der Patienten kommt es nach einer bakteriellen Darm- oder Urogenitalinfektion (auch asymptomatische Verläufe) zu einer reaktiven Arthritis.

Ätiologie
Krankheitsauslösende Bakterien sind in ▌Tabelle 1 zusammengefasst. Die Pathogenese der reaktiven Arthritis konnte noch nicht eindeutig geklärt werden. Wahrscheinlich ist, dass sich das HLA-B27 bestimmte Oberflächenantigene mit den die Arthritis auslösenden Bakterien teilt und hierdurch eine abgeschwächte Immunantwort induziert bzw. eine autoreaktive Kreuzreaktion ausgelöst wird.

Klinik
Frühsymptome treten bereits innerhalb von 2–4 Wochen nach einer Enteritis oder Urethritis auf und führen initial zu einem schweren Krankheitsbild mit Fieber und Mono- oder Oligoarthritis (bevorzugt der unteren Extremität, seltener der Sakroiliakal-, Finger- oder Handgelenke). **Spätsymptome** treten weniger dramatisch in Erscheinung. Häufig muss in diesen Fällen serologisch nach einem vorausgegangenen Infekt gesucht werden. Die Arthritiden werden gelegentlich von Enthesiopathien (Tendovaginitis in Ansatznähe) oder extraartikulären Symptomen, beispielsweise Uveitiden oder Effloreszenzen (Erythema nodosum, ▌Abb. 1), begleitet. Kommt es zur Trias Mono- oder Oligoarthritis, Urethritis und Konjunktivitis, spricht man vom Reiter-Syndrom (s. S. 98/99).

Diagnostik
Bei der körperlichen Untersuchung ist vor allem der Gelenkstatus zu erheben und auf zusätzliche extraartikuläre Manifestationen zu achten. Labordiagnostisch finden sich erhöhte unspezifische Entzündungsparameter (BSG, CRP) und in 60–80% der Fälle ein positives HLA-B27. Nach Bakterien, die die Krankheit ausgelöst haben könnten, muss gesucht werden. Konventionelle Verfahren sind hier meist nicht ausreichend sensitiv (Agglutinationsreaktion oder ELISA). **Der Erregernachweis im Gelenkpunktat gelingt nie!** Trotzdem kann eine Gelenkpunktion, z. B. zum Ausschluss einer septischen Arthritis oder einer Kristallarthropathie, durchgeführt werden. Röntgenaufnahmen zeigen keine knöchernen Veränderungen. Die Knochenszintigraphie wird häufig zur Bestätigung der Sakroiliitis hinzugezogen.

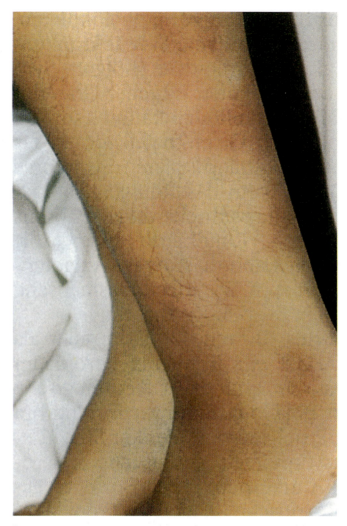

▌Abb. 1: Erythema nodosum bei reaktiver Arthritis. [16]

Therapie
Lediglich bei gesicherter Chlamydieninfektion erfolgt eine vierwöchige antibiotische Therapie mit Tetrazyklinen (Partner mitbehandeln!). Die Behandlung aller anderen reaktiven Arthritiden erfolgt symptomatisch mit nichtsteroidalen Antirheumatika (NSAR) und physikalischer Therapie. Krankengymnastische Übungen erhalten die Gelenkbeweglichkeit und sollen Muskelatrophien verhindern. Treten extraartikuläre Komplikationen hinzu, können kurzfristig Glukokortiko-

Primärort der Infektion	Infektionserreger (Auswahl)
Enteritis	Yersinia spp.
	Campylobacter jejuni
	Salmonella spp.
	Shigella spp.
Urethritis	Chlamydia trachomatis
	Neisseria gonorrhoeae
	Ureaplasma urealyticum
	Mykoplasmen

▌Tab. 1: Infektionen und typische Erreger, in deren Folge es gehäuft zu einer reaktiven Arthritis kommt.

ide systemisch gegeben werden. Bei chronischen Verlaufsformen wird auch Sulfasalazin oder Methotrexat eingesetzt. Circa ein Drittel der Patienten ist nach 6 Monaten, mehr als zwei Drittel sind nach 1 Jahr beschwerdefrei. **25–30% der Patienten erkranken chronisch.** Ein geringer Prozentsatz entwickelt einen aggressiv-destruktiven Gelenkprozess.

> Prognostisch gilt, dass HLA-B27-positive Patienten nach einer reaktiven Arthritis in 40% der Fälle innerhalb der folgenden 20 Jahre das Vollbild eines Morbus Bechterew (s. S. 98/99) entwickeln.

Juvenile chronische Arthritis (jcA)

Die juvenile chronische oder auch idiopathische Arthritis ist definiert als rheumatoide Arthritis bei Kindern ≤ 16 Jahren. Man unterscheidet vier Verlaufsformen:

Systemische juvenile chronische Arthritis, Morbus Still

Die schwerste Form der juvenilen chronischen Arthritis ist der systemisch verlaufende M. Still (ca. 20% der jcA). Beide Geschlechter sind gleich häufig betroffen. In 40% der Fälle liegt eine Manifestation vor dem 4. Lebensjahr vor. Dieses Krankheitsbild ist geprägt von sehr hohem, intermittierendem Fieber, einer Arthritis und einem makulopapulösen Erythem (vorwiegend am Stamm). Prognostisch ungünstig sind: Polyserositis (v. a. Perikard und Pleura), Myokarditis, Hepatosplenomegalie, Lymphadenopathie, ausgeprägte Leukozytose und Nephropathie. Fehlen initial die Gelenkmanifestationen, kann die Diagnosestellung erschwert sein (v. a. septische und hämatologische Erkrankungen müssen differentialdiagnostisch ausgeschlossen werden). Bei 20% der Patienten tritt eine schwere, progressive Polyarthritis mit Wachstumsstörungen auf.

Nichtsystemische, polyartikuläre, seronegative juvenile chronische Arthritis

Etwa 30% aller jcA-Fälle erkranken an dieser Form, wobei Mädchen häufiger betroffen sind als Jungen. Eine viszerale Ausprägung ist eher selten. Oft ist das Kniegelenk erster Manifestationsort. 10–15% der Kinder entwickeln eine schwere Polyarthritis mit Wachstumsstörungen.

Nichtsystemische, mono-/oligoartikuläre juvenile chronische Arthritis

Sie ist mit 50% der Erkrankten die häufigste Manifestation der juvenilen chronischen Arthritis. Es werden zwei Ausprägungen unterschieden:

- **Typ I oder Frühform:** bevorzugt Mädchen, Durchschnittsalter 3 Jahre, in 50% der Fälle positive antinukleäre Antikörper (ANA) nachweisbar. Die Prognose ist günstig, die Patienten neigen jedoch zu chronischen Iridozyklitiden.
- **Typ II oder Spätform:** bevorzugt Knaben im späten Kindesalter, antinukleäre Antikörper nicht nachzuweisen, jedoch ca. 80% der Patienten HLA-B27-positiv (späterer M. Bechterew möglich!).

Polyartikuläre, seropositive juvenile chronische Arthritis

Diese Form der jcA ist sehr selten, betrifft zu über 90% das weibliche Geschlecht. Die Erkrankung entspricht in Ausprägung, Krankheitsverlauf und Prognose der adulten rheumatoiden Arthritis (s. S. 96/97).

Therapie

Die Therapie aller vier Subtypen entspricht im Wesentlichen der der adulten rheumatoiden Arthritis (s. S. 96/97).

Zusammenfassung

- Die reaktive oder infektvermittelte Arthritis ruft eine sterile Synovialitis hervor.
- Krankheitsauslösend sind v. a. gramnegative Bakterien.
- Eine HLA-B27-Assoziation liegt vor. Man unterscheidet Früh- von Spätsymptomen.
- Nur die Chlamydieninfektion wird antibiotisch, alle anderen werden symptomatisch behandelt.
- Die juvenile chronische Arthritis wird in vier Subtypen unterteilt, wobei der systemisch verlaufende Morbus Still die schlechteste Prognose hat.

Gicht und Pseudogicht

Gicht

Die Hyperurikämie (latentes Stadium ohne Klinik) wird definiert durch Harnsäurespiegel > 6,4 mg/dl (380 µmol/l). In 2% der Fälle manifestiert sich eine Gicht bei Werten zwischen 6,5 und 7 mg/dl (386–416 µmol/l). In 40% der Fälle liegen Werte über 8 mg/dl (475 µmol/l) vor. Man unterscheidet eine **primäre** (vermehrte Bildung oder verminderte Ausscheidung oder eine Kombination aus beidem) von einer **sekundären Form** (Überangebot an endogenen oder exogenen Purinen) der Hyperurikämie. Die Gicht ist ein ausgesprochenes „Wohlstandsleiden" mit einer Morbidität von ca. 1%. Der Erkrankungsgipfel liegt zwischen 40 und 60 Jahren. Aufgrund einer urikosurischen Wirkung der Östrogene manifestiert sich die Gicht bei Frauen erst nach der Menopause, Männer sind insgesamt häufiger betroffen (Männer : Frauen = 10 : 1).

Ätiologie

Steigt die Serumkonzentration von Harnsäure über ca. 6 mg%, so ist die Löslichkeitsgrenze erreicht und es kommt zu Uratablagerungen (▪ Abb. 1). Hiervon besonders betroffen ist bradytrophes Gewebe (Knorpel, Knochen, Gelenkkapseln, Bänder, Sehnen, Haut). Äußere Faktoren können die Manifestation der Gicht beeinflussen (eiweißreiche Mahlzeiten, Alkohol, Gewebetrauma, Medikamente [z. B. Saluretika], Temperatur).

Nach dem Ausfällen der Uratkristalle werden diese durch eingewanderte Leukozyten phagozytiert, was nach Untergang der Leukozyten zur Freisetzung lysosomaler Entzündungsmediatoren führt (→ Synovitis).

▪ Abbildung 2 zeigt zur Erinnerung den **Purinstoffwechsel.**

Klinik

Akuter Gichtanfall

Ein akuter Gichtanfall ist eine meist durch akuten Harnsäureanstieg hervorgerufene, sehr schmerzhafte Monarthritis, die in $2/3$ aller Fälle einen **nächtlichen Krankheitsbeginn** zeigt. Grundsätzlich können alle Gelenke betroffen sein, am häufigsten wird jedoch ein **Großzehengrundgelenk** befallen (Podagra). Mit zunehmendem Alter können auch polyarthritische Fälle vorkommen. Das betroffene Gelenk zeigt Zeichen der Entzündung (▪ Abb. 3) und einen ausgeprägten Berührungsschmerz, meist über Tage bis Wochen. Danach folgt ein beschwerdefreies Intervall.

Chronische Gicht

Die chronische Gicht tritt nach über 5–15 Jahre erhöhtem Harnsäurespiegel auf und imponiert klinisch durch sog. Tophi, polyartikuläre Gelenkveränderungen und eine Nephropathie. **Tophi** sind schmerzlose, nicht verschiebliche Kristalldepots v. a. in Weichteilen (z. B. Achillessehne, Ohrmuschel) oder gelenknahen Knochen (▪ Abb. 4 und 5).

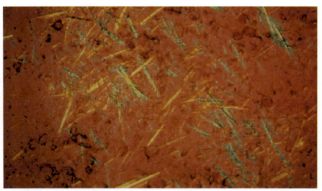

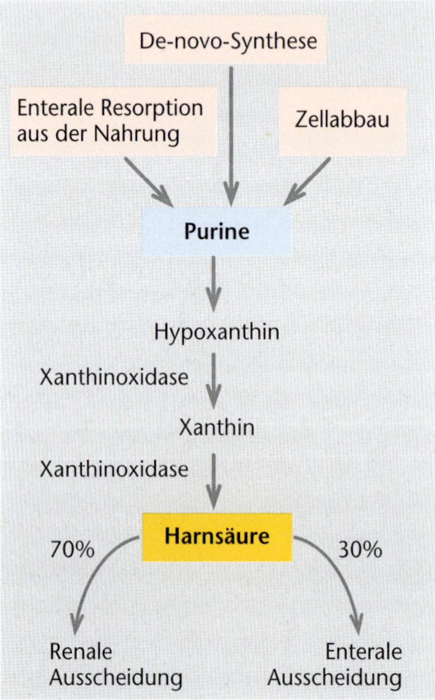

▪ Abb. 1: Uratkristalle. [5]

Diagnostik

Eine Diagnose kann gestellt werden, wenn mindestens zwei der folgenden Kriterien zutreffen (WHO-Definition):

▸ Hyperurikämie
▸ typischer Gelenkbefall
▸ Harnsäurekristallnachweis im Gelenkpunktat
▸ Weichteil- oder Knochentophus.

In der Laboruntersuchung findet sich neben einer Leukozytose auch eine Erhöhung von CRP, BSG oder α-Globulin.

> Aufgrund der Ausfällung im Gewebe kann im akuten Gichtanfall der Serumharnsäurespiegel im Normbereich liegen!

Therapie

In der Therapie des akuten Gichtanfalls kommen **nichtsteroidale Antiphlogistika** (Indometacin, Diclofenac), **Colchicin** (aufgrund der häufig beobachteten gastrointestinalen Nebenwirkungen nur bei schwerem Verlauf) und **Glukokortikoide** zum Einsatz.

▪ Abb. 2: Purinstoffwechsel. [17]

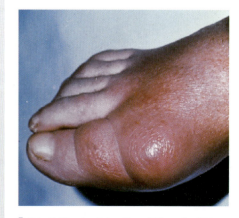

▪ Abb. 3: Massive Schwellung, Rötung des Metakarpophalangealgelenks. [5]

Spezielle Themen

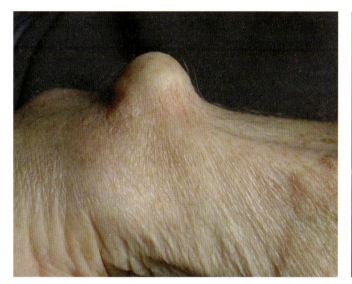

Abb. 4: Riesiger Gichttophus an der Dorsalseite des Handgelenks. [1]

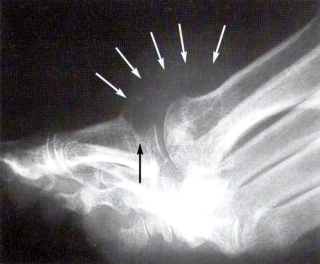

Abb. 5: Zystische, scharf abgegrenzte Defekte des Großzehengrundgelenks (schwarzer Pfeil) sowie Verschattung der Weichteile als Ausdruck der Gelenkschwellung (weiße Pfeile). [4]

Dauerhaft wird ein Harnsäurespiegel von ≤ 6,4 mg/dl (384 µmol/l) angestrebt, der zunächst durch diätetische Maßnahmen (purinarme Kost, wenig Alkohol) erreicht werden soll. Ist dies nicht möglich, so muss versucht werden, medikamentös das Therapieziel zu erreichen. Hierfür kommen Urikostatika (Xanthinoxidasehemmer, Allopurinol, vermindern die Harnsäurebildung) und Urikosurika (Probenecid, hemmen die Reabsorption in den Nierentubuli und fördern damit die Harnsäureausscheidung) in Frage.
Die schwerwiegendste Komplikation der Gicht ist die Schädigung der Niere in Form einer Uratnephropathie (Ablagerung von Uratkristallen in den Nierentubuli), Nephrolithiasis mit Abflussstörungen und Pyelonephritis.

Pseudogicht (Chondrokalzinose)

Unter einer Pseudogicht versteht man eine Ausfällung von Kalziumpyrophosphatkristallen in der Synovialflüssigkeit mit anschließender Einlagerung in den Gelenkknorpel (vorzugsweise in die Menisken des Kniegelenks). Es wird eine primäre von einer sekundären Form unterschieden:

▸ **primäre Form:** Ätiologie unbekannt, Einlagerung von Kalziumpyrophosphatkristallen in Faserknorpel und hyalinen Knorpel, polyartikulärer Verlauf möglich
▸ **sekundäre Form:** bei Hyperparathyreoidismus, klinisch meist stumm, selten Arthritiden.

Die Ursache der zu den Kristallarthropathien zählenden Stoffwechselstörung ist noch ungeklärt.

Klinik

Es erkranken meist ältere Patienten. Prädilektionsstelle ist neben dem Hüft- und Schultergelenk vor allem das Kniegelenk. Der akute Schub ist dem der Gicht ähnlich, jedoch weniger stark ausgeprägt. Bei chronischem Verlauf kommt es zur Arthroseentwicklung.

Diagnostik

Im Gelenkpunktat können Kalziumpyrophosphatkristalle nachgewiesen werden. Die Entzündungszeichen im Labor sind erhöht.

Therapie

Der akute Anfall wird wie bei einer Gichtarthritis symptomatisch behandelt. Die Therapie der chronischen Verlaufsform gleicht der einer degenerativen Gelenkveränderung.

Zusammenfassung

✱ Der Erkrankungsgipfel der Gicht liegt zwischen dem 40. und 60. Lebensjahr.
✱ Frauen haben bis zur Menopause einen Östrogenschutz.
✱ Es kommt zu Uratablagerungen v. a. im bradytrophen Gewebe mit konsekutiver Synovitis.
✱ Die Therapie des akuten Gichtanfalls erfolgt mit NSAR oder Glukokortikoiden. Auf Dauer muss eine Senkung des Harnsäurespiegels erfolgen.

Erworbene Osteopathien

Osteoporose

Die Osteoporose ist eine systemische Skeletterkrankung, die durch eine **niedrige Knochenmasse und Strukturveränderungen** des Knochengewebes charakterisiert ist (Störung der Mikroarchitektur) und eine gesteigerte Knochenbrüchigkeit und Frakturgefährdung zur Folge hat.

> Kein Qualitäts-, sondern ein Quantitätsverlust! Es kommt insbesondere zu einem Verlust von spongiösem Knochen. Das Verhältnis des Abbaus von Spongiosa zu kortikalem Knochen beträgt ca. 3:2.

Die Erkrankung manifestiert sich im fortgeschrittenen Lebensalter, die Prävalenz wird sich daher aufgrund der gesellschaftspolitischen Entwicklungen erhöhen. Derzeit sind bei etwa 25–30% der Frauen über 60 Jahre osteoporotische Veränderungen so ausgeprägt, dass Wirbelkörperdeformierungen auftreten können. Somit zählt die Osteoporose bereits heute zu den häufigsten Skeletterkrankungen.

Ätiologie

Die Osteoporose wird in eine **primäre** und eine **sekundäre Form** eingeteilt. Zu der Gruppe der primären oder idiopathischen Osteoporose zählen die postklimakterische (Frau) und die senile (Mann) Form.

> Primäre Osteoporose:
> ▶ **Typ I (High turnover):** v. a. Frauen im 50.–70. Lebensjahr, postmenopausal
> ▶ **Typ II (Low turnover):** ab dem 70. Lebensjahr, Männer und Frauen gleichermaßen, Altersinvolution

Der Östrogenabfall bewirkt einen verstärkten Knochenabbau mit konsekutivem Anstieg von Kalzium und Phosphat im Serum. Ersteres bedingt eine verminderte Parathormon- und Calcitriolsynthese. Die Kalziumabsorption aus dem Darm sinkt. Auch beim Mann finden osteoporotische Veränderungen statt, jedoch erst im höheren Alter, und somit ist jede Osteoporose eines nicht betagten Mannes immer intensiv abzuklären. Die sekundäre Osteoporose kann direkte oder indirekte Folge unterschiedlichster Erkrankungen wie Hyperthyreose, Cushing-Syndrom, Immobilisierung u. a. sein.

Klinik

Das klinische Bild variiert stark und kann von chronischen Rückenschmerzen (aufgrund von Mikrofrakturen) bis hin zu Spontanfrakturen reichen. Häufig klagen die Patienten über schnelle Ermüdbarkeit bei der Arbeit oder ziehende Schmerzen beim Sitzen. Die Osteoporose befällt das ganze Skelett, jedoch in unterschiedlicher Reihenfolge. Wirbelsäule, Becken und stammnahe Röhrenknochen atrophieren zuerst (❙ Abb. 1a–c). Als klassische Osteoporosemanifestation gilt die Schenkelhalsfraktur (Inzidenz 400 000/Jahr) bei **inadäquatem Trauma,** welche häufig weitere Probleme nach sich zieht (❙ Tab. 1).

	Wirbelkörperfrakturen	Schenkelhalsfrakturen
Tod innerhalb eines Jahrs	Ca. 20%	Ca. 12–20%
Pflegebedürftigkeit	Ca. 23%	Ca. 15–20%
Fremdhilfebedürftigkeit	Unbekannt	Ca. 25–30%

❙ Tab. 1: Prozentuale Häufigkeit verschiedener Folgeprobleme nach osteoporotischer Fraktur.

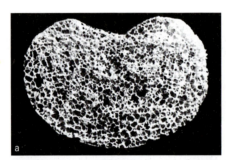
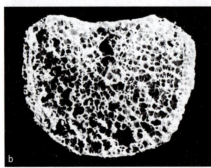
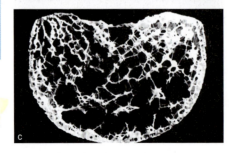
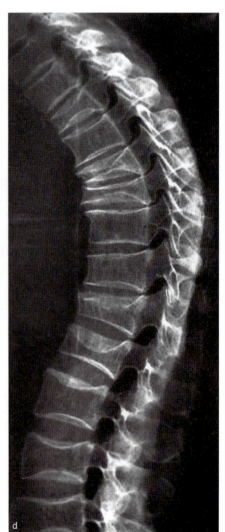

❙ Abb. 1: Atrophie der Wirbelkörperspongiosa. [4]
a) Normale Spongiosastruktur.
b) Beginnende Ausdünnung.
c) Ausgeprägte Atrophie.
d) Osteoporotisch veränderte Wirbelsäule, Leichenpräparat einer 68-jährigen Frau. Im torakalen Anteil sog. Keilwirbel aufgrund ventraler Wirbelkörpereinbrüche. In der LWS Fischwirbel durch Grund- und Deckplattenfrakturen.

Diagnostik

Bei der Inspektion der Wirbelsäule fallen eine deutliche thorakale Kyphose, Atrophie der Rückenmuskulatur und druckempfindliche Areale auf. Die Laborbefunde sind normalerweise unverändert. Die radiologische Untersuchung ist erst ab einem Dichteverlust von mindestens 30% auffällig. Es zeigen sich erhöhte Strahlendurchlässigkeit, nachgezogene Konturen, Deck- und Grundplatteneinbrüche (Keil- und Fischwirbel, ▌ Abb. 1d). Untersuchungstechniken zur quantitativen Knochendichtemessung stehen zur Verfügung (DXA, pQCT; s. S. 2/3).

Therapie

Allgemein(präventiv)maßnahmen umfassen die Sicherstellung einer adäquaten Ca^{2+}- (1500 mg/d) und Vitamin-D-Versorgung sowie ausreichend körperliche Bewegung (als Stimulus für den Knochenanbau). **Bisphosphonate** hemmen den osteoklastären Knochenabbau, sind gut verträglich und können auch prophylaktisch verordnet werden. Die Indikation zur postmenopausalen Östrogensubstitution ist aufgrund des erhöhten Brustkrebsrisikos und der gesteigerten kardiovaskulären Mortalität sehr eng zu stellen. Die Gabe von **Kalzitonin** (antiosteolytische Eigenschaften, Analgesie) und **Natriumfluorid** (stimuliert die Osteoblasten) ist umstritten. Gegenstand aktueller Studien ist die niedrigdosierte Gabe von Parathormon.

Osteomalazie und Rachitis

Grundsätzlich beschreiben Osteomalazie und Rachitis dasselbe Krankheitsbild: eine **ungenügende Mineralisation der Knochengrundsubstanz** aufgrund eines Vitamin-D-Mangelsyndroms. Während die Rachitis eine Erkrankung des Säuglings und Kinds ist (3 Monate bis 3. Lebensjahr), ist die Osteomalazie das Äquivalent im Erwachsenenalter.
Aufgrund der vitaminhaltigen Ernährung und jahrzehntelanger Prophylaxe hat die Rachitis in Deutschland an Bedeutung verloren. Allerdings sind ebenso wie bei der Osteomalazie bestimmte Bevölkerungsgruppen (z. B. Türken) prädisponiert (s. u.).

Ätiologie

Ursächlich kommen für die Osteomalazie (Rachitis) **Vitamin-D-Stoffwechselstörungen,** Phosphatstoffwechselstörungen und andere Ursachen in Frage. 90% des Vitamin D_3 stammen aus der körpereigenen Synthese (Haut), und nur 10% werden über die Nahrung (Milch, Eigelb) zugeführt. Der Vitamin-D-Mangel führt zu einer unzureichenden Kalkeinlagerung in die (neu gebildete) Knochengrundsubstanz. Eine Störung der enchondralen Ossifikation folgt. Entwicklungsstörung der Epiphysenfugen, Hemmung des Längenwachstums und ein weicher Knochen sind die Konsequenzen.

Klinik

Eine Rachitis manifestiert sich meist im 2. – 3. Lebensmonat. Unruhe, Schwitzen, Hinterkopfglatze, Muskelhypotonie, später Watschelgang, Schmerzen im Adduktorenbereich, generalisierte Muskel- und/oder Knochenschmerzen sind typische Symptome. Bei bestimmten Bevölkerungsgruppen wie Afrikanern (schlechtere Sonnenstrahlenabsorption) oder Türken (Defekt in der Vitamin-D-Metaboliten-Synthese, verhüllende Kleidung) ist besonders an eine Osteomalazie zu denken.

Diagnostik

Radiologische Untersuchungen zeigen Epi- und Metaphysenfugenveränderungen (Auftreibungen, Becherform) und Deformitäten (▌ Abb. 2 und 3).

Therapie

Säuglinge erhalten in Deutschland prophylaktisch Vitamin D. Dieses kann oral (z. B. bei geringer Sonnenexposition) oder parenteral (bei Malabsorption) substituiert werden.

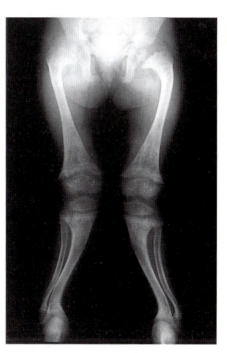

▌ Abb. 2: 4-jähriges Mädchen mit Rachitis. Die Epiphysenfugen sind weit geöffnet. [4]

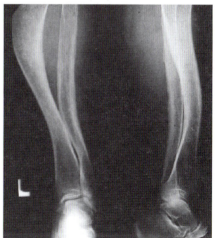

▌ Abb. 3: Persistierende Deformitäten der Tibia nach Rachitis. [5]

Zusammenfassung

- Bei Osteoporose handelt es sich um einen Rückgang der Knochenmasse und eine Störung der Mikroarchitektur.
- 25 – 30% der Frauen über 60 Jahre sind von Osteoporose betroffen.
- Häufig führen erst Frakturen nach inadäquatem Trauma zur Diagnose.
- Bisphosphonat- und Bewegungstherapie sind Mittel der ersten Wahl.

Störungen des Knochen- und Bindegewebes I

Man unterscheidet folgende angeborene Systemerkrankungen des Skeletts:

▶ primäre Differenzierungs- und Entwicklungsstörungen des Knorpel- und Knochengewebes (**Osteochondrodysplasien**)
▶ Fehlbildungen eines oder mehrerer Knochen (**Dysostosen**)
▶ genetisch bedingte Stoffwechselerkrankungen (**metabolische Dysplasien**).

Unter Fehlbildungen versteht man angeborene, durch endogene oder exogene Faktoren bedingte Fehlbildungen. Zu den **endogenen Schädigungen** zählen bereits bestehende oder spontan auftretende Genmutationen sowie chromosomale Aberrationen mit der Folge der Chromosomenüber- bzw. -unterzahl. Als **exogene Schäden** sind bekannt: ionisierende Strahlung (v.a. während der ersten 2–6 Schwangerschaftswochen), Infektionen, hormonelle Störungen der Mutter, Medikamente (Alkohol, Thalidomid-Embryopathie), Vitaminmangelzustände sowie andere Ursachen (verminderte Sauerstoffversorgung, Amnionstränge). Das Ausmaß der Fehlbildung richtet sich ganz nach dem Zeitraum, in dem die jeweilige Noxe einwirkt.

Lokale Störungen der Skelettentwicklung

Lokale Störungen werden eingeteilt in:

▶ Plus- oder Überschussbildungen (Hyperplasien, Hypertrophien, Polydaktylien)
▶ Minus- oder Mangelbildungen (Hypo-, Aplasien).

Plus- und Überschussbildungen werden unterteilt in Hyperplasien (z.B. Riesenwuchs), die eine ganze Extremität betreffen, und numerische Überzahlbildungen, die meist auf den Hand- oder Zehenbereich beschränkt bleiben (z.B. Polydaktylien, Abb. 1–3). Hypo- und Aplasien teilt man weiter in transversale und longitudinale Defekte ein. Ein **transversaler Defekt** liegt vor, wenn eine Extremität (oder Teile von ihr) im gesamten Querschnitt nicht angelegt oder nicht ausgebildet ist. Transversale Defekte sind:

▶ Amelie: Die ganze Extremität fehlt.
▶ Peromelie: sog. Stumpfbildung.
▶ Perodaktylie: Die Phalangen sind in Anzahl und/oder Ausprägung reduziert.

Longitudinale Defekte zeichnen sich durch das komplette oder teilweise Fehlen einzelner Skelettabschnitte aus. Man unterscheidet:

▶ Phokomelie: Die langen Röhrenknochen fehlen; Hand, Fuß oder Teile davon sitzen direkt an Schulter oder Becken.
▶ Ektromelie: Einzelne oder mehrere Röhrenknochen fehlen vollständig (z.B. Radiusaplasie).

Grundsätze der Behandlung von Fehlbildungen

Während die Eltern oft vor allem auf eine kosmetische Korrektur der Fehlbildungen drängen, sollte für den Arzt die **Verbesserung der funktionellen Fähigkeiten** im Vordergrund stehen. In Abhängigkeit vom Ausgangszustand bestehen folgende Möglichkeiten:

▶ frühzeitige Korrektur der Wachstumsrichtung (Schienung)
▶ Förderung von Rest- und Minimalfunktionen
▶ soweit möglich operative Eingriffe zur Verbesserung der Greiffähigkeit oder Statik
▶ prothetischer Ersatz von Gliedmaßenabschnitten (bereits ab dem 2. Lebensjahr)
▶ Beratung der Eltern und psychische Betreuung der Kinder.

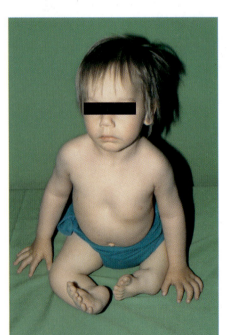

Abb. 1: Ektromelie beider Beine. [4]

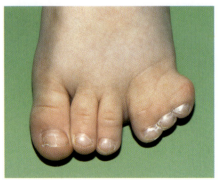

Abb. 2: Polydaktylie am Fuß. [4]

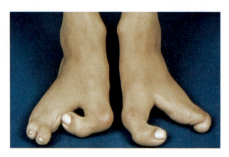

Abb. 3: Beidseitige Spaltbildung der Füße bei einem 11-jährigen Kind. [4]

Spezielle Themen

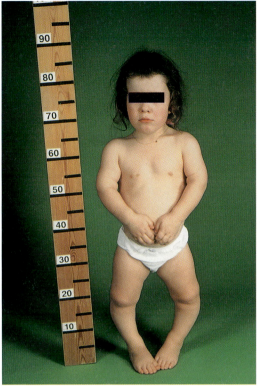

Abb. 4: Chondrodystrophisches Kind. [4]

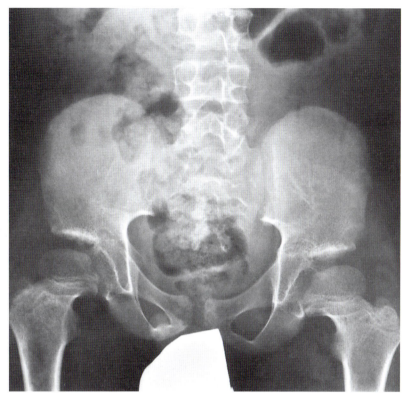

Abb. 5: Beckenübersicht bei Achondroplasie. [14]

Systemische Störungen der Knorpelentwicklung

Eine der häufigsten systemischen Störungen der Knorpelentwicklung ist die autosomal-dominant vererbte **Achondroplasie** oder auch „Chondrodystrophie" (ca. 1–3/100 000 Geburten). Ihr liegt eine angeborene Störung des enchondralen Knochenwachstums zugrunde.

> Man unterscheidet die desmale (direkte) Ossifikation von einer enchondralen (indirekten) Ossifikation. Der desmalen Verknöcherung geht eine von den Osteoblasten sezernierte Matrix voraus, welche direkt in Knochen umgebaut wird. Auf diese Weise entstehen die parietalen und frontalen sowie Teile der okzipitalen und temporalen Schädelknochen, Maxilla und Mandibula. Die enchondrale Ossifikation findet man bevorzugt bei kurzen und langen Röhrenknochen. Ihr liegt ein hyalines Knochenmodell zugrunde.

Klinik
Die Kinder fallen bereits bei der Geburt durch **„unproportionierten Kleinwuchs"** auf. Das Körperwachstum endet bei ca. 120 cm. Geistige und motorische Entwicklung verlaufen normal. Der Kopf imponiert durch einen relativ großen Gehirnschädel und zierlich ausgeprägten Gesichtsschädel. Die Extremitäten sind zu kurz (Mikromelie) und im Verhältnis zueinander ebenfalls unproportioniert (Oberarme und Oberschenkel sind im Verhältnis zu Unterarmen und Unterschenkeln zu kurz). Auch die Wirbelsäule ist betroffen, jedoch nur wenig verkürzt, sodass der Rumpf relativ zu lang erscheint. Verstärkte Lendenlordose. Die Finger sind nahezu gleich lang (Isodaktylien, Abb. 4).

Diagnostik
Die Diagnose kann unmittelbar nach der Geburt **röntgenologisch** gesichert werden. Es finden sich kurze, dicke, plumpe Röhrenknochen, ungleichmäßig verbreiterte (evtl. schräg verlaufende) Metaphysen und verstärkt ausgeprägte Muskelansatzstellen. In der Beckenübersichtsaufnahme (Abb. 5) fallen stark verkleinerte Ossa ilium, horizontal gestellte Pfannendächer und verkürzte, dickliche Schenkelhälse auf. Die Wirbelsäule zeigt verkürzte Wirbelbögen und eine Verschmälerung in kraniokaudaler Richtung.

Therapie
Eine kausale Therapie ist nicht möglich. Kommt es in der Wachstumsphase zu Achsenfehlstellungen, so können eine Epiphyseodese bzw. nach Wachstumsabschluss Korrekturosteotomien erfolgen. Aufgrund des sich verjüngenden Spinalkanals kommt es bereits bei geringgradigen Bandscheibendegenerationen bzw. -protrusionen zu schweren Ischialgien oder Lähmungserscheinungen, die wiederum chirurgisch angegangen werden müssen.

Störungen des Knochen- und Bindegewebes II

Osteogenesis imperfecta

Bei der **Osteogenesis imperfecta** handelt es sich um eine generelle Störung des mesenchymalen Gewebes, wobei das Knochengewebe besonders betroffen ist. Die Häufigkeit liegt bei ca. 1 : 20 000 Geburten.

	Vererbung	Skleren	Frakturen	Taubheit	Verbiegungen	Prognose
Typ I	ad	Blau	+	+	–	Gut
Typ II	ar	Blau	+++	–	Dicke Knochen	Letal
Typ III	ar	(Blau-)weiß	++	–	++	Letal
Typ IV	ad	Weiß	+	–	–	Gut

ad = autosomal-dominant; ar = autosomal-rezessiv

Tab. 1: Klassifikation der Osteogenesis imperfecta nach Silence und Rimoin.

Ätiologie
Pathophysiologisch liegt eine **Kollagenbildungsstörung des Typ-I-Kollagens** vor. Anstelle des Typs I synthetisieren die Osteozyten Typ-III-Kollagen (sonst in Haut, Blutgefäßen). Die schwere Verlaufsform zeigt zusätzlich noch eine Vernetzungsstörung.

Klassifikation
Die frühere Einteilung in Typ Vrolik (Osteogenesis imperfecta congenita) und Typ Lobstein (Osteogenesis imperfecta tarda) ist veraltet und durch die **Klassifikation nach Silence und Rimoin** ersetzt worden (Tab. 1).

Klinik
Die schwere Form der Osteogenesis imperfecta findet man bei (häufig zu früh geborenen) nicht lebensfähigen Säuglingen oder Totgeburten. Hier liegen bereits ab dem 7. Fetalmonat schwere intrauterine Frakturen vor. Kommen die Kinder dennoch lebend zur Welt, so versterben sie meist kurz nach der Geburt an Hirnblutungen oder Ateminsuffizienz aufgrund zahlreicher Rippenserienfrakturen (selten werden die Kinder älter als 2 Jahre). Die weniger schweren Formen fallen erst zwischen dem 1. und 2. Lebensjahr auf. Hier häufen sich erste **Brüche nach Bagatelltraumen**. Die Anzahl der Frakturen nimmt mit steigender Aktivität zu, die **Skleren färben sich blau,** und mit zunehmendem Alter tritt häufig eine **Innenohrschwerhörigkeit** hinzu.

Mit Einsetzen der Pubertät geht die Frakturhäufigkeit zurück. Infolge der Inaktivitätsatrophie kommt es zu teilweise hochgradigen Verbiegungen und Verkürzungen, insbesondere der unteren Extremität.

Diagnostik
Die einfache **Röntgenaufnahme** zeigt einen deutlich osteopenischen Befund mit fast durchsichtigen (Glas-)Knochen (Abb. 6). Die Kortikalis ist hauchdünn, die Spongiosa erscheint aufgelockert und weich. Durch die inhomogene Trabekelarchitektur kommt es zur Ausbildung von Pseudozysten. Das Becken ist deformiert, Femur und Tibia sind stark verbogen, die Fibula stellt sich lediglich als Schatten dar. Aufnahmen der Wirbelsäule zeigen bikonkave Verformungen im Sinne von Fisch- oder Uhrglaswirbeln.

Therapie
Kausale Therapieoptionen gibt es nicht. Medikamentös kann die Krankheit bislang nicht beeinflusst werden, derzeit laufen Studien mit Bisphosphonaten. Frakturen der oberen Extremität werden konservativ, Brüche der unteren Extremität zunehmend operativ (intramedulläre Nagelung) versorgt. Weitere Felder der Therapie sind die Prophylaxe und Korrektur von Verbiegungen (Abb. 7).

Marfan-Syndrom

Das Marfan-Syndrom ist eine systemische Störung des Bindegewebes mit einer Inzidenz von 1 : 10 000. Es tritt gehäuft familiär (75 %, autosomal-dominant) oder nach Neumutationen auf. Strukturelle Veränderungen des Fibrillins führen zu **Mikrofibrillindefekten**

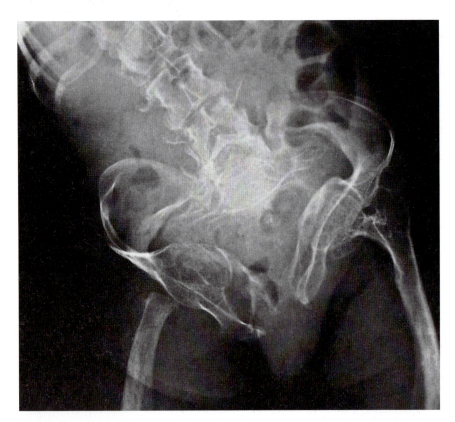

Abb. 6: 27-jährige Frau mit Osteogenesis imperfecta. Beachte die Formstörung des Beckens und die massive Protrusio acetabuli beidseits. [14]

Spezielle Themen

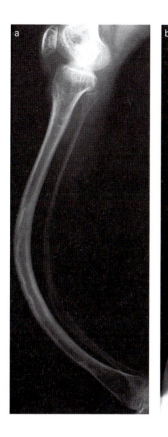
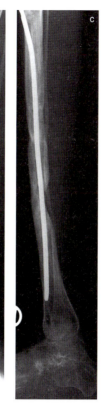

Abb. 7: Korrektur von Verbiegungen. [4]
a) Antekurvation des Unterschenkels im seitlichen Röntgenbild.
b, c) Nach Korrektur durch multiple Osteotomien und Marknagelung.

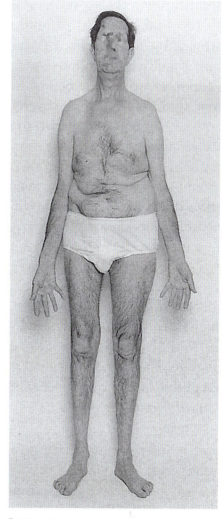

Abb. 8: Patient mit Marfan-Syndrom. [18]

und konsekutiv zum Verlust von Dehnbarkeit und Zugfestigkeit. Das Bindegewebe ist in seiner Gesamtheit (Stützgewebe, Gefäßsystem, innere Organe) betroffen.

Klinik
Marfan-Patienten fallen vor allem durch **Hochwuchs** und **überlange Extremitäten** auf. Die Armspanne ist oft weiter als die Körpergröße. Die Statur ist schlank und wirkt grazil. Finger und Zehen sind abnorm lang und dünn (**Arachnodaktylie**). Der Muskeltonus ist hypoton, die Muskulatur insgesamt nur gering ausgeprägt. Alle **Gelenke** sind extrem **überstreckbar**, das **Bindegewebe außergewöhnlich dehnbar.** Deformitäten der Wirbelsäule (Kyphoskoliosen) und des Thorax (Trichter- oder Kielbrust) sind nicht selten (Abb. 8). Marfan-Patienten sind im Allgemeinen myop, in ca. 75 % wird das sog. **Linsenschlottern** beobachtet. Sie neigen zu inguinalen, femoralen oder diaphragmatischen Hernien. Die Lebenserwartung ist gerade auch durch Kollagenveränderungen in Aorta (dissezierendes Aortenaneurysma), Lunge (Emphysem) und Herz (Mitralklappenprolaps und -insuffizienz) beschränkt.

Differentialdiagnostisch sind das Ehlers-Danlos-Syndrom, das Klinefelter-Syndrom und das Martin-Bell-Syndrom auszuschließen.

Therapie
Die Therapie umfasst neben den orthopädischen Maßnahmen (Behandlung der Kyphoskoliose) vor allem eine genaue Beobachtung und Therapie der internistischen Begleiterscheinungen (regelmäßige Echokardiographie, Endokarditisprophylaxe, Prävention der Aortendilatation).

Ohne Behandlung beträgt die mittlere Lebenserwartung 30–35 Jahre. Bei frühzeitiger kardiovaskulärer Korrektur kann sie bis auf ca. 60 Jahre ansteigen.

Zusammenfassung
* Der Achondroplasie liegt eine Störung der enchondralen Ossifikation zugrunde. Es kommt zum sog. Extremitätenzwerg bei geistig und motorisch normaler Entwicklung.
* Die Osteogenesis imperfecta basiert auf einer Kollagen-Typ-I-Synthesestörung, sog. Glasknochenkrankheit. Kausal bestehen keine Therapieoptionen, lediglich Prophylaxe und Korrektur der Frakturen.
* Marfan-Patienten imponieren durch ihren feingliedrigen Hochwuchs und die abnorme Überstreckbarkeit ihrer Extremitäten. Ihre Prognose ist aufgrund der kardiovaskulären Beteiligung nicht günstig.

Fibromyalgiesyndrom, myofasziale Schmerzsyndrome und

Vorab sollen zwei im Folgenden verwendete wichtige Grundbegriffe erklärt werden:

Tender points
Es handelt sich um definierte Punkte, an denen bereits eine geringe Berührung Schmerz auslöst, überwiegend über Muskeln, Muskelinsertionen und myotendinöse Übergängen.

Triggerpunkte
Diese können in allen Muskeln vorkommen und reagieren spontan oder bei Druck mit typischer Schmerzausstrahlung.

Fibromyalgiesyndrom

Das Fibromyalgiesyndrom (FMS) ist ein **multilokuläres, chronisches Schmerzsyndrom,** welches häufig mit vegetativen Symptomen assoziiert ist und ohne Entzündungszeichen vorliegt. Aussagen über die **Prävalenz** des FMS sind schwer zu treffen, man geht aber von ca. 2–4% der Allgemeinbevölkerung aus, wobei Frauen in etwa achtmal so häufig betroffen sind wie Männer. Der überwiegende Anteil der Diagnosen wird zwischen dem 35. und 55. Lebensjahr gestellt, nachdem die Patienten bereits durchschnittlich 7 Jahre unspezifische Beschwerden gehabt haben.

Ätiologie
Leider muss gesagt werden, dass die Genese des FMS noch immer nicht geklärt werden konnte. Mit hoher Wahrscheinlichkeit spielen psychosoziale Belastungsfaktoren sowie eine gestörte Schmerzwahrnehmung eine große Rolle. Bei einer Reihe an Kollagenosen (systemischer Lupus erythematodes, Sklerodermie u. a.) kommt es im Krankheitsverlauf zu einem sekundären Fibromyalgiesyndrom. Aktuelle Forschungen zielen auf einen wahrscheinlichen Zusammenhang mit dem Serotoninhaushalt ab.

Klinik
Dem eigentlichen Fibromyalgiesyndrom geht ein langjähriges Prodromalstadium mit chronischer Müdigkeit bei gleichzeitigen Schlafstörungen, verminderter Belastbarkeit, evtl. Morgensteifigkeit, Wetterempfindlichkeit, chronischen Kopfschmerzen, Benommenheit, psychovegetativen Störungen u. Ä. voraus. Die Patienten berichten von ausgedehnten muskulären Schmerzen („Alles tut weh!"), die sich grundsätzlich am ganzen Körper manifestieren können, zunächst einen mono-/oligolokulären Beginn im Nacken-/Schulterbereich haben und typischerweise proximal ausgeprägter sind als distal. Begleitend sind meist psychosoziale Beeinträchtigungen wie etwa Depression, Kontaktstörungen und Ängste.

Diagnostik
Das klinische Bild lässt ein umfangreiches Feld an Differentialdiagnosen zu (entzündlich-rheumatische, infektiöse, endokrine Muskelerkrankungen, drogen- bzw. arzneimittelinduzierte Myopathien u. a.). Das FMS ist eine Ausschlussdiagnose. Zudem müssen die **Diagnosekriterien des American College of Rheumatology** gegeben sein: Diese fordern eine mindestens 3-monatige Schmerzanamnese und das Vorhandensein von mindestens elf der achtzehn Tender points, die der Untersucher mit leichtem Druck seines Daumenendglieds palpiert. Der FMS-Patient nimmt dies als schmerzhaften Reiz wahr.

Tender points bei Fibromyalgie:

- Ansatz der subokzipitalen Muskulatur
- Querfortsätze der HWK 5–7
- Mitte des Oberrands des M. trapezius
- Ursprung des M. supraspinatus an der Skapula
- sternaler Ansatz der zweiten Rippe
- Epicondylus humeri radialis
- oberer äußerer Quadrant der Glutäen
- Trochanter major
- mediales Fettpolster am Knie, proximal des Gelenkspalts.

Die Diagnose kann durch folgende Symptome, die bei 75% der Patienten zusätzlich vorhanden sind, erhärtet werden: Morgensteifigkeit, rasche Ermüdbarkeit der Muskulatur und Schlafstörungen.

Therapie
Die Therapieaussichten bei FMS sind eingeschränkt, da eine kausale Therapie nicht möglich ist. Allem voran stehen die Aufklärung des Patienten und der Entwurf eines multimodalen Behandlungskonzepts. Dieses beinhaltet vor allem **Verhaltens-** (Neubewertung der Schmerzwahrnehmung, Entspannungstraining) und **physiotherapeutische Maßnahmen.** Die medikamentöse Therapie, auf die allerdings nur ca. ein Drittel der Patienten anspricht, beschränkt sich auf die Gabe von **Antidepressiva** (besonders Amitriptylin). Nichtsteroidale Antirheumatika und Steroide sind kaum wirksam.

Myofasziale Schmerzsyndrome

Unter dem deskriptiven Begriff der myofaszialen Schmerzsyndrome ist eine Gruppe von Erkrankungen subsumiert, welche durch das Vorhandensein sog. Triggerpunkte in nahezu allen Muskeln charakterisiert ist. Myofasziale Schmerzsyndrome zeigen keine Geschlechtspräferenz und kommen bereits im Kindesalter vor.

Ätiologie
Die derzeitige Erklärung dieses Krankheitsbilds beruht auf der Annahme einer „Energiekrise" der Muskulatur. Infolge der Minderversorgung mit ATP und Sauerstoff kommt es zu einer Kontraktur der Aktin- und Myosinfilamente mit konsekutiver Verkürzung und Verdickung der Sarkomere (Triggerpunkte). Im Sinne eines Circulus vitiosus führen die dabei entstehende Tonuserhöhung und Ödembildung zur Freisetzung gefäßaktiver Neuropeptide, die Nozizeptoren stimulieren und Ischämie und Hypoxie verstärken. Das Zustandekommen sog. primärer Triggerpunkte erklärt man sich durch

Tendopathien

Traumatisierung der Muskulatur (Sportler, Sekretärin, Musiker) oder Zwangshaltungen (Krankenschwester). Persistiert ein Triggerpunkt, so kommt es zu Einschränkung von Beweglichkeit und Kraft des betroffenen Muskels und entsprechend zu einer Mehrbelastung der Synergisten. In diesen können dann sekundäre Triggerpunkte entstehen.

Klinik und Diagnostik
Die betroffene Muskulatur ist an den jeweiligen Triggerpunkten, welche sich im Gegensatz zu den Tender points immer innerhalb eines Muskels befinden, spontan- oder druck-schmerzhaft. Charakteristisch für Triggerpunkte sind folgende Aspekte, die die Diagnose sichern:

- Durch gezielte Palpation oder Dry-needling ist eine Muskelzuckung auslösbar (Twitch response).
- Schmerzausstrahlung ohne segmentale Gliederung (Referred pain)
- Reproduzierbarkeit der Schmerzen bei Stimulation.

Therapie
Primäres Ziel ist es, den oben beschriebenen Circulus vitiosus zu durchbrechen. Dies kann durch die Infiltration eines **Lokalanästhetikums** oder, auch ganz ohne Medikamente, im Sinne einer atraumatischen **Akupunktur** erfolgen. Wird der myofasziale Triggerpunkt exakt getroffen, kommt es unmittelbar zu einer Besserung der Symptome. Im Anschluss an die „Deaktivierung" des Triggerpunkts folgt die kausale Therapie mit Haltungsschule, Trainingstherapie bei Dysbalancen u. a.

Tendopathien
Unter dem Begriff Tendopathien werden abakterielle Entzündungen der Sehnen bzw. Sehnenscheiden in Ansatznähe (Tendovaginitiden) und degenerative Veränderungen an Sehnenursprüngen und -ansätzen (Tendinosen) zusammengefasst.

Ätiologie
In erster Linie betroffen sind Abschnitte mit besonders hoher mechanischer Belastung und die schlechter durchbluteten mittleren Anteile langer Sehnen (Achilles-, Bizepssehne). Überbelastungen im Sinne repetitiver Traumen oder/und körperlicher Beanspruchung führen möglicherweise zu einer Mineralisation der Sehnenansätze (v. a. Patella-, Trizepssehne).

Klinik und Diagnostik
Die Patienten klagen über schmerzhafte Funktionseinschränkungen und Druckschmerz. Im Falle einer Tendovaginitis crepitans ist ein Knirschen deutlich hör- und spürbar.
Die klinische Untersuchung kann durch passive Dehnung und aktive Anspannung die Schmerzen provozieren und verstärken. Sonographisch lassen sich Ergüsse in Sehnenscheiden und Bursitiden leicht erfassen. Verkalkungen und Verknöcherungen können röntgenologisch nachgewiesen werden.

Therapie
Der akuten Tendopathie wird mit Ruhigstellung, Kryotherapie (Eis) und Antiphlogistika begegnet. Andere Verfahren wie beispielsweise Ultraschall, Hochvolt- und Elektrotherapie werden hier ebenso erfolgreich eingesetzt wie bei der chronischen Verlaufsform. Abhängig von der Lokalisation können auch bestimmte Einlagen (z. B. Keileinlage bei Achillessehnenentzündung) oder Bandagen Anwendung finden. Sportlich Aktiven sollte geraten werden, vor und nach dem Sport die Muskulatur zu dehnen und die Intensität des Trainings zumindest vorübergehend zu reduzieren. Führen konservative Maßnahmen nicht zum gewünschten Erfolg, so kann eine operative Therapie nötig sein (Desinsertion, Sehnenanfrischung).

Zusammenfassung
- Das Fibromyalgiesyndrom ist ein multilokuläres Schmerzsyndrom unbekannter Ätiologie.
- Die Diagnosestellung erfolgt unter Ausschluss anderer Erkrankungen zusammen mit dem positiven Nachweis von mindestens elf Tender points.
- Eine kausale Therapie ist nicht möglich. Durch Antidepressiva sowie Verhaltens- und Physiotherapie kann ein geringer Erfolg erzielt werden. Häufig lässt die Symptomatik mit dem Alter nach.

Fallbeispiele

- 114 Fall 1: Rückenschmerzen
- 116 Fall 2: Knieschmerzen
- 118 Fall 3: Schmerzen im Hüftgelenk
- 120 Fall 4: Fahrradunfall
- 122 Fall 5: Kinderorthopädische Sprechstunde

C Fallbeispiele

Fall 1: Rückenschmerzen

Sie haben Dienst in der Notaufnahme. Gegen 22 Uhr stellt sich ein 37-jähriger Mann mit Rückenschmerzen bei Ihnen vor. Der Patient kommt Ihnen mit leicht nach vorn gebeugtem Oberkörper entgegen, die rechte Hand in die rechte Flanke gelegt.

Frage 1: Nennen Sie einige infrage kommenden Diagnosen.

Szenario 1

Der Patient berichtet über seit Wochen bestehende Rückenschmerzen mit heutiger Schmerzintensivierung und zunehmenden bohrenden Schmerzen im Gesäß sowie Schmerzausstrahlung in den rechten Oberschenkel.

Frage 2: Ihre Verdachtsdiagnose?
Frage 3: Wie geht es nun weiter?
Frage 4: Untersuchungsbefund: paravertebraler Hartspann über der LWS rechts, Klopfschmerz über der LWS, Lasègue positiv ab 45°, Taubheitsgefühl am dorsolateralen Oberschenkel, Reflexe seitengleich vorhanden, keine Minderung der Kraftgrade. Die angefertigte Bildgebung, LWS in zwei Ebenen, zeigt einen altersentsprechenden Normalbefund (keine Frakturen, Bandscheibenfächer nicht höhengemindert). Wie geht es nun weiter?
Frage 5: Der Patient möchte zur stationären Schmerztherapie aufgenommen werden und bedankt sich bei Ihnen. Welche Therapieanweisung schreiben Sie auf den stationären Aufnahmebogen?
Frage 6: Am nächsten Morgen erfolgt eine Kernspinuntersuchung. Beschreiben Sie folgende ▌Abbildung 1. Wie soll es nun mit dem Patienten weitergehen?

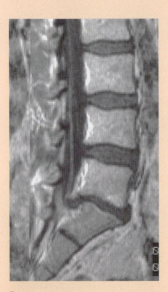

▌Abb. 1: MRT-Aufnahme der Lendenwirbelsäule. [12]

Szenario 2

Der Mann berichtet Ihnen von einem plötzlich einschießenden Schmerz in der LWS-Gegend, nachdem er seine 3-jährige Tochter hochgehoben hat.

Frage 7: Wie lautet Ihre Verdachtsdiagnose?
Frage 8: Wie werden Sie weiter vorgehen?
Frage 9: Neurologische Symptome liegen nicht vor, Hinweise auf andere Erkrankungen fehlen. Was ist Ihr nächster Schritt?
Frage 10: Können Sie dem Patienten etwas zur Prognose und zum Verlauf seiner Erkrankung sagen?

Szenario 3

Der Patient schildert Ihnen seine schon länger bestehenden, vor allem nachts auftretenden Rückenschmerzen. Bei Bewegung würden diese sich bessern. Leider habe er bisher keine Zeit gehabt, seinen Orthopäden aufzusuchen, und komme aus diesem Grund bei Ihnen in der Nothilfe vorbei.

Frage 11: Was werden Sie den Patienten fragen?
Frage 12: Die Schmerzen bestehen schon seit mehreren Monaten, besonders nachts und vor allem im LWS-Bereich. Hin und wieder strahlen sie in das Gesäß aus. Seit ca. 5 Wochen fühlt er sich zunehmend schlapp und müde, führt dies aber auf seinen aufreibenden Beruf zurück. Wie würden Sie den Patienten körperlich untersuchen? Falls Sie Blut abnehmen möchten, mit welcher Fragestellung?
Frage 13: Die körperliche Untersuchung ergibt eine verminderte Beweglichkeit der LWS. Noch ehe Sie sich Gedanken über Rheumafaktor, HLA-B27 oder Tumormarker machen, schicken Sie den Patienten zum Röntgen. Beschreiben Sie die zwei Röntgenbilder (▌Abb. 2), was zeigen die Pfeile?
Frage 14: Das Labor zeigt eine deutliche Erhöhung der BSG. Welchen Laborparameter möchten Sie jetzt, nachdem Sie das Röntgenbild gesehen haben, noch nachbestellen, um Ihre Diagnose zu bestätigen?

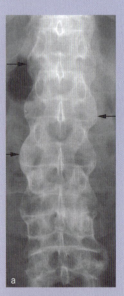
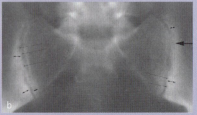

▌Abb. 2: a.p. Aufnahmen der Lendenwirbelsäule (a) und der Iliosakralfugen (b). [12]

Fall 1: Rückenschmerzen

Szenario 1

Antwort 1: Lumbago, Ischialgie infolge eines Bandscheibenvorfalls, Spondylitis, Spondylodiszitis, Spondylolisthesis. Immer auch an nichtorthopädische Erkrankungen denken, z. B. Nephrolithiasis, Myokardinfarkt, Aortenaneurysma u. a.

Antwort 2: Bei chronischen Schmerzen besteht kein Zusammenhang zwischen Schmerzstärke und dem Ausmaß der Schädigung. Jedoch stellt der neu aufgetretene, progrediente Schmerz ein Warnsymptom dar. Bei ausstrahlenden Schmerzen ins rechte Bein muss die Verdachtsdiagnose eines Bandscheibenprolapses gestellt werden.

Antwort 3: Als Erstes vervollständigen Sie die Anamnese. Die körperliche Untersuchung schließt sich an (s. S. 6/7). Abschließend werden Sie noch eine bildgebende Diagnostik anfordern.

Antwort 4: Sie stellen den Verdacht eines Bandscheibenprolapses LWK 5/SWK 1 rechts. Eine OP-Indikation ist zum gegenwärtigen Zeitpunkt noch nicht gegeben. Sie schlagen dem Patienten vor, ihn zur Schmerztherapie aufzunehmen und eine weiterführende Diagnostik (Kernspintomographie) am nächsten Morgen einzuleiten. Alternativ kann der Patient auch mit Schmerzmedikamenten nach Hause gehen, um sich vom niedergelassenen Orthopäden behandeln zu lassen.

Antwort 5: Zunächst bitten Sie die Stationsschwester, den Patienten im Stufenbett zu lagern. Als Schmerzmedikation können Sie NSAR z. B. in Kombination mit Metamizol verordnen, entscheiden sich jedoch aufgrund der starken Schmerzen für Piritramid.

Antwort 6: Sagittale MRT-Aufnahme in T1-Wichtung. Im Segment zwischen LWK 5 und SKW 1 ist ein nach kaudal gesenkter Bandscheibenprolaps erkennbar. Aufgrund der noch fehlenden Kraftgradminderung und der deutlichen Schmerzlinderung infolge Ihrer Anordnung entscheiden Sie sich gegen eine Operation und empfehlen dem Patienten die Fortführung der konservativen Therapie. Sollte es im Verlauf jedoch zu rezidivierenden Schmerzattacken oder sogar zu einem Kraftgraddefizit kommen, ist eine operative Intervention indiziert.

Szenario 2

Antwort 7: Aufgrund der Anamnese wird am ehesten ein Hexenschuss (Lumbago) vorliegen. Bevor Sie den Patienten jetzt nach Hause schicken, muss eine zumindest grob orientierende Untersuchung erfolgen (DD Bandscheibenprolaps mit OP-Indikaton).

Antwort 8: Zunächst vervollständigen Sie die Anamnese und lassen sich vom Patienten den genauen Hergang schildern (evtl. waren die Schmerzen schon vor dem Verhebetrauma vorhanden). Treten diese Art von Schmerzen erstmalig auf? Liegt ein Trauma zurück? Als Nächstes werden Sie versuchen, die sog. OMINOUS-Erkrankungen und Red flags auszuschließen. Eine grob orientierende körperliche Untersuchung (Schmerzausstrahlung dermatombezogen, Lasègue, Reflexe und Kraftgrade) beendet Ihre abendliche Sprechstunde.

Antwort 9: Sie verordnen ein nichtsteroidales Antirheumatikum und körperliche Schonung für die nächsten 3–4 Tage. Die Mutter soll sich etwas mehr um das Kind kümmern, und der Hausarzt soll Ihrem Patienten Krankengymnastik („Rückenschule") rezeptieren. Sie klären den Patienten darüber auf, dass, sollten sich die Schmerzsymptomatik verschlechtern und/oder neurologische Symptome hinzukommen, er sich erneut bei Ihnen vorstellen soll.

Antwort 10: 60% der Patienten werden innerhalb der nächsten 4 Wochen beschwerdefrei. Bei den übrigen 40% muss eine weiterführende Diagnostik angestrebt werden.

Szenario 3

Antwort 11: Sie lassen sich genau erklären, wie lange die Schmerzen bereits bestehen, wann genau sie auftreten und wo sie lokalisiert sind. Strahlen die Schmerzen aus? Erinnert sich der Patient an ein Trauma? Bestehen Begleiterkrankungen oder eine B-Symptomatik?

Antwort 12: Um den Ausgangszustand des Patienten dokumentieren zu können, muss eine komplette körperliche Untersuchung erfolgen. Das Hauptaugenmerk wird jedoch auf die Wirbelsäule gerichtet sein → Schober-Zeichen, Finger-Boden-Abstand, Kinn-Brustbein-Abstand. Orientierende neurologische Untersuchung. Im Labor denken Sie zunächst an Entzündungszeichen wie Leukos, CRP und BGS.

Antwort 13: ■ Abbildung 2a zeigt eine konventionelle a.p. Röntgenaufnahme der Lendenwirbelsäule. Die drei Pfeile zeigen symmetrisch ausgeprägte Syndesmophyten. ■ Abbildung 2b ist eine a.p. Aufnahme der Iliosakralfugen. Zu sehen ist das typische „bunte Bild" mit: subchondraler Sklerose (↔), erosiver Destruktion (⟶) und Ankylosierung (→).

Antwort 14: Ihre Diagnose lautet Morbus Bechterew. In 95–98% der Fälle ist bei diesen Patienten ein positiver HLA-B27-Nachweis zu führen. Der Rheumafaktor ist negativ → seronegative Spondarthropathie.

Fall 2: Knieschmerzen

Folgende Patienten stellen sich mit Knieschmerzen bei Ihnen vor.

Szenario 1

Eine 33-jährige Patientin klagt über Schmerzen im rechten Knie und eine geringfügige Bewegungseinschränkung seit nunmehr 2 Wochen („ein vollständiges Strecken des Kniegelenks ist nicht mehr möglich"). Sie führt diese auf einen Skiunfall vor ca. 1 Monat zurück.

Frage 1: Mit welchen klinischen Tests werden Sie versuchen, eine Läsion des Bänder-Kapsel-Apparats zu diagnostizieren?
Frage 2: Noch während Sie sich die Beine der Patientin im Seitenvergleich anschauen, fällt Ihnen eine tumoröse Schwellung, welche sich prall-elastisch tastet, in der Kniekehle des betroffenen Beins auf. Wie lautet nun Ihre Verdachtsdiagnose, und wie geht es weiter?
Frage 3: Nachdem Sie sich sonographisch einen Überblick verschafft haben, eine Röntgenaufnahme angefertigt wurde und Sie Ihren Verdacht bestätigt glauben, schicken Sie die Patientin zum MRT. Was zeigt die MRT-Aufnahme (▌Abb. 1), wie lautet Ihre Diagnose?

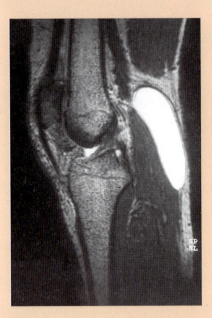

▌ Abb. 1 Sagittalschnitt des Kniegelenks im MRT. [4]

Frage 4: Wie erklären Sie Ihrer Patientin den Befund? Steht dieser im Zusammenhang mit dem Skiunfall?
Frage 5: Wie geht es nun weiter?

Szenario 2

Ein 21-jähriger Mann kommt zu Ihnen. Er erzählt, dass er heute früh beim Skifahren gestürzt sei (Skifahren als volkswirtschaftliches Desaster). Schmerzen habe er keine besonders großen gehabt, der Skitag sei für ihn allerdings gelaufen gewesen. Jetzt am späten Nachmittag ist das Knie geschwollen. Der junge Mann erzählt Ihnen zudem, dass das Knie irgendwie „instabil" sei.

Frage 6: Ihre klinische Untersuchung ergibt: tanzende Patella, Lachman positiv, vordere Schublade pos., Valgusstresstest in 0° und 25° positiv, Steinmann I in Außenrotation positiv. Wie lautet Ihre Diagnose, und wie können Sie diese verifizieren?
Frage 7: Welche Art von Trauma führt zu einer Kreuzbandruptur? Was könnte der Patient Ihnen noch schildern?
Frage 8: Welche therapeutischen Optionen bestehen grundsätzlich und im Speziellen für Ihren Patienten?

Szenario 3

Ihre nächste Patientin ist 47 Jahre alt und kommt wegen neu aufgetretener, akut einsetzender Schmerzen im linken Knie zu Ihnen.

Frage 9: Die körperliche Untersuchung zeigt ein geschwollenes Kniegelenk mit Bewegungseinschränkung. Ein Trauma wird verneint, die spezifischen Tests sind alle negativ. Beurteilen Sie folgendes Röntgenbild (▌Abb. 2).

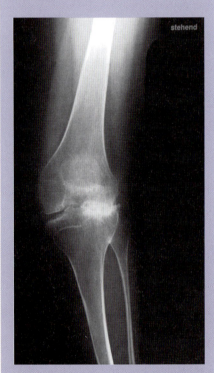

▌ Abb. 2: Kniegelenk in a.p. Projektion. [4]

Frage 10: Bereits bei der körperlichen Untersuchung ist Ihnen die Haut der Patientin aufgefallen. Diese zeigt scharf begrenzte, erythematöse Herde mit silbrig-weißen Schuppen. An welche Hautkrankheit denken Sie? Besteht hier ein Zusammenhang?
Frage 11: Die Patientin erzählt Ihnen auf Nachfrage, dass sie bereits seit ihrem 17. Lebensjahr an Schuppenflechte leidet, und fragt Sie nun aufgeregt über den Verlauf ihres „Rheumas" aus. Schildern Sie ihr kurz die Therapiemöglichkeiten und die Prognose.

Szenario 1

Antwort 1: Alle klinischen Tests immer im Seitenvergleich! Zunächst prüfen Sie auf eine Kniegelenkbinnenverletzung → tanzende Patella. Die Stabilität der Kreuzbänder testen Sie mittels des vorderen und hinteren Schubladenphänomens, des Lachman- und Pivot-shift-Tests. Steinmann I + II und Böhler überprüfen auf Meniskusläsion. In diesem Szenario gibt die Patientin Schmerzen bei Palpation des medialen Gelenkspalts an. Ein Varusstress ist ebenfalls positiv.

Antwort 2: Sie tasten die Schwellung zwischen dem medialen Kopf des M. gastrocnemius und dem M. semimembranosus → typische Lokalisation einer Baker-Zyste. Sie verifizieren Ihren Verdacht, indem Sie die Kniekehle sonographieren. In Zusammenschau der klinischen Befunde lautet Ihre Arbeitsdiagnose: Läsion des Innenmeniskus.

Antwort 3: Das Sagittalbild des rechten Kniegelenks zeigt eine flüssigkeitsgefüllte Zyste zwischen dem medialen Gastroknemiuskopf und dem M. semimembranosus. Auf einer weiter medial gelegenen Schnittführung erkennen Sie eine Läsion des Innenmeniskushinterhorns.

Antwort 4: Die Baker-Zyste ist eine mit Gelenkflüssigkeit gefüllte Ausstülpung der dorsomedialen Kniegelenkkapsel. Sie beruht auf einer Druckerhöhung des Kniebinnenraums. Verantwortlich hierfür ist eine Reizung der Synovialis mit vermehrter Synovia-Produktion durch intraartikuläre mechanische Läsionen, z. B. eine Meniskusläsion, wie sie auch durch den Skiunfall hervorgerufen werden kann.

Antwort 5: Sie legen der Patientin eine Arthroskopie mit Teilresektion des Innenmeniskushinterhorns nahe. Dieser Eingriff kann ambulant durchgeführt werden, mit einer schnellen Rekonvaleszenz ist zu rechnen.

Szenario 2

Antwort 6: Die tanzende Patella weist auf ein Kniebinnentrauma mit Ergussbildung hin. Lachman und vordere Schublade testen das vordere Kreuzband. Beide sind positiv, das VKB demnach gerissen. Der Valgusstresstest überprüft die Funktion des medialen Seitenbands, dieser ist positiv, das Innenband gerissen. Steinmann I ist einer von vielen Meniskustests. Ist dieser wie hier in Außenrotation positiv, so liegt eine Läsion des medialen Meniskus vor. Unsere Diagnose lautet Unhappy triad. Zur weiteren diagnostischen Abklärung werden Röntgenaufnahmen in zwei Ebenen (Ausschluss eines knöchernen Ausrisses) und eine Magnetresonanztomographie angefertigt.

Antwort 7: Grundsätzlich kommt es zu einer Verdrehung des Kniegelenks. Häufigster Unfallmechanismus der Kapsel-Band-Schädigung am Knie ist das Valgus-Flexions-Außenrotationstrauma. Möglich sind aber auch das reine Hyperflexions-/Hyperextensionstrauma oder Valgus-/Varustrauma. Patienten berichten häufig von einem „Zerreißungsgefühl" im Knie, einem Schnalz- oder „Plopp"-Geräusch. Danach folgt ein Einsinken oder „Weggleiten" (Giving-way-Phänomen) des Kniegelenks.

Antwort 8: Die Ruptur des medialen oder lateralen Kapsel-Band-Apparats sowie des hinteren Kreuzbands wird eher konservativ angegangen. Die frische vordere Kreuzbandruptur hingegen wird operativ versorgt (s. S. 62/63).

Szenario 3

Antwort 9: Das Röntgenbild zeigt, ähnlich dem einer rheumatoiden Arthritis, ein Nebeneinander von destruktiven und produktiven Knochenveränderungen.

Antwort 10: Sie denken natürlich sofort an Psoriasis (Schuppenflechte). Etwa 5% der Psoriasispatienten erkranken zusätzlich noch an einer Psoriasisarthritis. Dabei ist in ca. 40% der Fälle das Knie betroffen. Ansonsten ähnelt das klinische Bild der rheumatoiden Arthritis.

Antwort 11: Häufig geht eine Therapie der Psoriasis mit einer Besserung der Arthritis einher. Aus diesem Grund stehen an erster Stelle eine antipsoriatische Therapie und zusätzlich nichtsteroidale Antirheumatika (z. B. Ibuprofen). Lässt sich keine Besserung der Gelenkbeschwerden erzielen, so wird eine Basistherapie mit Sulfasalazin, oralen Goldpräparaten, Antimalaria-Medikamenten oder, in besonders schweren Fällen, mit Methotrexat begonnen. Der Verlauf der Psoriasisarthritis ist im Wesentlichen weitaus milder und weniger destruierend als der der rheumatoiden Arthritis.

Fall 3: Schmerzen im Hüftgelenk

In Ihrer Sprechstunde stellt sich Herr Huber mit seinem Sohn vor.

Szenario 1

Herr Huber ist 46 Jahre alt und führender Angestellter einer großen Versicherungsgesellschaft. Seit ca. 2 Wochen plagen ihn Hüftschmerzen auf der linken Seite. Diese sind zunächst nur unter Belastung aufgetreten und waren einigermaßen zu tolerieren. Seit etwa 5 Tagen aber schmerzt seine linke Hüfte auch ohne Belastung. Aufgrund des doch sehr heftigen Schmerzes hat Herr Huber in den letzten Tagen immer öfter „2–3" Aspirin genommen, jedoch haben diese nichts bewirken können.
Die körperliche Untersuchung zeigt:

- BMI 26,8
- verminderte Abduktions- und Rotationsfähigkeit der linken Hüfte
- kontralaterale Seite und alle anderen großen Gelenke ohne Befund.

Frage 1: Welche Differentialdiagnosen müssen Sie beachten?
Frage 2: Um sich Ihrer Diagnose nähern zu können, fragen Sie in Ihrer Anamnese insbesondere nach welchen Punkten? Herr Huber verneint Ihre Fragen nach vorausgegangenen Infektionen, Traumata und einer Kortikoidtherapie. Jedoch teilt er Ihnen mit, dass er schon seit Jahren an Gicht leidet. Hin und wieder trinkt er auch mal ein Gläschen Wein oder ein Glas Schnaps nach dem Essen.
Frage 3: Nachdem Sie Ihrem Patienten Blut abgenommen haben, schicken Sie ihn in die Radiologie. Beurteilen Sie folgendes Röntgenbild (Abb. 1).
Frage 4: Um ihre Verdachtsdiagnose einer Hüftkopfnekrose zu sichern, lassen Sie zusätzlich noch eine MRT-Aufnahme anfertigen, welche die Diagnose bestätigt. Sie klassifizieren ein ARCO-Stadium II. Welche Therapie schlagen Sie vor?

Szenario 2

Herr Huber ist ein 52-jähriger Postbote, der seit Längerem über Schmerzen in Leiste, Oberschenkel und Knie klagt. Die Schmerzen sind morgens am stärksten, lassen jedoch schnell nach. Die körperliche Untersuchung bringt eine leichte Beugekontraktur sowie eine Innenrotations- und Abduktionshemmung zutage.

Frage 5: Ihre Verdachtsdiagnose lautet?
Frage 6: Welche typischen Veränderungen erwarten Sie im Röntgenbild?
Frage 7: Welches therapeutische Vorgehen unterbreiten Sie Ihrem Patienten?
Frage 8: Worauf weisen Sie Ihren Patienten hin?

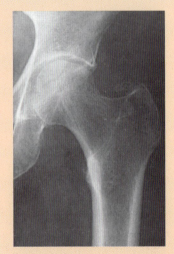

Abb. 1: Linkes Hüftgelenk in a.p. Projektion. [1]

Szenario 3

Herr Huber ist mit seinem 14-jährigen, übergewichtigen Sohn Lukas zu Ihnen gekommen, nachdem ihm und seiner Frau ein Hinken aufgefallen ist. Lukas selbst sagt, dass er zeitweise Schmerzen im Oberschenkel und im Knie habe.

Frage 9: Wie lautet Ihre Verdachtsdiagnose?
Frage 10: Was zeigt Ihnen das Drehmann-Zeichen?
Frage 11: Sie möchten Lukas zum Röntgen schicken. Neben der üblichen Projektion in zwei Ebenen fordern Sie welche Aufnahmetechnik an? Ist eine Aufnahme der kontralateralen Seite notwendig?
Frage 12: Das Röntgenbild bestätigt Ihren Verdacht. Sie teilen die Diagnose Herrn Huber und seinem Sohn mit. Herr Huber fragt Sie, ob Lukas nun operiert werden müsse oder ob Krankengymnastik nicht ausreiche.
Frage 13: Lukas und sein Vater sind nun deutlich niedergeschlagen. Dennoch kennt die Neugierde Lukas keine Grenzen, er möchte von Ihnen wissen, wie operiert wird.

Szenario 1

Antwort 1: Differentialdiagnostisch müssen unterschieden werden: entzündliche Erkrankungen, idiopathische Hüftkopfnekrose, aktivierte Koxarthrose und seltenere Erkrankungen (z. B. transitorische Osteoporose, schleichende Schenkelhalsfraktur bei Osteoporose). Auch an Erkrankungen der LWS, welche mit einer Schmerzausstrahlung in das Hüftgelenk einhergehen, muss gedacht werden.

Antwort 2: Sie erheben eine genaue Schmerzanamnese. War diese Qualität von Schmerz bereits schon einmal vorhanden, hat sie sich verändert? Sind die Schmerzen auch nachts vorhanden? Anlaufschmerz? Nehmen die Schmerzen zum Abend hin zu? Vorausgegangene gastrointestinale oder urogenitale Infektionen? Alkoholkonsum? Störungen des Fett- und Purinstoffwechsels? Trauma? Kortikoidtherapie?

Antwort 3: Leichter Sklerosesaum am ventralen Azetabulum, korrespondierend hierzu geringer Sphärizitätsverlust des kraniolateralen Femurkopfs. Keine Gelenkspaltverschmälerung, Zysten, Osteophyten im Sinne einer Koxarthrose. Zugegeben, dieses Bild ist nicht einfach und nur mit etwas Erfahrung zu befunden. Aus diesem Grund ist es aber auch wichtig, die Diagnose aus der Zusammenschau von Klinik und technischen Untersuchungen zu stellen. In diesem Beispiel sollte man noch einmal genau nach dem Alkoholkonsum des Patienten fragen.

Antwort 4: In allen Stadien können Entlastung, Elektro- und Physiotherapie zu Schmerzlinderung führen. Die ARCO-Stadien I und II werden mittels Core decompression versorgt, ARCO III und IV durch intertrochantäre Osteotomie oder TEP, ARCO V und VI nur durch TEP. Sie empfehlen Herrn Huber eine sog. Core decompression (s. S. 58/59).

Szenario 2

Antwort 5: Der Patient schildert Ihnen die Charakteristika einer Koxarthrose: Anlaufschmerz mit nachlassender Intensität, Schmerzprojektion in Leiste, Oberschenkel und Knie.

Antwort 6: Folgende Veränderungen sind charakteristisch für eine Arthrose (s. S. 78/79): Gelenkspaltverschmälerung, subchondrale Sklerosierung, subchondrale Zysten, Osteophyten und gelenknahe Demineralisation. **Cave:** Obwohl klinisch das Bild einer Arthrose besteht, muss die radiologische Untersuchung dem nicht entsprechen!

Antwort 7: Die vorrangige Therapie besteht in der Schmerzreduktion und der Wiederherstellung bzw. Erhaltung der Gelenkbeweglichkeit. Dementsprechend verordnen Sie Krankengymnastik und ein nichtsteroidales Antirheumatikum. Körperliche Schonung ist nicht indiziert. Anstelle des Postautos soll Herr Huber lieber mit dem Fahrrad seinem Job nachgehen.

Antwort 8: Die Prognosen sind sehr unterschiedlich und können von einer kompletten Remission (klinisch, nicht radiologisch) bis hin zu einem foudroyanten Verlauf variieren. Grundsätzlich zeigt sich aber ein progressiver Krankheitsverlauf, der meist operativ behandelt werden muss.

Szenario 3

Antwort 9: Geschlecht, Alter, das Übergewicht sowie das Beschwerdebild des Patienten sprechen für eine Epiphyseolysis capitis femoris.

Antwort 10: Durch die Fehlstellung der Epiphyse gelangt der Oberschenkel bei Beugung im Hüftgelenk zwangsweise in Außenrotation und Abduktion. Das Drehmann-Zeichen ist nicht spezifisch für die Epiphyseolysis capitis femoris. Es ist bei jeder Einschränkung der Innenrotationsfähigkeit vorhanden.

Antwort 11: Aufnahmetechnik nach Lauenstein. Der Patient befindet sich in Rückenlage, sein Oberschenkel ist um 90° flektiert und um 45° abduziert. Der Zentralstrahl wird von vorn auf den Femurkopf gerichtet. Zudem fordern Sie eine Beckenübersichtsaufnahme an, weil potentiell beide Hüftgelenke betroffen sein können.

Antwort 12: Leider müssen Sie Herrn Huber mitteilen, dass es keine konservativen Maßnahmen gibt und lediglich eine Operation (❚ Abb. 2) die Progredienz verhindern kann. Zudem klären Sie den Vater auf, dass es in ca. 40% der Fälle auf der kontralateralen Seite zu gleichartigen Veränderungen kommen kann, und Sie deshalb auch diese Seite mit einer Schraube versehen möchten.

Antwort 13: Der Dislokationsgrad beträgt bei Lukas weniger als 30°, deshalb kann eine einfache Fixation des Femurkopfs mit einer langen überstehenden Gleitschraube erfolgen.

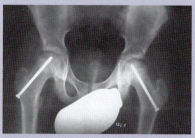

❚ Abb. 2: Epiphyseolysis capitis femoris. Z. n. operativer Versorgung mit Schraube. [7]

Fall 4: Fahrradunfall

Frau Schreiber, eine 37-jährige Sekretärin, kommt zu Ihnen in die Nothilfe. Auf dem Weg von ihrer Arbeit nach Hause hatte sie einen kleinen Fahrradunfall.

Szenario 1

Frau Schreiber schildert Ihnen den Unfallhergang, jedoch kann sie Ihnen nicht sagen, wie sie gestürzt ist. Jetzt habe sie Schmerzen in ihrer rechten Schulter, und zudem sei ihr eine kleine Beule am Schlüsselbein aufgefallen.

Frage 1: Nennen Sie zwei nahe liegende Verdachtsdiagnosen.
Frage 2: Wie werden Klavikulaluxationen eingeteilt? An welcher Stelle bricht das Schlüsselbein am häufigsten?
Frage 3: Beschreiben Sie folgendes Röntgenbild (Abb. 1), und stellen Sie eine Diagnose.

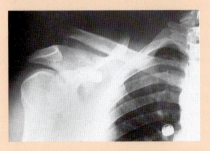

Abb. 1: Röntgenaufnahme des rechten Schultergelenks unter Belastung. [19]

Frage 4: Welche Therapiemöglichkeiten gibt es, und zu welchem Vorgehen raten Sie Frau Schreiber?

Szenario 2

Frau Schreiber kommt, von zwei Sanitätern begleitet, zu Ihnen in die Notaufnahme. Sie hat starke Schmerzen im rechten Ellenbogen. Die körperliche Untersuchung ist schmerzbedingt nur sehr eingeschränkt möglich, jegliche Bewegung im Ellenbogengelenk ist mit einem Aufschrei der Patientin verbunden. Durchblutung, Motorik und Sensibilität der Hand sind jedoch intakt. Sie schicken Frau Schreiber zum Röntgen.

Frage 5: Klassifizieren Sie folgenden Bruch nach der AO-Klassifikation (Abb. 2)
Frage 6: Welchen Therapievorschlag unterbreiten Sie Frau Schreiber?

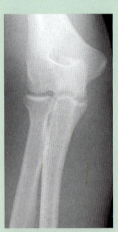

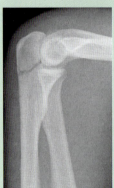

Abb. 2: Ellenbogen in zwei Ebenen. [1]

Szenario 3

Frau Schreiber kann Ihnen ganz genau schildern, wie sie gestürzt ist. Nachdem sie den Lenker ihres Fahrrads herumgerissen hat, ist sie über diesen hinweg auf ihre linke, ausgestreckte Hand gestürzt. Nun hat sie starke Schmerzen im Handgelenk.

Frage 7: Frau Schreiber kommt mit folgenden Bildern aus der Radiologie zurück (Abb. 3). Wie lautet die Diagnose?

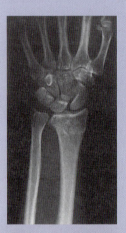

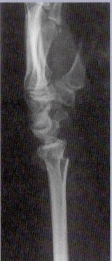

Abb. 3: a.p. und seitliche Projektion des Handgelenks. [9]

Frage 8: Wie sieht das therapeutische Vorgehen nun aus?

Szenario 1

Antwort 1: Klavikulafraktur und Klavikulaluxation.

Antwort 2: Klavikulaluxationen werden nach Tossy in drei Schweregrade eingeteilt. 70 % der Klavikulafrakturen betreffen das mediale Drittel.

Antwort 3: Das a.p. Röntgenbild zeigt eine Tossy-3-Verletzung mit Ruptur der Ligg. acromioclaviculare und coracoclaviculare.

Antwort 4: Während Tossy-1-Verletzungen eindeutig konservativ behandelt werden (Analgesie und vorübergehende Ruhigstellung), geht die Meinung bei Tossy-2- und -3-Verletzungen weit auseinander. Bei sportlich aktiven oder Patienten, welche vornehmlich über Kopf arbeiten, wird eher zu einer operativen Versorgung geraten (z. B. Hakenplatte).

Szenario 2

Antwort 5: Nach der Arbeitsgemeinschaft Osteosynthese wird dieser Bruch als 21-B1 klassifiziert. Folgt man der Mayo-Klassifikation der Olekranonfrakturen, entspricht die gezeigte Fraktur einem Typ I.

Antwort 6: Zunächst einmal klären Sie Frau Schreiber über ihre Fraktur und die möglichen Therapieoptionen auf (konservativ/operativ). Konservativ kann diese Fraktur mit einem Oberarmgips für 2–3 Wochen versorgt werden. Die Immobilisation wird so kurz gewählt, um ein Einsteifung des Ellenbogengelenks zu vermeiden. Nachdem ihre Patientin jedoch noch recht jung ist und perioperative Komplikationen nicht zu erwarten sind bzw. das Risiko hierfür eher gering ist, raten Sie Frau Schreiber zur Operation. Über einen kleinen Zugang kann die Fraktur reponiert und mit Hilfe einer Zuggurtungscerclage (Abb. 4) retiniert werden.

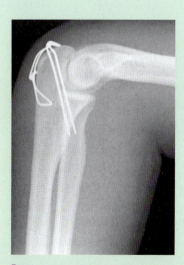

Abb. 4: Zuggurtungscerclage. [1]

Szenario 3

Antwort 7: Klassische Fraktur des distalen Radius im Sinne einer Colles-Fraktur.

Antwort 8: Natürlich klären Sie die Patientin über konservative und operative Therapieoptionen auf und raten ihr zu einer Plattenosteosynthese. Diese lehnt die Patientin dankend ab und möchte eine konservative Therapie → Bruchspaltanästhesie, Aushang und Reposition im Mädchenfänger, Oberarmgips für 2 Wochen, anschließend Unterarmgips für weitere 4 Wochen. Röntgenkontrolluntersuchungen erfolgen am 1., 3., 7., 14. und 28. Tag.

Fall 5: Kinderorthopädische Sprechstunde

Szenario 1

Frau Klein kommt mit ihrer 6-jährigen Tochter zu Ihnen in die Praxis. Die kleine Linda hatte vor ca. 3 Monaten einen grippalen Infekt mit Fieber und Abgeschlagenheit. Zunächst waren sie bei ihrem Kinderarzt. Nachdem Linda aber nun schon seit ungefähr 2 Wochen über Schmerzen im linken Bein klagt, hat er sie an Sie überwiesen.
Die Anamnese bringt folgendes Ergebnis: vor etwa 3 Monaten rezidivierende Fieberschübe mit allgemeinem Krankheitsgefühl, seitdem zunehmende Schmerzen im rechten Oberschenkel, zusätzlich Rötung und dezente Schwellung.

Frage 1: Welche Differentialdiagnosen müssen Sie stellen?
Nach der körperlichen Untersuchung, welche keine weiteren Indizien bringt, nehmen Sie Blut ab und lassen ein Röntgenbild (Abb. 1) der rechten unteren Extremität anfertigen.

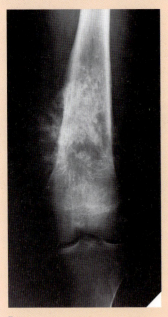

Abb. 1: Röntgenbild der unteren Extremität. [14]

Frage 2: Beurteilen Sie das Röntgenbild.
Frage 3: Können Sie bereits die Diagnose stellen? Welche zusätzlichen Maßnahmen sind nun notwendig?
Frage 4: Sie entscheiden sich, Ihre kleine Patientin an ein pädiatrisch-onkologisches Behandlungszentrum zu überweisen. Dennoch möchte Frau Klein schon jetzt wissen, wie es weitergehen wird. Wie könnte die Therapie in etwa aussehen?

Szenario 2

Markus, 13 Jahre, wird von seiner Mutter zu Ihnen in die Praxis begleitet. Am Tag zuvor war er beim Fußballspielen mit dem linken Fuß umgeknickt. Auf dem Weg in das Behandlungszimmer fällt Ihnen auf, dass Ihr kleiner Patient leicht humpelt. Die körperliche Untersuchung zeigt eine mäßige Schwellung über dem linken Außenknöchel, ein Hämatom und eine schmerzbedingt eingeschränkte Beweglichkeit: OSG: Ext./Flex. 10°/0°/25°; USG: Inv./Ev. 10°/0°/20° und Pro./Sup. 25°/0°/50°.

Frage 5: Welche diagnostischen Maßnahmen schlagen Sie vor?
Frage 6: Aufgrund der Schmerzen ist eine Beurteilung der Bandstabilität nicht sicher möglich. Das angefertigte Röntgenbild zeigt folgenden Befund (Abb. 2). Beurteilen Sie das Röntgenbild.
Frage 7: Welche therapeutischen Schritte leiten Sie ein a) für die OSG-Distorsion und b) für die Knochenzyste?

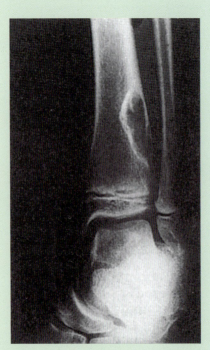

Abb. 2: Röntgenbild des Sprunggelenks. [20]

Szenario 3

Christian, 14-jähriger Fußballer, hat seit ca. 3 Monaten Schmerzen im rechten Knie, vorwiegend bei Belastung. An ein Trauma kann er sich nicht erinnern. Die körperliche Untersuchung lässt keine Hinweise auf eine Band- oder Meniskusläsion zu. Entzündungszeichen sind nicht nachzuweisen.

Frage 8: Nennen Sie mindestens drei Differentialdiagnosen.
Frage 9: Zum Ausschluss einer Fraktur oder eines Tumors lassen Sie eine Röntgenaufnahme anfertigen. Beurteilen Sie das Röntgenbild (Abb. 3).
Frage 10: Um den Knorpel beurteilen zu können, lassen Sie ein MRT durchführen. Befunden Sie das Bild (Abb. 4).
Frage 11: Sind noch weitere diagnostische Schritte notwendig? Wie gestaltet sich die Therapie?

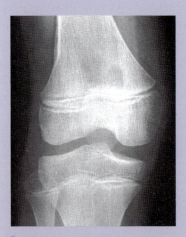

Abb. 3: Nativaufnahme des Kniegelenks. [12]

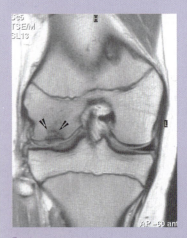

Abb. 4: MRT-Aufnahme des Kniegelenks. [12]

Fall 5: Kinderorthopädische Sprechstunde

Szenario 1

Antwort 1: Osteomyelitis, maligne/benigne Knochentumoren, eosinophiles Granulom, akute Leukämie.

Antwort 2: Distales Femur mit streifiger und gesprenkelter Maserung („Mottenfraß"), Sunburst-Phänomen, osteolytischen und osteoblastischen Anteilen. Zwiebelschalenartige Auftreibung der Kortikalis.

Antwort 3: Aufgrund der dargebotenen Klinik und vor allem des sehr jungen Alters der Patientin kommt am ehesten ein Ewing-Sarkom in Frage. Die definitive Diagnosestellung erfolgt allerdings erst nach Biopsie und histologischer Aufarbeitung. Zuvor sollten die Weichteilausdehnung anhand einer Kernspintomographie ermittelt werden und eine Angiographie erfolgen.

Antwort 4: Präoperativ wird eine Chemotherapie durchgeführt (Vincristin, Actinomycin D, Cyclophosphamid), anschließend wird versucht, den Tumor operativ zu entfernen. Es schließt sich eine Strahlentherapie an.

Szenario 2

Antwort 5: Wenn es die Schmerzen erlauben, wird zunächst die Bandstabilität der gesunden und anschließend der verletzten Seite überprüft (Aufklappbarkeit, Talusvorschub). Mittel der Wahl ist aber die Röntgenaufnahme in zwei Ebenen, wobei die a.p. Projektion in 25° Innenrotation erfolgen soll. Erfahrene Untersucher können eine Ruptur auch mittels Sonographie nachweisen.

Antwort 6: Die in a.p. Projektion und 25° Innenrotation durchgeführte Röntgenuntersuchung ergibt folgenden Befund: regelrechte Darstellung des OSG ohne Hinweis auf einen knöchernen Bänderausriss. Altersentsprechende Epiphysenfugen. Knochenzyste an der distalen, medialen Tibiakante. Beachte die stark ausgedünnte Kortikalis.

Antwort 7: Die OSG-Distorsion behandeln Sie symptomatisch mit Hochlagerung, lokaler Eisapplikation und körperlicher Schonung. Persistieren die Schmerzen, kann über ein MRT nachgedacht werden. Die Knochenzyste, welche einen Zufallsbefund darstellt, wird operativ ausgeschabt und mit Spongiosa aufgefüllt. Eine $^1/_4$-jährliche Kontrolluntersuchung schließt sich an.

Szenario 3

Antwort 8: Auch wenn sich der Patient an kein akutes Trauma erinnern kann, muss das Fußballspielen als mögliche Ursache einer Kniebinnenverletzung gewertet werden. Eine tumoröse Erkrankung (Altersgruppe für Ewing-Sarkom), spontane Osteochondronekrosen und eine Osteochondrosis dissecans müssen ausgeschlossen werden.

Antwort 9: Die Nativaufnahme dient dem Ausschluss einer Fraktur und eines Tumors. Das Röntgenbild zeigt ein altersentsprechendes rechtes Kniegelenk.

Antwort 10: Das T1-gewichtete MRT zeigt am lateralen Femurkondylus den Ausriss eines Knorpelfragments, welches sich noch nicht aus dem Gelenkbett herausgelöst hat (Pfeile).

Antwort 11: Um die Gelenkoberfläche besser beurteilen und eine OP-Indikation stellen zu können, wird eine Arthroskopie empfohlen. In diesem Fall wird aufgrund des frühen Stadiums (hier Stadium II) zunächst konservativ behandelt (Schmerztherapie, Entlastung mit Gehstützen für 6–10 Wochen und Sportkarenz). Die juvenile Form zeigt eine spontane Heilungsrate von bis zu 50%! Kommt es trotzdem zur Progredienz, muss eine operative Therapie in Erwägung gezogen werden (s. S. 82/83).

D Anhang

Anhang

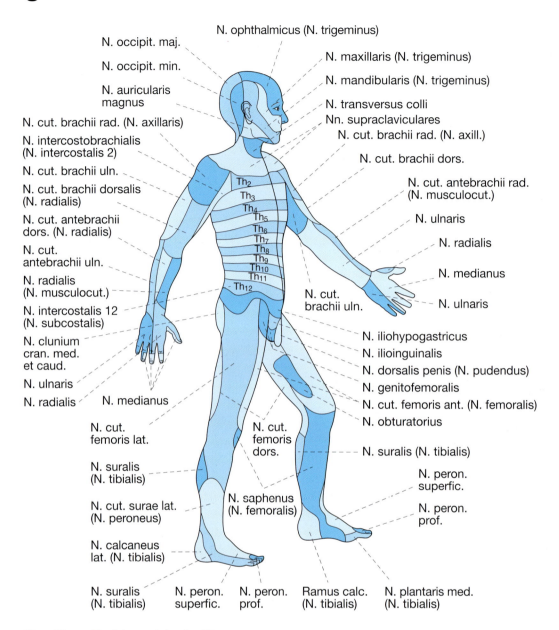

Th$_2$ – Th$_{12}$ = Nn. intercostales 2 –12

Abb. 1: Innervationsgebiete peripherer Nerven. [2]

Anhang

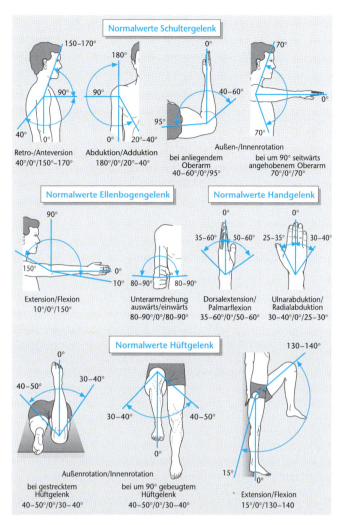

Abb. 2: Bewegungsausmaße. [3]

Abb. 3: Bewegungsausmaße. [3]

Quellenverzeichnis

1. Ficklscherer, Andreas, München.
2. Liebsch, R.: Kurzlehrbuch Neurologie. Urban & Fischer, 2. Aufl. 2001.
3. Breusch, S., Mau, H., Sabo, D.: Klinikleitfaden Orthopädie. Elsevier Urban & Fischer, 4. Aufl. 2002.
4. Rössler, H., Rüther, W.: Orthopädie und Unfallchirurgie. Elsevier Urban & Fischer, 19. Aufl. 2005.
5. McRae, R., Kinninmonth, A. W. G.: Orthopaedics and trauma. Churchill Livingstone, 1. Aufl. 1997.
6. Grifka, J.: Orthopädie und Unfallchirurgie in Frage und Antwort. Elsevier Urban & Fischer, 4. Aufl. 2004.
7. Matzen, P.: Kinderorthopädie. Elsevier Urban & Fischer, 1. Aufl. 2007.
8. Rüter, A., Trentz, O., Wagner, M.: Unfallchirurgie. Urban & Fischer, 2. Aufl. 2004.
9. Henne-Bruns, D., Dürig, M., Kremer, B.: Duale Reihe Chirurgie. Thieme, 2. Aufl. 2003.
10. Reymond, M. A.: Kompaktatlas Chirurgie. Urban & Fischer, 1. Aufl. 2003.
11. Wirth, C. J.: Praxis der Orthopädie. Thieme, 3. Aufl. 2000.
12. Kauffmann, G., Moser, E., Sauer, R.: Radiologie. Urban & Fischer, 1. Aufl. 2003.
13. Rössler, H., Rüther, W.: Orthopädie und Unfallchirurgie. Elsevier Urban & Fischer, 18. Aufl. 2000.
14. Greenspan, A.: Skelettradiologie. Urban & Fischer, 3. Aufl. 2002.
15. Rassner, G.: Dermatologie. Elsevier Urban & Fischer, 7. Aufl. 2002.
16. Classen, M., Diehl, V., Kochsiek, K., Berdel, W. E., Böhm, M., Schmiegel, W.: Innere Medizin. Urban & Fischer, 5. Auflage 2004.
17. Renz-Polster, H., Krautzig, S., Braun, J.: Basislehrbuch Innere Medizin. Elsevier, 3. Auflage 2004.
18. Kumar P., Clarke, M.: Clinical Medicine. Saunders, 5. Aufl. 2002.
19. Mettler, F. A.: Klinische Radiologie. Elsevier Urban & Fischer, 1. Aufl. 2005.
20. Pschyrembel, Klinisches Wörterbuch. CD-ROM-Version 2002.

E Register

Register

0 °-Abduktionstest 5
3-Stufen-Hyperextensionstest 8

A

Abrissfraktur 12
Abscherfraktur 12
Achondroplasie 107
Acuta-Form 54
Acute on chronic slip 55
Akromioklavikulargelenk 30
Akromioplastik (Neer) 35
AMBRI 32
Amelie 106
Anlaufschmerz 76, 78, 119
Anpralltrauma 62
Antekurvation 109
AO-Klassifikation 13, 40
Apley-Zeichen 11
Apprehension-Test 5, 10
Arachnodaktylie 109
Arthritis
– juvenile, chronische 101
– psoriatica 99
– reaktive 100
– rheumatoide 117
Arthrose 76
Außenrotations-Lag-Test 34
autologe Chondrozytentransplantation 85

B

Baker-Zyste 10, 64, 117
Bambusstabwirbelsäule 98
Bandläsionen, oberes Sprunggelenk 70
Bandscheibenprolaps 115
Bandscheibenvorfall 20
Bandverletzungen, Handwurzelknochen 44
Bankart-Läsion 32
Barlow-Test 51
Barton-Fraktur 42
Becken 8
Beinachse 10
Bewegungsausmaße 127
Biegungsfraktur 12
Bindegewebe 106, 108
Bisphosphonate 95, 105
Bizepssehne, lange 5
Bragard-Zeichen 7, 21
Bunnell-Technik 71
Bursa 90

C

Catterall (Stadieneinteilung) 56
Chauffeur-Fraktur 42
Chevron-Osteotomie 74
Chondrokalzinose 103
Chondrom 91
Chondrosarkom 92
Cobb-Winkel 22, 24
Colles-Fraktur 42, 121
Computertomographie 3
Core decompression 58
Crescent sign 58
Critical zone 34

D

Dashboard injury 53, 60
Débridement 84
Delayed union 15
Desault-Verband 38
Distorsion 15
– oberes Sprunggelenk 123
Drehmann-Zeichen 9, 54
Drop arm sign 4
Dupuytren-Erkrankung 46
Dysostose 106
Dysplasie 106
Dystrophia adiposogenitalis 54

E

Einklemmung
– schmerzen 36
– symptomatik 64
Ektromelie 106
En-bloc-Resektion 92
Endoprothetik 80
Enneking-Klassifikation 88
Entenschnabelfraktur 71
Epiphyseolysis capitis femoris 119
– juvenilis 54
Erythema nodosum 100
ESIN 41
Ewing-Sarkom 93, 123
Extensionsfraktur 42
extrakompartimental 88

F

Fallbeispiel 114, 116, 118, 120, 122
Fasziektomie 46
Femurkopfnekrose 52
Ferguson-Winkel 26
Fibromyalgiesyndrom 110
Finger-Boden-Abstand 6
Flake fracture 12
FLASH-Sequenzen 84
Floating shoulder 28
Fraktur(en)
– Beckenring 48
– distaler Radius 42
– Handwurzelknochen 44
– Humerus 38
– Klavikula 28
– oberes Sprunggelenk 68
– Patella 60
– Radiusschaft 40
– Schenkelhals 52, 104
– Tibiaschaft 66
– trimalleoläre 68
– Ulnaschaft 40
– Wirbelkörper 104
Frakturformen 12
Frozen shoulder 4
Fußdeformitäten 72
Fußfehlstellung 72, 75

G

Galeazzi-Fraktur 40
Ganglion 47
Ganzkörperszintigramm 95
Gicht 102
Gilchrist-Verband 38
Giving-way-Syndrom 62
glenohumerale Instabilität 32
Graf-Klassifikation 50
Grünholzfraktur 12

H

Hackenfuß 73
Hallux valgus 74
Hammerzehe 74
Harnsäure 102
Hawkins-Zeichen 4
Herbert-Klassifikation 44
Hexenschuss 18, 115
High-grade-Knochentumor 88
Hill-Sachs-Läsion 32
HLA-B27-Antigen 98, 100, 115
HLA-DRB-1-Polymorphismus 97
Hochenergietraumata 48
Hochwuchs 109
Hohlfuß 73
Hüftgelenk 8
Hüftgelenkdysplasie 50
Hüftkopfepiphyse 54
Hüftkopfnekrose
– idiopathische 58
– juvenile 56
Hüftluxation, angeborene 50
Humeruskopfhochstand 35

I

Impingement 4
Impingementsyndrom, Schulter 36
Infraspinatussehne 5
Innervationsgebiete 126
Instabilitätstest 5
Intermetatarsalwinkel 74
intrakompartimental 88
Ischialgie 20
Isodaktylie 107

Register

J

Jäger und Breitner (Klassifikation) 28
Jobe-Test 4
Junghans'sches Bewegungssegment 18

K

Kahnbeinserie 44
Kalkaneusextension (Böhler) 66, 69
Kalziumpyrophosphatkristalle 103
Kinderorthopädie 122
Klauenzehe 74
Klumpfuß 72
Knick-Senk-Fuß 73
Knie
– arthroskopie 63
– binnenverletzungen 62, 64
– gelenk 10
– schmerzen 116
Knochen
– dichtemessung 3
– gewebe 106, 108
– infektionen 86
– nekrose 82
– tumoren 88
– tumoren, benigne 90
– tumoren, maligne 92
– Turnover 94
– zyste 91
Knorpelchirurgie 84
Kollagenbildungsstörung 108
Kompartmentdruckmessung 41
Kompression 14
Kompressionsbruch 12
Kontusion 15
Köpfchenresektion (Hohmann) 75
Korrekturosteotomie 55
Kortikalissequester 86
Koxarthrose 78, 119
Krallenzehe 74
Kreuzbänder 62
Kreuzbandersatzplastik 63
Kurzschaftprothese 79
Kyphose 22

L

Lachman-Test 10
Lasègue-Zeichen 7, 21
Lauenstein
– Aufnahme 58, 78
– Technik 54
Lenta-Form 54
Lift-off-Test 5
Linsenschlottern 109
Low-grade-Knochentumor 88
Lumbago 18, 115

Luxation 15
– Klavikula 30, 121
– Patella 60
– Schulter 32
Luxationsfraktur 13
Luxationsnester 50

M

Maffucci-Syndrom 91
Magnetresonanztomographie 3
Maisonneuve-Fraktur 68
Malleolarfrakturen 68
Malleolengabel 68
Marfan-Syndrom 108
Marknagel 39
Marknagelung 109
Mausbett 82
McMurray-Zeichen 11
Meniskus 64, 117
– läsion 117
– riss 64
Meyerding-Klassifikation 26
Mikrofibrillindefekt 108
Mikrofrakturierung 84
Mikromelie 107
Monteggia-Fraktur 40
Morbus Bechterew 98, 115
Morbus Dupuytren 46
Morbus Ollier 91
Morbus Paget 94
Morbus Panner 82
Morbus Perthes 56
Morbus Scheuermann 22
Morbus Still 101
Musculus teres minor 5
myofasziale Schmerzsyndrome 110

N

Nacken- und Schürzengriff 4
Nativaufnahme 2
Neer-Klassifikation 38
Nekrose 58
Nerven 126
Neutral-Null-Methode 2, 8
Nidus 90
Non-outlet-Syndrom 37
Non-union 15
Nukleotomie 21

O

OATS-Plastik 84
OMINOUS-Erkrankungen 18
Open-book-Fraktur 48
Orthese 25
Os scaphoideum 44
Ossifikation 107
– heterotope 81

Osteochondrodysplasie 106
Osteochondrom 90
Osteochondrosis dissecans 82
Osteodystrophia
– deformans Paget 94
– fibrosa generalisata 95
Osteogenesis imperfecta 108
Osteoidosteom 90
Osteomalazie 105
Osteomyelitis 86
Osteopathie 94, 104
Osteoporose 104
Osteosarkom 92
Osteotomie 79
Ott-Zeichen 6
Outerbridge-Klassifikation 84
Outlet-Syndrom 36

P

Paget-Sarkom 94
Painful arc 4, 36
Palm-up-Test 5, 37
Patellaspiel 10
Pavlik-Bandage 51
Payr-Zeichen 11
Perodaktylie 106
Peromelie 106
Phokomelie 106
Pivot-Shift 11
Plattenosteosynthese 39, 41, 121
Plattfuß 72
Podagra 102
Polyarthritis, chronische 96
Polydaktylie 106
Prothese 80
Pseudarthrose 15
Pseudogicht 103
Psoas-Zeichen 7
Purinstoffwechsel 102

R

Rachitis 105
Recklinghausen-Krankheit 95
Red flags 18
Reiter-Syndrom 98
Reposition 14
Retention 14
Reversed-Barton-Fraktur 42
Rheumafaktor 96
rheumatoide Arthritis 96
Riesenzelltumor 91
Risser-Zeichen 24
Roser-Ortolani-Zeichen 50
Rotationsstress 66
Rotatorenmanschette 4
Rückenschmerzen 18, 20, 114
Rückfuß
– pronation 73
– varus 72

Register

Rucksackverband 28
Rundzellinfiltration 96
Ruptur
– Achillessehnen- 70
– Rotatorenmanschetten- 34
Russe-Klassifikation 44

S

Säuglingsskoliose 24
Schiefhals, muskulärer 27
Schienung 14
Schmorl-Knötchen 22
Schober-Zeichen 7
Schubladen-Phänomen 10
Schulter 4
Sequester 87
Sequestrotomie 87
Silence und Rimoin (Klassifikation) 108
Sitz-Hock-Gipsverband 51
Skelettentwicklung 106
Skelettmetastasen 88
Skip-Läsionen 92
Skoliose 24
Smith-Fraktur 42
Spitzfuß 72
Spondyloarthritiden, seronegative 98
Spondylitis 18
– ankylosans 98
Spondylodese 25
Spondylodiszitis 19
Spondylolisthesis 26
Spondylolyse 26
Spondyloptose 26
Spreizfuß 73
Spreizhose 51
Sprunggelenkluxation 70
Spüldrainage 87
Starter-Test 5

Stauchungsbruch 12
Steinmann-Test 11
Sternoklavikulargelenk 30
Subluxation 15
Subskapularissehne 5
Sudeck-Dystrophie 15
Sulcus sign 5, 35
Summationsaufnahme 2
Supraspinatussehne 4
Synovitis 76

T

Taillendreiecke 6
Talussteilstellung 73
tanzende Patella 10, 117
Tender points 110
Tendopathie 111
Tendovaginitiden 96
Thomas-Handgriff 8
Tile-Klassifikation 48
Tophus 102
Torsionsfraktur 12
Torticollis 27
Tossy 31
Totalendoprothese 59
Traumatologie 12, 14
Trendelenburg-Zeichen 9, 56
Triggerpunkte 110
Trümmerbruch 12
Tscherne-Klassifikation 13
TUBS 32
Tumor-like lesions 91
Tunnelaufnahme (Frick) 82

U

Ultraschalldiagnostik 2
Unhappy triad 63, 117

Untersuchung 2
– Becken 8
– Hüftgelenk 8
– Kniegelenk 10
– Schulter 4
– Wirbelsäule 6

V

Valgus-Rotationsstress 62
Valgusstresstest 10
Valleix-Druckpunkte 6, 21
Varisierungsosteotomie 95
Varusstresstest 10
Verbiegung 109
Verrenkung 15
Vitamin-D-Stoffwechselstörung 105
Vorbeugetest 6
Vorfuß-Adduktion 72
– Pronation 73
– Supination 72
Vorlaufphänomen 7

W

Wadenatrophie 72
Wadenkneiftest, Thompson 70
Weber und Danis, Klassifikation 68
Wirbelkörperspongiosa 104
Wirbelsäule 6

Z

Zohlen-Zeichen 10
Zuggurtungscerclage 121
Zuggurtungsosteosynthese 60
Zwergwuchs 107

Die besten Seiten für die Orthopädie

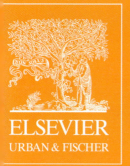

ELSEVIER URBAN & FISCHER

stellen Sie in Ihrer
chhandlung oder unter
ww.elsevier.de bzw.
stellung@elsevier.de

l. (0 70 71) 93 53 14
x (0 70 71) 93 53 24

www.elsevier.de

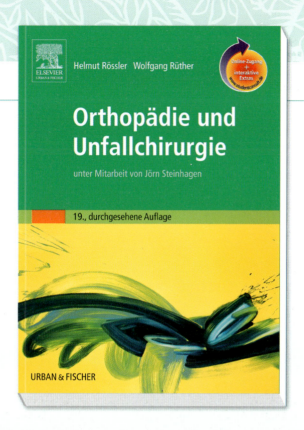

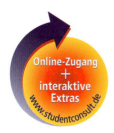

Rössler, H. / Rüther, W.
Orthopädie und Unfallchirurgie
mit StudentConsult-Zugang
19. Aufl. 2006. 436 S.,
132 farb. Abb., 276 sw Abb.
ISBN 978-3-437-44445-6

Seit 19 Auflagen ein festes Standbein in der Orthopädie! Der *Rössler/Rüther* bietet Ihnen die komplette Orthopädie in konzentrierter Form und orientiert sich dabei am Gegenstandkatalog. Er schlägt die Brücke zwischen prüfungsrelevanten Inhalten und der Arbeit in der Klinik durch über 170 farbige Zeichnungen und Patientenbilder, mehr als 230 Röntgenbilder, CT- und MRT-Aufnahmen.

„Ich bin von diesem Buch wirklich positiv überrascht und begeistert."
www.med-board.net, 12.03.2008, Forum der Medizinstudenten an der Uni Hamburg

„‚Orthopädie und Unfallchirurgie' ist ein ideales Buch für Einsteiger in die Orthopädie, Studenten oder auch Ärzte anderer Fachrichtungen, die teilweise ebenso mit orthopädischen Belangen konfrontiert werden. Aufgelockert durch umfassendes Bildmaterial, durch eine gute Strukturierung und eine klare und leicht verständliche Schreibweise lädt das Buch dazu ein, auch ganz ohne Prüfungsdruck in ihm zu stöbern."
Arzneimitteltherapie

Irrtümer vorbehalten. Stand 08/2008.

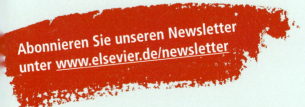

 Weitere Informationen und Preise finden Sie unter www.elsevier.de/medizinstudium

Fachliteratur Medizinstudium
Wissen was dahinter steckt. Elsevier.